Emergências Veterinárias

Sangramento, Coagulopatia e Anticoagulação em

Cães e Gatos

Emergências Veterinárias

Sangramento, Coagulopatia e Anticoagulação em

Cães e Gatos

EDITORAS

Márcia Kahvegian

Simone Gonçalves Rodrigues Gomes

manole
editora

Produção editorial: Rosana Arruda da Silva
Projeto gráfico: Departamento de arte da Editora Manole
Editoração eletrônica e ilustrações: Estúdio Castellani
Capa: Ricardo Yoshiaki Nitta Rodrigues
Imagem de capa: freepik.com

CIP-BRASIL. CATALOGAÇÃO NA PUBLICAÇÃO
SINDICATO NACIONAL DOS EDITORES DE LIVROS, RJ

E45

Emergências veterinárias : sangramento, coagulopatia e anticoagulação em cães e gatos / editoras Márcia Kahvegian, Simone Gonçalves Rodrigues Gomes. - 1. ed. - Barueri [SP] : Manole, 2025.

ISBN 9788520467633

1. Emergências veterinárias. 2. Medicina veterinária. 3. Medicina veterinária de pequenos animais. 4. Animais domésticos - Doenças. I. Kahvegian, Márcia. II. Gomes, Simone Gonçalves Rodrigues. III. Título.

CDD: 636.089
25-101477.1 CDU: 636.09

Carla Rosa Martins Gonçalves - Bibliotecária - CRB-7/4782

Edição – 2026

Editora Manole Ltda.
Alameda Rio Negro, 967, cj. 717
06454-000 – Barueri – SP – Brasil
Tel.: (11) 4196-6000
www.manole.com.br
https://atendimento.manole.com.br

Impresso no Brasil
Printed in Brazil

Dedicatória

Dedicamos esta obra especialmente à Professora Denise Tabacchi Fantoni, nossa eterna orientadora, referência como pessoa e profissional. Não há palavras que expressem a nossa real gratidão por nos proporcionar o início da trajetória na área de hemoterapia, anestesiologia e terapia intensiva, por meio do doutorado direto, que fez toda a diferença para nossa carreira. Gratidão eterna por acreditar no nosso potencial e também por ser o elo que nos uniu.

As editoras

Agradecimentos

Agradeço a Deus, que sempre guiou meus passos, mesmo quando não sabia para onde ir; pelas bênçãos, resiliência e saúde ao longo desse caminho.

Aos meus pais, Regina e Antonio, por sempre terem me incentivado e apoiado nos caminhos da vida, e por me ensinarem disciplina, ética e propósito.

Ao meu irmão, Marcos, pelo companheirismo e parceria ao longo da vida, por estar presente nos momentos mais difíceis e mais felizes.

Ao meu marido, Renato, pela paciência e amor constante, que segurou minha mão nos momentos mais difíceis e não me deixou desistir, por ser meu porto seguro e meu companheiro de vida.

À Professora Denise Tabacchi Fantoni, por sempre ter acreditado e confiado muito em mim e no meu trabalho. Agradeço pela amizade, apoio e motivação nos momentos críticos e pelas alegrias compartilhadas ao longo desses 24 anos. Também sou grata à Professora Denise por ter me apresentado à minha parceira neste livro.

À minha grande parceira, Simone Gonçalves Rodrigues Gomes, por ter topado essa aventura junto a mim. Espero que o livro ajude muitos pacientes e muitos colegas veterinários.

A todos os autores que se dedicaram plenamente à escrita do livro e que contribuíram para melhorar a qualidade assistencial na medicina veterinária.

Aos pacientes que inspiram o meu trabalho todos os dias; que este livro seja uma forma de retribuir tudo o que aprendemos até hoje com eles. Aos responsáveis, por proverem cuidado e medicina de excelência para seus *pets*.

Aos meus mestres e aos meus alunos, que sempre me incentivaram, direta ou indiretamente, a ser uma profissional melhor.

A todos os meus *pets*, que transformaram e alegraram minha vida de uma forma única, imprimindo o amor incondicional que apenas eles oferecem: Luli, Mel, Zion, Lolla, Nick, Pretinha, Petit e Happy.

À Editora Manole, por todo o cuidado e profissionalismo com esta obra. Ela só foi possível graças à confiança e ao trabalho de vocês.

Márcia Kahvegian

Agradeço a Deus por conceder tantas bênçãos em minha vida, tornando-a completa do ponto de vista pessoal e profissional e permitindo tantas conquistas, apesar dos inúmeros desafios.

À minha mãe, Sônia, e ao meu pai, José (*in memoriam*), que foram meu alicerce e minhas inspirações. Obrigada por me guiarem no caminho da educação e pelos valores que me formaram. Devo tudo a vocês, principalmente a essência e a humildade.

Ao meu esposo, Leandro, minha gratidão profunda pela família que construímos juntos, representada pelas nossas maiores conquistas, que são nossas filhas, e por tudo que edificamos ao longo de 23 anos de união. Agradeço pela parceria incansável e pela coragem compartilhada, que nos permitiu criar do zero uma empresa sólida e transformar em realidade o sonho de idealizar um banco de sangue veterinário, o Hemovet. Nada disso seria possível sem você ao meu lado. Te amo.

Às minhas filhas, Laura e Luiza, que representam o que tenho de mais valioso, sendo minha melhor versão. Vocês são o motivo da minha existência sempre! Amo vocês além do infinito.

Agradeço em especial a minha parceira, Márcia Kahvegian, pelo convite para dividir a elaboração desta obra. Te admiro muito.

A todos os autores, por terem aceitado o convite para redigir cada capítulo. Este livro só ganhou força graças à dedicação de cada um que participou desse processo.

A todos os mentores que me inspiraram e ainda contribuem para que eu permaneça motivada e consiga manter a missão de difundir o conhecimento, sempre com base na ciência. Acredito na educação continuada sempre.

A todos os profissionais, graduandos e pós-graduandos, que nos motivam a seguir em frente na formação de pessoas acreditando na medicina veterinária de excelência. O objetivo desta obra é se tornar referência em sua prática diária.

A todos os responsáveis por cães e gatos que, considerando-os membros da família, contribuem para a valorização da classe veterinária.

A todos os meus *pets*. Os primeiros (Pitty — cão — e Fofo — gato) foram os que me motivaram a seguir a carreira de médica-veterinária. Todos eles têm lugar na minha memória e um significado único na minha vida. São eles: os cães Pandora, Karan, Rec e Quebec, e os gatos Pepe, Cléo, Tyr, Diana e Betsy.

Agradeço à equipe da Editora Manole pelo profissionalismo, pelo cuidado editorial e pela confiança no nosso trabalho, permitindo que este livro se tornasse realidade.

Simone Gonçalves Rodrigues Gomes

Editoras

Márcia Kahvegian

Graduada em Medicina Veterinária pela Universidade Bandeirante de São Paulo e em Zootecnia pela Universidade Estadual Paulista (Unesp) de Botucatu. Especialização em Anestesiologia Veterinária pela Faculdade de Medicina Veterinária e Zootecnia da Unesp (FMVZ-Unesp), *campus* de Botucatu. Doutora em Ciências pela Faculdade de Medicina Veterinária e Zootecnia da Universidade de São Paulo (FMVZ-USP). Coordenadora e Professora da Pós-Graduação em Medicina Intensiva e Anestesiologia Veterinária da Anclivepa-SP. Sócia-proprietária do All Care Vet, internação e UTI veterinária. Chefe do setor de Anestesiologia do All Care Vet e do Emais especialidades veterinárias.

Simone Gonçalves Rodrigues Gomes

Graduada em Medicina Veterinária pela Faculdade de Medicina Veterinária e Zootecnia da Universidade de São Paulo (FMVZ-USP). Residência em Clínica Médica Cirúrgica pela FMVZ-USP. Especialista em Clínica Médica pela Universidade Santo Amaro (Unisa). Realizou Doutorado direto pela FMVZ-USP. Docente da Faculdade de Medicina Veterinária da Unisa de 2005 a 2019. Coordenadora do curso de especialização de Hematologia e Hemoterapia de Cães e Gatos pelo Instituto PAV. Fundadora e vice-presidente da Associação Brasileira Veterinária de Hematologia e Medicina Transfusional (ABVHMT). Sócia-fundadora do Hemovet — Laboratório e Centro de Hemoterapia Veterinária. Gerente técnica do Petcare Hemovet.

Autores

Aline Magalhães Ambrósio

Professora Associada da Faculdade de Medicina Veterinária e Zootecnia da Universidade de São Paulo (FMVZ-USP). Mestre e Doutora em Clínica Cirúrgica Veterinária pela FMVZ-USP e Pós-Doutora pela Universidade da Flórida. Coordenadora e Orientadora do Programa de Pós-Graduação em Clínica Cirúrgica Veterinária. Coordenadora do Serviço de Anestesia, do Curso de Especialização em Anestesia, Dor e Terapia Intensiva e do Programa de Aperfeiçoamento em Anestesiologia da FMVZ-USP. Atua na formação avançada de profissionais e pesquisadores em Anestesiologia e Terapia Intensiva Veterinária.

Ana Carolina Ruiz

Médica-veterinária pela Universidade Anhembi Morumbi. Mestre em Patologia Clínica com Ênfase em Hemostasia no Doente Grave pela Faculdade de Medicina Veterinária e Zootecnia da Universidade Estadual Paulista — *campus* de Botucatu (FMVZ-Unesp Botucatu). Tem especialização em Terapia Intensiva e amplo domínio na área de Hematologia e Distúrbios da Hemostasia no Paciente Crítico. Faz parte da diretoria da Associação Brasileira Veterinária de Hematologia e Medicina Transfusional (ABVHMT) e coordena a turma de Hematointensivismo na Ebramev. Atua como hematointensivista via telemedicina em todo o Brasil.

Camila Martos Thomazini

Graduada em Medicina Veterinária pela Faculdade de Medicina Veterinária e Zootecnia da Universidade Estadual Paulista de Botucatu (FMVZ-Unesp Botucatu). Residência em Laboratório Clínico Veterinário no Hospital da FMVZ-Unesp Botucatu. Mestrado em Patologia Clínica Animal pela FMVZ-Unesp. Doutorado em Ciências Médicas pela Faculdade de Medicina da Universidade de São Paulo (FMUSP). Veterinária hematologista e patologista clínica do HAMA Centro Veterinário de Hematologia e Diagnóstico em São Paulo.

Danielly Roberta Penedo Rodrigues

Médica-veterinária pela Universidade Santo Amaro (Unisa). Aprimoramento em Anestesiologia Veterinária pela Unisa. Especialização em Anestesiologia e Cardiologia pela Anclivepa-SP. Subcoordenadora da especialização em Anestesiologia da Anclivepa-SP. Doutoranda em Anestesiologia na FMUSP.

Denise Tabacchi Fantoni

Médica-veterinária pela Faculdade de Medicina Veterinária e Zootecnia da Universidade de São Paulo (FMVZ-USP). Residência em Anestesiologia na Universidade Estadual Paulista (FMVZ-Unesp), Botucatu. Mestrado e Doutorado pela FMVZ-USP. Professora Titular de Anestesiologia na FMVZ-USP e Diretora Científica da Universidade Federal do Agreste de Pernambuco (UFAPE).

Elidia Zotelli dos Santos

Médica-veterinária pela Universidade Anhembi Morumbi. Graduação em Zootecnia pelo Centro Universitário São Marcos. Residência em Clínica Médica pela Universidade Santo Amaro (Unisa). Mestre pela Unisa, onde cursa o Doutorado. Especialização em Neurologia Veterinária e Neurociências pelo Hospital das Clínicas da Universidade de São Paulo.

Felipe Gazza Romão

Médico-veterinário pela Faculdade de Medicina Veterinária e Zootecnia da Universidade Estadual Paulista (FMVZ-Unesp). Residência em Clínica Médica pela FMVZ-Unesp. Mestrado e Doutorado em Clínica Veterinária com ênfase em Endocrinologia e Hemostasia pela FMVZ-Unesp. Sócio-proprietário da Clínica Veterinária Endocardiovet Endocrinologia e Cardiologia Veterinária (Bauru-SP).

Luciana de Almeida Lacerda

Graduação em Medicina Veterinária pela Universidade Federal do Rio Grande do Sul (UFRGS). Mestrado e Doutorado em Ciências Veterinárias pela UFRGS. Fundadora e membro da diretoria da Associação Brasileira Veterinária de Hematologia e Medicina Transfusional (ABVHMT). Sócia-fundadora e proprietária do Blut's — centro de diagnósticos veterinários.

Márcia Kahvegian

Graduada em Medicina Veterinária pela Universidade Bandeirante de São Paulo e em Zootecnia pela Universidade Estadual Paulista (Unesp) de Botucatu. Especialização em Anestesiologia Veterinária pela Faculdade de Medicina Veterinária e Zootecnia da Unesp (FMVZ-Unesp), *campus* de Botucatu. Doutora em Ciências pela Faculdade de Medicina

Veterinária e Zootecnia da Universidade de São Paulo (FMVZ-USP). Coordenadora e Professora da Pós-Graduação em Medicina Intensiva e Anestesiologia Veterinária da Anclivepa-SP. Sócia-proprietária do All Care Vet, internação e UTI veterinária. Chefe do setor de Anestesiologia do All Care Vet e do Emais especialidades veterinárias.

Maria Carolina Farah Pappalardo

Formada pela Universidade Estadual de Londrina, residência em Clínica Médica pela mesma Universidade. Pós-Graduação em Gastroenterologia. Coordenadora e professora da Pós-Graduação em Gastroenterologia Veterinária da Ufape intercursos. Mestranda pelo programa de Nutrição e Produção Animal. Diretora científica e fundadora da Associação Brasileira de Gastroenterologia Animal. Responsável pelo serviço de Gastroenterologia da Vet Unity e Ufape. Coordenadora do serviço de Gastroenterologia da Pet Care.

Regina Kiomi Takahira

Médica-veterinária pela Faculdade de Medicina Veterinária e Zootecnia da Universidade de São Paulo (FMVZ-USP). Residência médico-veterinária em Patologia Clínica Veterinária pela Faculdade de Medicina Veterinária e Zootecnia da Universidade Estadual Paulista — *campus* de Botucatu (FMVZ-Unesp Botucatu). Professora Titular do Departamento de Clínica Veterinária da FMVZ-Unesp Botucatu.

Renata Ramos Rodrigues

Médica-veterinária pela Faculdade de Medicina Veterinária e Zootecnia da Universidade de São Paulo (FMVZ-USP). Aprimoramento profissional em Anestesiologia pela FMVZ-USP. Especialização em Anestesiologia Veterinária pela FMVZ-USP. Mestra em Ciências pelo Programa de Clínica Cirúrgica Veterinária da FMVZ-USP. Médica-veterinária profissional autônoma atuante em anestesiologia.

Renata Santos Arruda

Advogada atuante na prevenção jurídica aplicada ao médico-veterinário, graduada em Direito pela Pontifícia Universidade Católica do Rio de Janeiro (PUC-Rio). Especialista em Direito da Medicina pela Universidade de Coimbra. Especialista em Direito Médico pela Escola Paulista de Direito. Especialista em Direito Civil e Processual Civil. Especialista em Direito Processual: Grandes Transformações. Consultora jurídica da Fundação Getulio Vargas por quase 8 anos.

Ricardo Duarte

Graduado em Medicina Veterinária pela Faculdade de Medicina Veterinária e Zootecnia da Universidade de São Paulo (FMVZ-USP). Mestrado e Doutorado, ambos em Clínica Veterinária, pelo Departamento de Clínica Médica da FMVZ-USP. Médico-veterinário contratado do Serviço de Clínica Médica do HOVET/USP (1995-1998) e Professor de Clínica Médica de Pequenos Animais do curso de Medicina Veterinária do Centro Regional Universitário de Espírito Santo do Pinhal-SP (2000-2008). Sócio Fundador da Associação Brasileira de Endocrinologia Veterinária. Professor do Mestrado Profissional em Saúde e Bem-Estar Animal das Faculdades Metropolitanas Unidas (2016-2018). Desde 2012 é Professor da disciplina de Clínica Médica de Pequenos Animais do curso de Medicina Veterinária da FMU/São Paulo. Experiência na área de Medicina Interna de Pequenos Animais, atuando principalmente em Endocrinologia e Gastroenterologia no All Care Vet, em São Paulo.

Rodrigo Augusto da Cunha Furlan

Médico-veterinário pela Faculdade de Ciências e Letras de Bragança Paulista (FESB). Especialização em Hematologia e Hemoterapia de Pequenos Animais pela Anclivepa-SP e pela Ebramev. Experiência com pacientes graves e atendimento on-line em nível nacional.

Rodrigo Brum

Graduado em Medicina Veterinária pela Universidade Estácio de Sá. Mestre em Ciências Animais pela Universidade Federal Rural do Rio de Janeiro. Diplomado em Ecocardiografia pelo CETRUS-SP. Especialização em Cardiologia Veterinária pela Universidade Anhembi Morumbi-SP. Ecocardiografia pela SABVet.

Ronaldo Jun Yamato

Graduado em Medicina Veterinária pela Faculdade de Medicina Veterinária e Zootecnia da Universidade de São Paulo (FMVZ-USP), 1996. Pós-Graduação, Mestrado e Doutorado pela FMVZ-USP no Departamento de Clínica Médica/Serviço de Cardiologia (2001-2008). Foi professor convidado no curso de Pós-Graduação (*Lato Sensu*) em Clínica Médica de Pequenos Animais da USP, FMU, Metodista e Equalis. Coordenador e Professor do curso de Pós-Graduação (*Lato Sensu*) em Cardiologia Veterinária da Associação Nacional de Clínicos Veterinários de Pequenos Animais do Estado de São Paulo (Anclivepa-SP), desde 2008. Coordenador e Professor dos cursos de extensão e capacitação da Naya Cardiologia Veterinária e Coordenador da Clínica Naya de Cardiologia Veterinária-SP. Sócio e proprietário da Naya Cardiologia Veterinária e Naya Veterinária em São Paulo e São Caetano do Sul. Diplomado em Cardiologia Veterinária pela Sociedade Brasileira de Cardiologia Veterinária (SBCV-2023).

Roseny dos Reis Rodrigues

Médica anestesiologista e intensivista. Título Superior de Anestesiologia pela Sociedade Brasileira de Anestesiologia (SBA). Título de Especialista em Medicina Intensiva pela Associação de Medicina Intensiva Brasileira (AMIB). Doutorado e Pós-Doutorado pela Faculdade de Medicina da Universidade de São Paulo (FMUSP). MBA pela Fundação Getulio Vargas (FGV).

Simone Gonçalves Rodrigues Gomes

Graduada em Medicina Veterinária pela Faculdade de Medicina Veterinária e Zootecnia da Universidade de São Paulo (FMVZ-USP). Residência em Clínica Médica Cirúrgica pela FMVZ-USP. Especialista em Clínica Médica pela Universidade Santo Amaro (Unisa). Realizou Doutorado direto pela FMVZ-USP. Docente da Faculdade de Medicina Veterinária da Unisa de 2005 a 2019. Coordenadora do curso de especialização de Hematologia e Hemoterapia de Cães e Gatos pelo Instituto PAV. Fundadora e vice-presidente da Associação Brasileira Veterinária de Hematologia e Medicina Transfusional (ABVHMT). Sócia-fundadora do Hemovet — Laboratório e Centro de Hemoterapia Veterinária. Gerente técnica do Petcare Hemovet.

Sumário

Prefácio

A medicina veterinária de emergência é uma área que avança rapidamente, impulsionada por novos conhecimentos, pela tecnologia e pela crescente demanda por cuidados especializados. Entre os desafios que mais exigem precisão, preparo técnico e tomada de decisões imediatas estão o sangramento, as coagulopatias e o manejo da anticoagulação — temas que, apesar de extremamente importantes, ainda carecem de materiais consolidados, atualizados e acessíveis ao clínico de pequenos animais.

Este livro nasce exatamente dessa necessidade. A cada caso atendido, fica evidente o quanto a compreensão integrada da hemostasia, dos distúrbios hemorrágicos e das intervenções terapêuticas adequadas pode determinar o desfecho de um paciente. Cães e gatos, muitas vezes em situação de risco iminente, dependem da habilidade do profissional em reconhecer padrões, interpretar exames com agilidade e instituir protocolos eficazes.

Ao longo dos anos, tivemos a oportunidade de observar e participar da evolução do atendimento a pacientes com distúrbios hematológicos. Da complexidade das coagulopatias hereditárias às emergências desencadeadas por intoxicações, trauma ou terapias anticoagulantes, cada caso contribuiu para formar a base de conhecimento que agora compartilhamos com você. Este livro é o resultado dessa vivência acumulada, aliada ao compromisso de transformar a experiência prática em um conteúdo claro, aplicável e cientificamente embasado.

Nosso objetivo é que esta obra seja uma referência segura na rotina clínica, atendendo tanto o médico-veterinário experiente quanto o estudante que dá seus primeiros passos na área. Que ela auxilie na tomada de decisão rápida, na escolha dos exames mais relevantes e no planejamento terapêutico individualizado, sempre com foco no bem-estar e na vida do paciente.

Agradecemos aos alunos, residentes, professores e profissionais que caminharam conosco nessa trajetória e nos inspiraram a buscar continuamente a excelência. Que este livro possa, de alguma forma, retribuir esse aprendizado, fortalecendo a prática da medicina veterinária de emergência e contribuindo para melhores resultados na hemostasia clínica dos pequenos animais.

As editoras

Apresentação

Esta publicação tem como objetivo fornecer, de maneira clara e objetiva, ferramentas para o médico-veterinário manejar adequadamente o sangramento perioperatório e a utilização de hemocomponentes, além de guiar esse profissional em diferentes situações em que se faz necessário o uso de anticoagulantes.

O conteúdo proporcionará aos leitores obter conhecimento sobre hemocomponentes; diagnosticar e tratar adequadamente o choque hemorrágico e a coagulopatia perioperatória; aprender sobre medicina transfusional; entender a fisiologia da coagulação e da fibrinólise; obter conhecimento e esclarecer dúvidas sobre anticoagulação em diferentes cenários.

Destinado a médicos-veterinários, anestesiologistas, intensivistas e emergencistas, cirurgiões e clínicos gerais.

1
Fisiologia da coagulação e fibrinólise

Regina Kiomi Takahira

INTRODUÇÃO

O sistema hemostático é responsável pela manutenção da fluidez do sangue dentro dos vasos, impedindo distúrbios hemorrágicos ou trombóticos em excesso.[1] A integridade desse sistema é importante para garantir a perfusão sanguínea, a nutrição e o equilíbrio sistêmico. Vários elementos atuam conjuntamente para manter esse equilíbrio e eles incluem os vasos sanguíneos, as plaquetas, os fatores de adesão e agregação (fator de von Willebrand [FvW] e fibrinogênio [FBG]), fatores de coagulação, anticoagulantes naturais e fibrinolíticos, além de outras substâncias igualmente importantes na regulação da hemostasia.[1]

Se, de um lado, o papel das plaquetas e das células endoteliais na hemostasia parece mais óbvio, com a vasoconstrição acompanhada da formação de um tampão primário de plaquetas mediada por FvW e FBG, o processo de formação do coágulo de fibrina passou por diversas atualizações até chegar ao atual modelo celular. A clássica cascata de coagulação, proposta quase simultaneamente por Macfarlane e por Davie e Ratnoff em 1964, considerava um sistema de ativação sequencial de fatores por meio de duas vias de ativação distintas, as vias intrínseca e extrínseca, e foi aceita por mais de 40 anos.[1,2] A regulação desses processos ocorre não só na dissolução do coágulo, mas também na prevenção da formação excessiva de trombos. Fazem parte desses mecanismos as substâncias antiagregantes e anticoagulantes, como a antitrombina e as proteínas C e S, além dos fibrinolíticos.[3]

VASOS E PLAQUETAS

A interação entre as paredes do vaso e as plaquetas é uma etapa fundamental para a preservação da hemostasia. Falhas nesse mecanismo são responsáveis pela maioria dos distúrbios hemorrágicos espontâneos em animais.[4]

Imediatamente após lesão do vaso ocorre uma vasoconstrição por meio de arco reflexo, mantendo o controle da hemorragia nos momentos iniciais. Com a exposição do tecido subendotelial, ocorre a ligação entre as plaquetas e o colágeno tecidual (adesão plaquetária) intermediada pelo FvW. A ligação do FvW em receptores na membrana da plaqueta provoca alterações morfológicas e a consequente liberação de substâncias vasoativas (epinefrina, ADP e o tromboxano A2-TXA2), as quais promovem ativação e quimiotaxia das plaquetas. Essas substâncias vasoativas são responsáveis pela manutenção da vasoconstrição nos próximos minutos e pela amplificação da adesão e agregação plaquetária. A ligação das plaquetas entre si (agregação plaquetária) é mediada pelo FBG presente no plasma.[5] A compactação do agregado (plugue hemostático primário) se dá pela contração dos filamentos de trombostenina existentes no citoplasma da plaqueta. É a retração das plaquetas presas ao coágulo de fibrina que permite a liberação do soro nas amostras de sangue para finalidades diagnósticas. Por esse motivo, a coagulação prévia à centrifugação, o uso de ativadores para acelerar a coagulação, temperaturas próximas à temperatura corpórea e a presença de uma quantidade mínima de plaquetas na amostra garantem melhor rendimento de soro.[1] A eficiência desse processo depende do calibre do vaso lesado, sendo mais eficiente nos vasos com maior fluxo.[1,4]

A adesão e a agregação plaquetárias ocorrem de forma contínua no organismo, como resposta ao processo natural de renovação do endotélio, ou nos processos de cicatrização. A renovação tecidual e vascular é estimulada pela secreção de diversos fatores de crescimento pelas plaquetas, como fator de crescimento endotelial vascular (VEGF), fator de crescimento derivado de plaquetas (PDGF), e fator de crescimento epitelial (EGF). A diminuição significativa da concentração de plaquetas, por sua vez, pode resultar em hemorragias espontâneas.[4,5]

A adesão plaquetária é limitada pela ação da prostaciclina (PGI_2), substância produzida pelo endotélio íntegro a partir do ácido araquidônico. A PGI_2 atua como antagonista da agregação plaquetária e é um potente inibidor da vasoconstrição induzida pelo tromboxano A_2 (TXA_2), restringindo, assim, os eventos trombóticos ao local da lesão vascular.[1,5] O óxido nítrico (NO) também é produzido pelas células endoteliais íntegras e tem efeito vasodilatador e inibidor da adesão plaquetária.[1]

A trombopoiese é realizada pelos megacariócitos (MK) na medula óssea, por meio da fragmentação de seu citoplasma. A regulação da trombopoiese se dá pela ação da trombopoietina (TPO), produzida principalmente pelo fígado e pelos rins. Sua produção tende a ser constante, embora possa ser estimulada por citocinas inflamatórias e outros hormônios hematopoiéticos. Ela se liga ao receptor c-Mpl, presente tanto nas plaquetas quanto nos MK. A ligação da TPO ao receptor presente nas plaquetas resulta em sua degradação sem ação biológica efetiva. Na vigência de uma trombocitopenia, há mais TPO disponível para se ligar no receptor dos MK, onde ela atua na maturação e fragmentação do citoplasma dessa célula, elevando a produção de plaquetas.[1] Parte da trombocitopenia observada em pacientes hepatopatas se deve ao comprometimento da produção de TPO.[6] Diferentemente dos processos de produção das outras linhagens hematopoiéticas, não existe reserva de plaquetas na medula. O baço e o pulmão são os principais locais de reserva plaquetária. A vida média das plaquetas é de 5 a 7 dias, dependendo da espécie.

CASCATA DE COAGULAÇÃO

A coagulação propriamente dita é a etapa do processo hemostático responsável pela produção da fibrina, um polímero insolúvel, a partir do FBG, uma proteína plasmática solúvel. O modelo clássico da cascata de coagulação prevê duas formas de ativação, pelas vias extrínseca ou tecidual e intrínseca ou de contato. A partir daí, reações sequenciais entre os fatores de coagulação resultam na formação do coágulo de fibrina por meio da ação da trombina.[1,4]

Os fatores de coagulação foram descritos pela primeira vez em 1905, por Paul Morawitz.[2] Eles são designados por seu nome e/ou número romano, que foi atribuído considerando a ordem de sua descoberta e não a sequência de participação na cascata (Tabela 1).

A maioria dos fatores de coagulação e anticoagulantes é de proteínas produzidas pelo fígado, o que o torna um órgão essencial na hemostasia. O cálcio, um elemento não proteico, é necessário para o processo de coagulação em uma concentração muito baixa, de forma que uma hipocalcemia intensa (< 0,33 mmol/L), a ponto de interferir nesse processo,[7] levaria o animal à morte por outros motivos, pois o cálcio desempenha outras funções vitais, como a contração muscular, em que são requeridas concentrações maiores (> 0,8 mmol/L).[8]

A vitamina K é necessária para a carboxilação dos fatores de coagulação II, VII, IX e X, bem como das proteínas anticoagulantes C e S, o que acelera a velocidade das reações da cascata. Esse papel a torna um cofator de coagulação que é oxidado para sua forma inativa, a epóxi-vitamina K, durante o processo de coagulação. Enzimas redutoras, como a epóxido-redutase, catalisam o retorno da forma epóxido da vitamina K para sua forma reduzida e ativa, a hidroquinona. Esse processo de reciclagem torna a necessidade dietética diária de vitamina K pequena, de forma que o principal mecanismo de coagulopatia associada à vitamina K é o antagonismo causado pela ingestão de rodenticidas anticoagulantes. Ao bloquear a ação dessas redutases, a carboxilação desses fatores e a progressão da cascata ficam prejudicadas.[1]

O fator VII é o fator de meia-vida mais curta e, portanto, o primeiro a apresentar diminuição de sua atividade plasmática diante de processos que comprometam a síntese de múltiplos fatores, como na doença hepática ou no antagonismo da vitamina K.[9]

TABELA 1 Fatores de coagulação e sua meia-vida plasmática[7]

Fator	Nome	Meia-vida plasmática estimada
Fator I	Fibrinogênio	120 horas
Fator II*	Protrombina	10 horas
Fator III	Tromboplastina tecidual ou fator tecidual (TF)	–
Fator IV	Íons cálcio	–
Fator V	Proacelerina	25 horas
Fator VII*	Proconvertina	5 horas
Fator VIII	Fator anti-hemofílico	10 horas
Fator IX*	Fator de Christmas	20 horas
Fator X*	Fator de Stuart	65 horas
Fator XI	Antecedente da tromboplastina plasmática	65 horas
Fator XII	Fator de Hageman	60 horas
Fator XIII	Fator estabilizador da fibrina	150 horas

* Fatores dependentes de vitamina K. O fator VI não figura nesta lista porque não existe (posteriormente à sua descoberta observou-se que correspondia ao fator V ativado).

O antigo modelo da cascata de coagulação não consegue explicar vários eventos que ocorrem *in vivo*, como a ausência de alterações hemorrágicas significativas nas deficiências do fator XII, do cininogênio de alto peso molecular e da pré-calicreína. Apesar disso, essas alterações interferem no tempo de tromboplastina parcial ativada (TTPa) e ainda são válidas para os estudos *in vitro*.[1,5]

A partir dessas e de outras observações, foi proposto o atual modelo celular da hemostasia, em que o evento central da coagulação é a geração de trombina. Nesse modelo, o processo de coagulação ocorre em diferentes superfícies celulares em estágios não sequenciais, mas que se sobrepõem e são reconhecidas como iniciação, amplificação e propagação[2,3] (Figura 1).

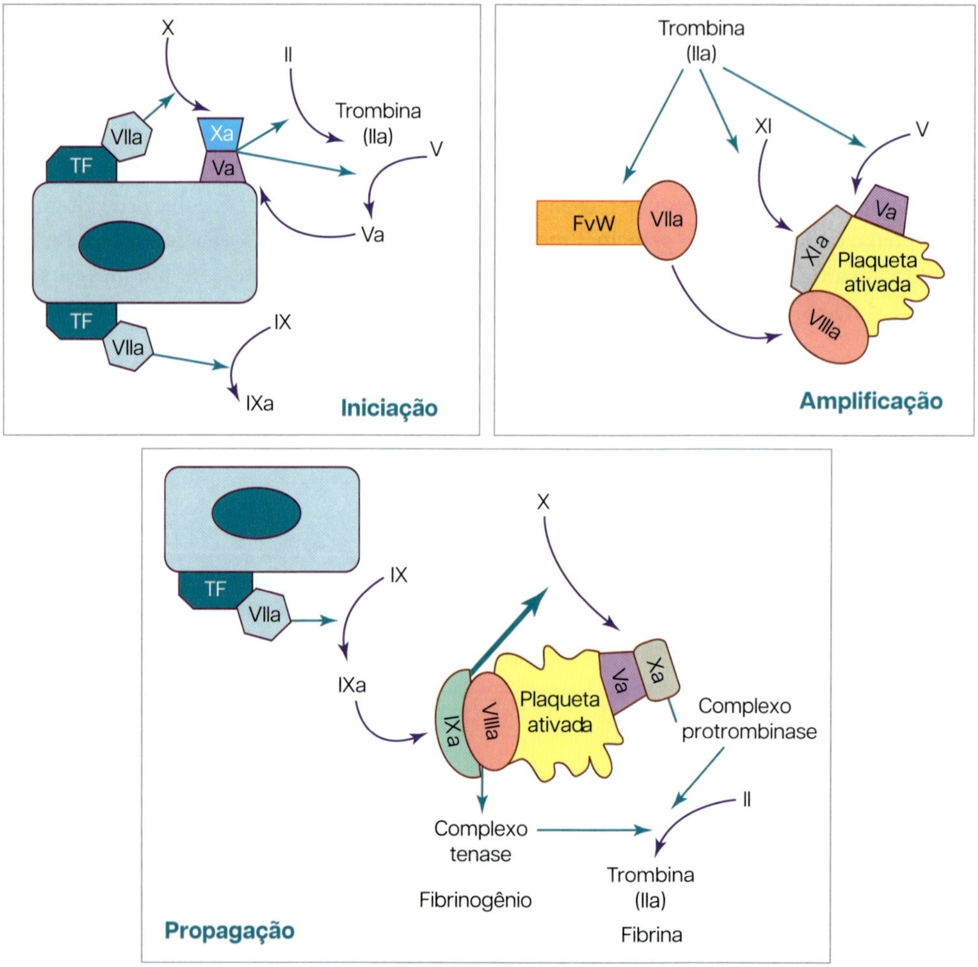

FIGURA 1 Fases de iniciação (ativação dos fatores IXa e Xa e geração de uma pequena quantidade de trombina), amplificação (ativação plaquetária e acúmulo de fatores em sua superfície) e propagação (ligação de proteases aos seus cofatores e formação dos complexos tenase e protrombinase, resultando na geração de grande quantidade de trombina) do modelo celular da coagulação.
Fonte: arquivo pessoal da autora.

A coagulação é iniciada pela exposição à tromboplastina tecidual (fator III) e formação do complexo fator tecidual + fator VII ativado (TF/FVIIa). Esse complexo ativa os fatores IX e X. Parte do fator Xa que se desprende da superfície celular é inativada pelo inibidor da via do fator tecidual (TFPI) e pela antitrombina (AT), porém a fração que permanece aderida à célula que expressa o TF gera uma pequena quantidade de trombina a partir da protrombina.[3]

Essa pequena quantidade de trombina é responsável pela ativação das plaquetas e dos fatores V e VIII, além do fator XI, levando à fase de amplificação.[10] A partir desse momento, a superfície das plaquetas ativadas é responsável pela sustentação do processo de coagulação. Plaquetas ativadas expressam glicoproteínas em sua superfície, responsáveis pela interação com o colágeno e o FvW, promovendo sua adesão ao local da lesão. A fixação do FvW leva à maior disponibilidade de fator VIII no local, uma vez que o primeiro é importante para a manutenção da estabilidade do último. Concomitantemente, as plaquetas ativadas liberam mais fator V de seus grânulos alfa.[10]

Na fase de propagação, o complexo TF/FVIIa, em conjunto com os fatores VIIIa e IXa, forma o complexo "tenase" na superfície plaquetária. A tenase tem uma potência 10 vezes maior de ativação do fator X que o fator IXa isolado. O fator Xa, juntamente com seu cofator Va e os íons cálcio, formam a protrombinase, que converte a protrombina em trombina, que agora é gerada em grandes quantidades.[10]

A fibrina é formada a partir da remoção de duas pequenas cadeias peptídicas do terminal amina do FBG pela trombina, permitindo a formação de monômeros de fibrina, ainda solúveis. A trombina também ativa o fator XIII, que promove ligações covalentes entre as moléculas de fibrina (pontes de dissulfeto), convertendo-as em fibrina na sua forma estável ou insolúvel.

Esse processo hemostático resulta na formação de uma estrutura fibrosa rica em células, principalmente hemácias e plaquetas, reconhecida como coágulo sanguíneo. Deficiências nessa etapa do processo raramente causam hemorragias espontâneas, pois a coagulação é mais comumente acionada após alguma lesão ou trauma. Entretanto, coagulopatias mais graves podem resultar em hemorragias espontâneas e intensas.[4]

ANTICOAGULAÇÃO E FIBRINÓLISE

É fundamental que o processo de coagulação seja restrito ao local da lesão, prevenindo a formação excessiva de trombos. Parte desse controle é realizada pelos chamados anticoagulantes naturais como a AT, o TFPI e substâncias tipo heparina. O TFPI regula a fase inicial da cascata e coagulação ao inibir os fatores VIIa, Xa e fator tecidual. A AT inibe a trombina gerada pelo sistema hemostático e tem a heparina como seu cofator. A heparina exerce sua atividade anticoagulante como cofator da AT potencializando sua ação, ao aumentar em mais de mil vezes sua afinidade e capacidade de inativação da trombina. A AT também inibe os fatores IIa, IXa, Xa e XIa.[1,10]

Os mecanismos fibrinolíticos, que promovem a degradação enzimática do FBG e da fibrina e outros fatores de coagulação ativados, iniciam-se concomitantemente à formação do tampão hemostático, permitindo o reparo definitivo da injúria vascular e tecidual e o controle sobre os eventos trombóticos. O equilíbrio entre a coagulação e a fibrinólise é importante, uma vez que deles dependem a manutenção do sangue dentro dos vasos e sua fluidez ao passar por eles.[4]

A fibrinólise é regulada pela plasmina, formada a partir do plasminogênio por meio do ativador do plasminogênio tecidual (t-PA) e da uroquinase ativadora do plasminogênio (u-PA). A primeira é liberada pelas células endoteliais mediante lesão ou estimulação pela trombina ou outras substâncias vasoativas e pode ser empregada em sua forma recombinante com finalidades terapêuticas. O t-PA exerce maior atividade sobre o plasminogênio ligado à fibrina (Figura 2), garantindo maior eficiência e segurança, ao restringir a fibrinólise à localização do trombo.[10]

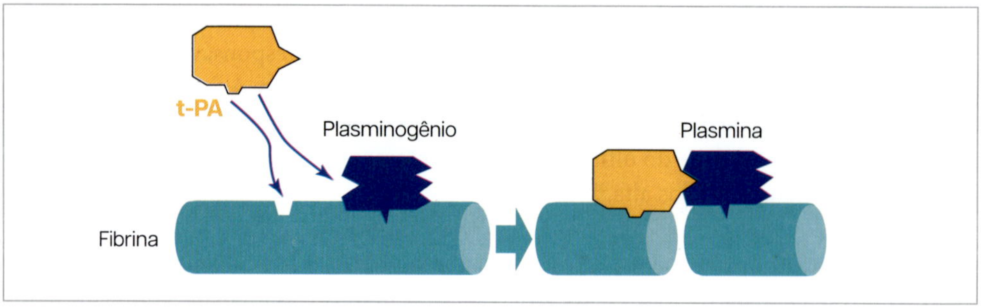

FIGURA 2 A fibrina atua como cofator do t-PA na ativação do plasminogênio em plasmina.[3]
Fonte: arquivo pessoal dos autores.

A uroquinase, extraída da urina ou de tecido renal humano, e a estreptoquinase, isolada de culturas de estreptococos, também são medicamentos utilizados na terapia trombolítica, mas podem atuar sobre o plasminogênio livre.[3,10,11] Uma vez ativada, a plasmina exerce sua ação proteolítica sobre a fibrina, gerando fragmentos denominados produtos de degradação da fibrina (PDF) e dímeros-D, utilizados com finalidades diagnósticas como marcadores de fibrinólise.[1,10]

Outras substâncias importantes na fibrinólise são as proteínas C e S, geradas por meio de um mecanismo de *feedback*. A trombina gerada no local da lesão se liga a um receptor na superfície endotelial denominado trombomodulina. O complexo trombina-trombomodulina leva à ativação da proteína C e seu cofator proteína S, que então promovem a proteólise dos fatores V e VII ativados, limitando a produção de trombina[1,11] (Figura 3).

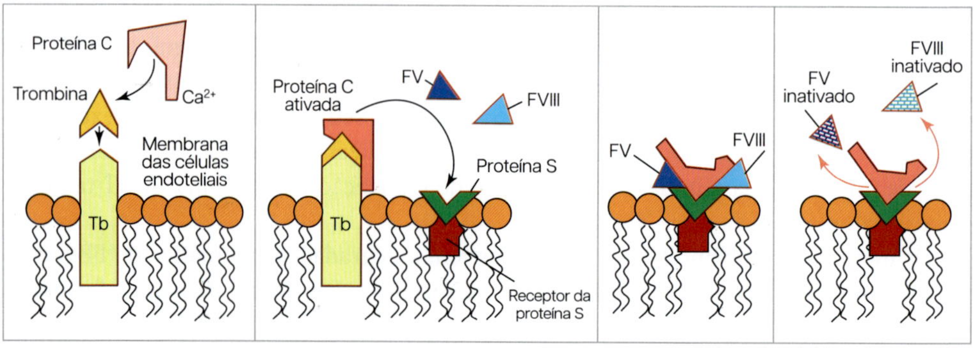

FIGURA 3 Degradação dos fatores V e VIII pelas proteínas C e S em resposta ao aumento da concentração de trombina no local.
Fonte: arquivo pessoal dos autores.

O sistema hemostático conta ainda com a regulação da fibrinólise excessiva, por meio do inibidor do ativador do plasminogênio-1 (PAI-1), que inibe a ação do t-PA e da uroquinase, da α2-antiplasmina que neutraliza diretamente a plasmina e do inibidor de fibrinólise ativável pela trombina (TAFI), uma proenzima que também é ativada pelo complexo trombina-trombomodulina.[1,3,11] Ou seja, apesar de apresentados de forma isolada, os processos plaquetários, de coagulação e fibrinólise atuam conjuntamente, de forma tanto sinérgica quanto antagônica, e falhas em sua regulação podem causar transtornos hemorrágicos, trombóticos ou trombo-hemorrágicos.

REFERÊNCIAS

1. Stockhan SL, Scott MA Fundamentals of veterinary clinical pathology. 3. ed. Iowa: Blackwell Publishing; 2025. p.259-321.
2. Ferreira CN, Sousa MO, Dusse LMS, Carvalho MG. O novo modelo da cascata de coagulação baseado nas superfícies celulares e suas implicações. Rev Bras Hematol Hemoter. 2010;32(5):416-21
3. Zaidi A, Green L. Physiology of hemostasis. Anaesth Intensive Care Med. 2024;26(1):41-7.
4. Takahira RK. Sistema hemostático. In: Jerico MM, Andrade Neto JP, Kogika MM. Tratado de medicina interna de cães e gatos. 2. ed. Rio de Janeiro: Grupo Editorial Nacional; 2023. p.2030-4.
5. McMichael MA. Overview of hemostasis. In: Brooks MB, Harr KE, Seelig, DM, Wardrop J, Weiss DJ, editors. Schalm's veterinary hematology. 7. ed. Iowa: Wiley-Blackwell; 2022.
6. Lim HI, Cuker A. Thrombocytopenia and liver disease: pathophysiology and periprocedural management. Hematology Am Soc Hematol Educ Program. 2022;(1):296-302.
7. James MF, Roche AM. Dose-response relationship between plasma ionized calcium concentration and thrombelastography. J Cardiothorac Vasc Anesth. 2004;18(5):581-6.
8. Fernandes C, Pereira L. Hypocalcemia in critical care settings, from its clinical relevance to its treatment: a narrative review. Anaesth Crit Care Pain Med. 2024;43(6):101438.
9. Wardrop JK, Brooks, M. Plasma products. In: Yagi, K. Holowaychuk, MK, editors. Manual of veterinary transfusion medicine and blood banking. Iowa: Wiley-Blackwell; 2016.
10. Risman RA, Kirby NC, Bannish BE, Hudson NE, Tutwiler V. Fibrinolysis: an illustrated review. Res Pract Thromb Haemost. 2023;7(2):1-21.
11. Esmon CT. Protein C, protein S, and thrombomodulin. In: Colman RW, Clowes MD, Alexander W, et al. Hemostasis and thrombosis: basic principles and clinical practice. Philadelphia: Lippincott Williams and Wilkins; 2006;249-70.

2

Testes convencionais de coagulação

Regina Kiomi Takahira

INTRODUÇÃO E INDICAÇÕES

A contagem de plaquetas e os tempos de coagulação em sangue total marcaram a primeira geração de testes diagnósticos de hemostasia. Posteriormente, os testes realizados no plasma permitiram uma análise mais detalhada das vias intrínseca e extrínseca da cascata de coagulação, além da quantificação individual da atividade dos fatores de coagulação. Mais recentemente, foram desenvolvidos testes rápidos para a avaliação da fibrinólise, por meio da avaliação dos dímeros-D.

Os testes convencionais são empregados principalmente no diagnóstico de distúrbios hemorrágicos. Os distúrbios trombóticos e os estados de hipercoagulabilidade podem, ainda que com limitações, ser investigados por exames adicionais, alguns dos quais serão abordados neste capítulo.

As indicações clínicas para os testes convencionais ou de triagem são:

- Pacientes apresentando sangramento acentuado ou sem causa conhecida.
- Pacientes em risco hemorrágico, previamente a cirurgias ou outros procedimentos invasivos.
- Pacientes em terapia anticoagulante.
- Pacientes com risco trombótico.

O exame clínico é primeira etapa diagnóstica e deve orientar a seleção e indicação dos testes de avaliação da hemostasia. Animais de raça são mais propensos a manifestar doenças genéticas, como a hemofilia[1] e a doença de von Willebrand (DvW).[2] Animais mais velhos ou sem raça definida podem compor o grupo de pacientes com distúrbios hemostáticos secundários a outras doenças como neoplasias,[3] hepatopatias e antagonismo da vitamina K, sendo necessários outros exames complementares para o diagnóstico definitivo.

O descarte de causas óbvias de hemorragias, como lesões ou traumas locais, pode ser realizado concomitantemente aos testes de triagem, dada a urgência no diagnóstico. Embora alguns testes possam ser executados em equipamentos *point-of-care*, laboratórios clínicos veterinários são recomendados para garantir maiores sensibilidade e qualidade nos resultados. As características clínicas podem sugerir o tipo de distúrbio hemostático (Tabela 1) e orientar a seleção dos testes, porém a ocorrência de processos mistos e seu caráter dinâmico podem justificar a associação de diversos desses testes convencionais.

OBTENÇÃO E ACONDICIONAMENTO DAS AMOSTRAS

A obtenção de amostras para os testes de hemostasia requer cuidados rigorosos para assegurar resultados confiáveis e de qualidade. Dentre outros cuidados, a punção venosa deve ser única, não traumática, com garroteamento mínimo, utilizando-se seringa ou sistema a vácuo. Para a maioria dos testes, o sangue é colhido em tubos contendo citrato de sódio a 3,2%, na proporção exata de 1 parte de anticoagulante para 9 partes de sangue. Volumes menores de sangue resultam em excesso de citrato, que afeta a proporção de cálcio adicionado durante os testes, levando a resultados falsamente prolongados.[4]

Amostras lipêmicas ou hemolisadas não devem ser utilizadas. O sangue deve ser adequadamente homogeneizado e centrifugado a pelo menos 2.000 *g* por 15 minutos. O plasma deve ser separado e acondicionado em tubos plásticos. Em caso de envio para laboratório externo ou demora no processamento, o transporte de sangue total refrigerado (2-8 °C) não é recomendado pela possível ativação de plaquetas e dos fatores VII, VIII e fator de von Willebrand (FvW).[4] Consulte o laboratório quanto às orientações de colheita, acondicionamento e transporte das amostras.

TABELA 1 Características clínicas mais comuns nos principais distúrbios de hemostasia[4,5]

Condições	Manifestações clínicas	Observações diagnósticas
Trombocitopenia intensa (< 30.000/uL)	Petéquias e equimoses, sangramento frequentemente espontâneo e múltiplo. Hematúria, melena.	Os distúrbios de produção e a trombocitopenia imunomediada são as principais responsáveis por trombocitopenias intensas.
Doença de von Willebrand	Sangramento prolongado, trans ou pós-cirúrgico. Petéquias raras.	Pode se manifestar em qualquer idade. Acomete machos e fêmeas.
Vasculite	Petéquias. Sangramento prolongado, imediato à lesão. Hifema. Edema. Quase sempre acompanhada de trombocitopenias discretas a moderadas.	Não existe um teste laboratorial específico para seu diagnóstico, exceto exame histopatológico.
Coagulopatias congênitas	Equimoses e hematomas. Sangramento em cavidades. Hemartrose com queixa de claudicação.	Tende a acometer animais jovens e de raça. A hemofilia usualmente acomete apenas machos.
Coagulopatias adquiridas	Equimoses e hematomas. Sangramento induzido ou espontâneo (casos graves). Sangramento em cavidades.	Podem ser assintomáticos até que haja algum trauma ou procedimento invasivo.
Trombose	A trombose pode ser letal ao causar injúria por hipóxia em órgãos vitais e resultar em disfunção ou falência orgânica (respiratória, renal, hepática, neurológica).	Os dímeros-D, apesar de inespecíficos, tendem a estar elevados na trombose. Nem todos os trombos podem ser detectados por exames de imagem.
Coagulação intravascular disseminada (CID)	Hemorragias de natureza diversa e outras manifestações associadas ao quadro trombótico (geralmente por microtrombos), podendo ser silenciosas.	Os eventos podem ser somente hemorrágicos ou trombóticos ou ainda trombo-hemorrágicos. Nem sempre o diagnóstico por imagem será útil.

TESTES DE AVALIAÇÃO PLAQUETÁRIA

O hemograma é necessário para identificar a trombocitopenia, uma das causas mais comuns de hemorragia, mas também auxilia na identificação de processos inflamatórios, infecciosos ou hematopoiéticos. É importante identificar a causa da trombocitopenia, podendo ser:[4,5]

- Diminuição da produção de plaquetas pela medula óssea.
- Consumo aumentado por vasculite, hemorragias graves ou CID.
- Destruição das plaquetas, de forma imunomediada[6] ou não.
- Sequestro de plaquetas, principalmente pelo baço.

O mielograma pode ser útil na avaliação da trombopoiese, pois a avaliação das plaquetas imaturas (fração de plaquetas imaturas — IPF)[7] ainda não é uma técnica amplamente disponível na veterinária. É pouco provável que uma trombocitopenia com contagem superior a 30.000 plaquetas/uL cause hemorragias espontâneas, exceto se associada a outros distúrbios como vasculite ou coagulopatias.[8]

Os testes funcionais plaquetários incluem o exame de agregação plaquetária, o teste do tempo de oclusão capilar e os ensaios de reatividade plaquetária aos fármacos antiplaquetários, porém ainda não são realizados de forma rotineira. O teste de sangramento da mucosa oral (TSMO) é pouco sensível e específico para os distúrbios vasculares, plaquetários e a DvW. Esta deve ser considerada em pacientes com sangramento prolongado, especialmente em raças predispostas com contagens plaquetárias dentro do intervalo de referência ou trombocitopenia discreta. Atualmente podem ser realizados testes quantitativos do FvW por ELISA ou testes genéticos, uma vez que alterações nos tempos de coagulação não são comuns. Nas formas mais graves da doença, em que a porcentagem de atividade do FvW é muito baixa, pode haver prolongamento do tempo de tromboplastina parcial ativada (TTPa) e diminuição da atividade do FVIII, pois o FvW é importante para a manutenção de sua viabilidade.[4]

TESTES DE COAGULAÇÃO

O teste de coagulação (TC) pelo método de Lee-White é pouco sensível, realizado a 37 °C com sangue total colhido em tubos padronizados de vidro e seu resultado (em minutos) varia conforme o protocolo utilizado. O tempo de coagulação ativado (TCA) é um exame *point-of-care* bastante empregado no monitoramento de pacientes heparinizados durante hemodiálise e outras condições com circulação extracorpórea, como a cirurgia cardíaca. O sangue é colhido em um tubo contendo um ativador (celite, caulim ou terra de diatomácea) que acelera o tempo necessário para a coagulação. Para cães e gatos, o TCA varia entre 1 e 2 minutos. Prolongamentos do TC e TCA estão associados a alterações graves nas vias intrínseca e comum.[4]

Tempo de protrombina (TP), TTPa e tempo de trombina (TT) são testes mais sensíveis e específicos em comparação aos testes realizados em sangue total, pois, ao serem realizados em plasma, eliminam os elementos celulares que podem interferir nos resultados. TC e TCA necessitam de uma deficiência de cerca de 90% de um único fator de coagulação para um prolongamento dos resultados. Já TP, TTPa e TT são um pouco mais sensíveis, requerendo uma diminuição de cerca de 60 a 70% de atividade de um único fator para apresentarem resultados prolongados.[4,8]

Tempo de protrombina

O TP avalia as vias extrínseca e comum da coagulação, sofrendo, portanto, influência da atividade dos fatores X, VII, V, II e do fibrinogênio. Porém, o TP é mais sensível à deficiência do fator VII em comparação aos outros fatores da via comum, como o fibrinogênio. O teste consiste na adição de concentrações elevadas de tromboplastina (fator tecidual) e cloreto de cálcio ao plasma do paciente à temperatura de 37 °C. O tempo até a formação do coágulo é expresso em segundos.[8]

A tromboplastina, geralmente extraída de cérebro de coelho, é um produto biológico suscetível a variações de resultados entre lotes e laboratórios.[9] Essas diferenças podem ser corrigidas pelo cálculo da Relação Normalizada Internacional (RNI), que considera o Índice de Sensibilidade Internacional (ISI) do reagente, ajustando o resultado em relação a um plasma padrão. Embora amplamente utilizado em humanos para monitorar a anticoagulação oral em regime domiciliar, o uso da RNI não é aplicável na medicina veterinária.[4,8] Os resultados devem ser expressos em segundos e interpretados comparando-os aos valores de referência específicos do laboratório. Cada laboratório deve estabelecer suas próprias referências com base nos reagentes, na técnica e nos equipamentos empregados.

Além das deficiências hereditárias, principalmente do fator VII, o antagonismo ou a deficiência de vitamina K, doença hepática, CID, doses elevadas de inibidores diretos do fator X (rivaroxabana) e hipofibrinogenemia grave podem prolongar o TP ou torná-lo incoagulável (Tabela 2). Um resultado é considerado incoagulável quando o tempo é superior a 2 ou 3 minutos, a depender do equipamento utilizado.

Tempo de tromboplastina parcial ativada

O TTPa avalia as vias intrínseca e comum, detectando principalmente as deficiências dos fatores XII, XI, IX e VIII, precalicreína e cininogênio de alto peso molecular da via intrínseca, além dos fatores X e V, protrombina (II) e fibrinogênio da via comum. Nesse teste são adicionados uma tromboplastina parcial (cefalina) e cloreto de cálcio, acelerando o tempo de coagulação para segundos. A ausência de uma tromboplastina completa (fator tecidual) não causa ativação da via extrínseca e, portanto, não avalia a atividade do fator VII.[4]

O TTPa não apenas detecta deficiências hereditárias e adquiridas, mas também é indicado como teste de triagem para presença de inibidores e para monitorar a terapia com heparina não fracionada. Em cães, a deficiência genética mais comum é a hemofilia A (deficiência do fator VIII), ao passo que em felinos é a deficiência do fator XII (doença de Hageman),[10] embora esta última raramente resulte em hemorragias. O TTPa demonstra maior sensibilidade às deficiências dos fatores VIII e IX, e menor sensibilidade às deficiências dos fatores XI e XII, bem como dos fatores da via comum (Tabela 2).

TABELA 2 Resumo de interpretações dos exames de coagulação sanguínea em animais[4,5,8,10]

TP	TTPa	TT	Fibrinogênio	Possibilidades diagnósticas
Prolongado	Normal	Normal	Normal	Deficiência do fator VII. Insuficiência hepática. Antagonismo da vitamina K em fase inicial. Sobredose de antagonistas diretos do fator X.
Normal	Prolongado	Normal	Normal	Deficiência dos fatores XII*, XI, IX, VIII, precalicreína* ou cininogênio de alto peso molecular.* Formas graves da DvW. Uso de heparina não fracionada.
Prolongado	Prolongado	Normal	Normal	Deficiência dos fatores II, V ou X. Antagonismo ou deficiência de vitamina K. Insuficiência hepática.
Prolongado	Prolongado	Prolongado	Normal ou diminuído	Hipo ou disfibrinogenemia, insuficiência hepática, coagulopatia dilucional, CID.

* Não causam hemorragia de importância clínica.
CID: coagulação intravascular disseminada; DvW: doença de von Willebrand; TP: tempo de tromboplastina; TTPa: tempo de tromboplastina parcial ativada; TT: tempo de trombina.

Tempo de trombina

O TT avalia o tempo de conversão do fibrinogênio em fibrina após a adição de trombina ao plasma. Essa reação é independente de cálcio e o resultado é inversamente proporcional à atividade do fibrinogênio. O TT pode estar prolongado nas disfibrinogenemias, na hipofibrinogenemia e na afibrinogenemia. Também pode estar prolongado na presença de heparina não fracionada e em altas concentrações de imunoglobulinas associadas ao mieloma múltiplo.[4]

A realização dos testes em duplicata garante maior precisão aos resultados, que devem ser confrontados com o intervalo de referência do laboratório, de acordo com a metodologia empregada.

O diagnóstico dos distúrbios hemostáticos deve levar em consideração as manifestações clínicas sugestivas (Tabela 1) e os resultados laboratoriais esperados para cada condição (Tabela 2), assim como o contexto clínico. Um cão jovem, macho, de raça, com histórico de hemorragias e prolongamento apenas do TTPa tem como principal suspeita a hemofilia. Já um animal adulto com acesso à rua ou risco de ingestão de rodenticidas, com prolongamento de TP, TTPa e TT, e fibrinogênio dentro da referência, sem evidências de comprometimento hepático, sugere um antagonismo da vitamina K. Também é preciso compreender que o perfil esperado no exame clínico e nos testes de coagulação não é imutável. Nem todo hepatopata ou animal em CID apresentará déficit de produção ou consumo a ponto de causar comprometimento significativo de todos os fatores de coagulação ou de todas as vias com prolongamento de todos os tempos e diminuição do fibrinogênio.[11]

Atividade dos fatores de coagulação

A mensuração da atividade de fatores de coagulação individuais é fundamental para o diagnóstico de coagulopatias hereditárias, a avaliação prognóstica e a indicação terapêutica de reposição. O método coagulométrico, o mais amplamente utilizado nessas avaliações, avalia a capacidade de diferentes diluições do plasma do paciente corrigirem o tempo de coagulação de um plasma deficiente no fator testado. Isso em relação a um plasma referência (100% de atividade), utilizando os reagentes do TTPa (para fatores da via intrínseca) ou do TP (para o fator VII) e cálcio. O resultado é expresso em porcentagem de atividade. Quando associado a outras evidências clínicas, uma porcentagem de atividade do fator < 20% é utilizada não apenas no diagnóstico, mas também na classificação de gravidade das coagulopatias congênitas[12] (Tabela 3).

TABELA 3 Classificação de gravidade da hemofilia de acordo com a atividade do fator VIII[12]

Gravidade	Atividade do fator VIII
Discreta	6-20%
Moderada	2-5%
Grave	< 2%

Teste genéticos estão disponíveis para o diagnóstico das hemofilias A e B (deficiência dos fatores VIII e IX, respectivamente) e da DvW em cães. Esses testes têm a vantagem de sofrerem menos interferência de variáveis pré-analíticas, decorrentes de amostras mal colhidas ou mal acondicionadas, porém apresentam maior utilidade no aconselhamento genético e reprodutivo, visto que podem identificar animais portadores não sintomáticos e sem diminuição da atividade dos fatores. Os testes funcionais trazem a vantagem de apresentar maior correlação clínica e prognóstica, ao indicarem a atividade residual dos fatores. Deve-se atentar ainda para a correta indicação dos testes genéticos, pois as mutações variam de acordo com a raça, e nem todos os locais podem oferecer o teste para a raça em questão.

O fibrinogênio (FBG) é o fator de coagulação mais frequentemente mensurado, dadas as importantes repercussões clínicas associadas à sua deficiência. A mensuração também é realizada pelo método coagulométrico, utilizando uma amostra de referência com concentração conhecida. A técnica da refratometria não é adequada para a avaliação de hipofibrinogenemias. A atividade dos fatores de coagulação depende não apenas da expressão gênica e da capacidade de síntese hepática, mas também da presença de inibidores, antagonistas e do consumo. Processos inflamatórios e outras condições mistas podem afetar os níveis de FBG e de outros fatores de coagulação, de forma que o FBG pode estar dentro do intervalo de referência ou elevado na CID e nas hepatopatias, quando associadas à inflamação.[13]

DIAGNÓSTICO LABORATORIAL DA TROMBOSE E AVALIAÇÃO DA FIBRINÓLISE

Os dímeros-D são os produtos da lise da molécula de fibrina insolúvel pela plasmina, sendo marcadores específicos de fibrinólise, não necessariamente de trombose. A plasmina também degrada o fibrinogênio e a fibrina solúvel, formando os produtos de degradação da fibrina ou do fibrinogênio (PDF). Os dímeros-D são, portanto, mais específicos para a fibrinólise que os PDF[4,8] (Figura 1).

Nos últimos anos, o teste de avaliação dos dímeros-D tem se tornado mais acessível ao clínico veterinário e sua elevação tem sido bastante associada à CID. De fato, esse é um marcador sensível, muitas vezes elevando-se antes do TP e do TTPa. No entanto, qualquer condição associada a trombose ou fibrinólise fisiológica ou patológica podem elevar sua concentração. Em cães, valores elevados de dímeros-D podem ser observados em tromboembolismo pulmonar, neoplasia, doenças inflamatórias, fibrinólise associada à reparação tecidual pós-operatória e efusões cavitárias de diversas naturezas. Em gatos, dímeros-D elevados foram associados a sepse e peritonite infecciosa felina, que frequentemente cursam com CID.[14]

Se, de um lado, os grandes trombos em veias ou artérias podem ser visualizados por técnicas de imagem como a radiografia e a ultrassonografia, por seu pequeno tamanho, técnicas mais avançadas como a ressonância magnética podem ajudar a identificar os trombos na microvasculatura observados nos casos de CID, guiando as intervenções terapêuticas de maneira mais efetiva.[15]

Os diversos protocolos sugeridos de diagnóstico de CID levam em consideração o número de alterações dos exames laboratoriais de hemostasia, como o aumento de TP, TTPA, TT e/ou dímeros-D; diminuição da contagem de plaquetas, fibrinogênio e antitrombina (AT)[11,13] (Tabela 4). Além do critério laboratorial, a existência de uma doença ou condição primária com o potencial de induzir CID e de evidências clínicas de falência orgânica (insuficiência respiratória, diminuição do débito urinário, disfunções neurológicas, impotência funcional de membros, dentre outros), associados ou não a hemorragias, deve ser considerada e corrobora a suspeita laboratorial.[5]

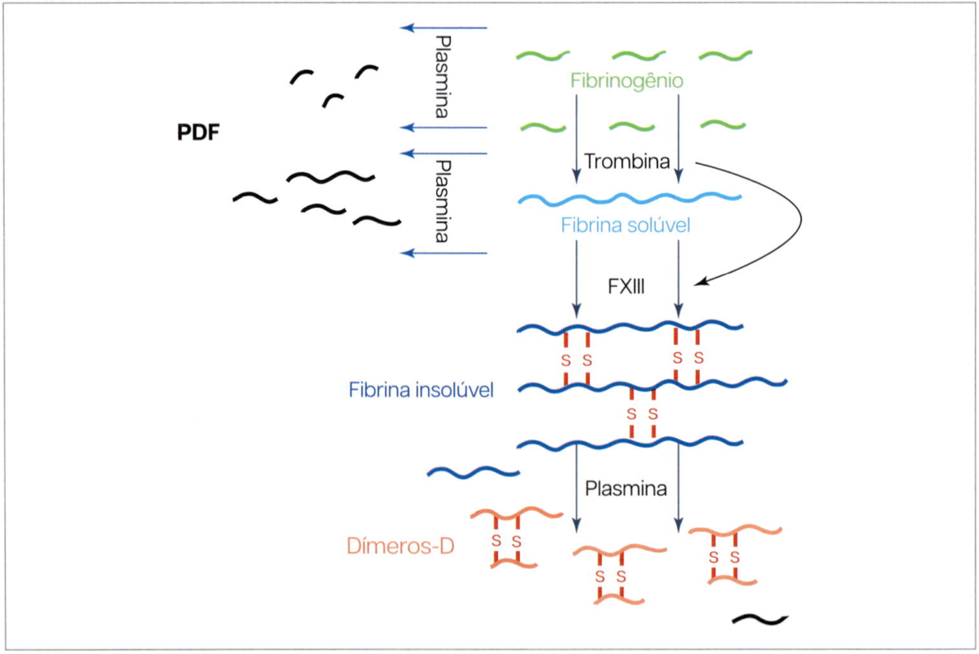

FIGURA 1 Formação da fibrina solúvel (azul-claro) a partir da polimerização do fibrinogênio (verde) pela trombina. Formação de ligações covalentes (pontes dissulfeto, em vermelho) pelo fator XIII (FXIII), com a formação da fibrina insolúvel (azul-escuro) e posterior ação da plasmina, gerando os dímeros-D (laranja). Os PDF (preto) podem ser fragmentos de fibrinogênio, fibrina solúvel ou insolúvel.
Fonte: arquivo pessoal da autora.

Não existe um critério específico para o diagnóstico de CID para os animais, como em humanos, porém utilizamos abordagens semelhantes, que consideram um número mínimo de alterações laboratoriais.[11,13] Sistemas de escores específicos com adaptação do sistema da International Society on Thrombosis and Haemostasis (ISTH) também foram propostos[13] (Tabela 4).

TABELA 4 Sistema de escore para o diagnóstico da coagulação intravascular disseminada em cães

Sistema	Critérios
Sistema de pontuação ou escore da ISTH adaptado por Goggs et al. (2018);[13] suspeita quando maior que 4 ou 5	Contagem de plaquetas (× 10^3/uL) < 100 — 1 ponto < 50 — 2 pontos Tempo de protrombina > 100% do LSR — 1 ponto > 110% do LSR — 2 pontos Concentração de fibrinogênio (mg/dL) < 100 — 1 ponto Dímero-D (ng/mL) > 1,000 — 2 pontos > 2,000 — 3 pontos
Número de alterações laboratoriais (aumento de TP, TTPa e/ou dímeros-D; diminuição da contagem de plaquetas, fibrinogênio e/ou antitrombina)	▪ 3 de 5 exames alterados; ▪ 3 de 6 exames alterados (incluindo a contagem plaquetária) ou ▪ 4 de 6 exames alterados (incluindo a contagem plaquetária).

* Valores não contemplados na tabela acima, mesmo que alterados, não somam no escore (0 ponto).
ISTH: Internacional Society of Thrombosis and Hemostasis; LSR: limite superior de referência; TP: tempo de protrombina; TTPa: tempo de tromboplastina parcial ativada.

MONITORAMENTO TERAPÊUTICO

Depois de realizado o diagnóstico e instituído o tratamento, os exames laboratoriais são necessários para monitorar a evolução do paciente e realizar eventuais ajustes terapêuticos. A reposição de vitamina K pode ser monitorada pelo TC ou TP. A correção dos tempos deve ocorrer em até 24 horas após o início da reposição com protocolo correto. A suspensão pode ser considerada após cerca de 15 a 20 dias de tratamento, desde que a coagulabilidade esteja sustentada por pelo menos 24 horas após a interrupção da suplementação. A eficácia da soroterapia em acidentes ofídicos também é avaliada pelos tempos de coagulação. Caso não ocorra a normalização em até 24 horas após o tratamento, recomenda-se a aplicação de uma segunda dose de soroterapia, ajustada de acordo com a gravidade do acidente.

Os anticoagulantes são comumente monitorados por meio do prolongamento dos tempos de coagulação. Os antagonistas da vitamina K (varfarina) e de heparina não fracionada são monitorados, respectivamente, pelo TP e pelo TTPa (ou TCA), visando a um prolongamento de cerca de 1,5 a 2 vezes o valor pré-tratamento, dependendo do protocolo clínico e da indicação específica.[4]

As heparinas fracionadas ou de baixo peso molecular (enoxaparina, dalteparina) e os anticoagulantes orais mais recentes, como a rivaroxabana, apresentam maior previsibilidade de farmacocinética e menor variabilidade individual e não necessitam de monitoramento laboratorial de rotina.[16] Apesar de sua maior segurança clínica, em casos específicos, esses fármacos podem ser monitorados pelo teste anti-Xa.[4]

REFERÊNCIAS

1. Mattoso CRS, Takahira RK, Beier SL, Araújo Jr JP, Corrente JE. Prevalence of von Willebrand disease in dogs from São Paulo State, Brazil. J Vet Diagn Invest. 2010;22:55-60.
2. Nichols TC, Raymer RA, Franck HW, Merricks EP, Bellinger DA, DeFriess N, et al. Prevention of spontaneous bleeding in dogs with haemophilia A and haemophilia B. Haemophilia. 2010;16 Suppl 3(Suppl 3):19-23.
3. Maruyama H, Miura T, Sakai M, Koie H, Yamaya Y, Shibuya H, et al. The incidence of disseminated intravascular coagulation in dogs with malignant tumor. J Vet Med Sci. 2004;66(5):573-5.
4. Stockhan SL, Scott MA. Fundamentals of veterinary clinical pathology. 3. ed. Iowa: Blackwell Publishing; 2025. p.259-321.
5. Takahira RK. Abordagem dos distúrbios de hemostasia. In: Jericó MM, Neto JPA, Kogika MM, editores. Tratado de medicina interna de cães e gatos. São Paulo/Rio de Janeiro: Guanabara Koogan/Roca; 2015.
6. LeVine DN, Kidd L, Garden OA, Brooks MB, Goggs R, Kohn B, et al. ACVIM consensus statement on the diagnosis of imune thrombocytopenia in dogs and cats. J Vet Intern Med. 2024;38(3):1512-9.
7. Perez-Ecija A, Martinez C, Fernandez-Castañer J, Mendoza FJ. Utility of immature platelet fraction in the Sysmex XN-1000V for the differential diagnosis of central and peripheral thrombocytopenia in dogs and cats. J Vet Intern Med. 2024;38(4):1958-81.
8. Tvedten H. Hemostatic abnormalities. In: Willard MD, Tvedten H. Small animal clinical diagnosis by laboratory methods. 5. ed. St Louis: Elsevier; 2012. p.92-111.
9. Mischke R Prothrombin time standardisation in canine samples with regard to inter-batch and inter-reagent variability. Vet J. 2011;188(3):301-6.
10. Maruyama H, Brooks M, Stablein A, Frye A. Factor XII deficiency is common in domestic cats and associated with two high frequency F12 mutations. Gene. 2019;706:6-12.
11. Wiinberg B, Jensen AL, Johansson PI, Kjelgaard-Hansen M, Rozanski E, Tranholm M, et al. Development of a model-based scoring system for diagnosis of canine disseminated intravascular coagulation with independent assessment of sensitivity and specificity. Vet J. 2010;185(3):292-8.
12. Barr JW, McMichael, M. Inherited disorders of hemostasis in dogs and cats. Top Companion Anim Med. 2012;27:53-8.
13. Goggs R, Mastrocco A, Brooks MB. Retrospective evaluation of 4 methods for outcome prediction in overt disseminated intravascular coagulation in dogs (2009–2014): 804 cases. J Vet Emerg Crit Care. 2018;28(6):541-50.
14. Tholen I, Weingart C, Kohn B. Concentration of D-dimers in healthy cats and sick cats with and without disseminated intravascular coagulation (DIC). J Feline Med Surg. 2009;11:842-6.
15. Chaithanya P, Meshram RJ, Taksande A. A narrative review of scoring methods in disseminated intravascular coagulation: evaluating diagnostic accuracy and clinical utility. Cureus. 2024;16(8):e67052.
16. McRae HL, Militello L, Refaai MA. Updates in anticoagulation therapy monitoring. Biomedicines. 2021;9(3):262.

3

Tromboelastometria e tromboelastografia

Camila Martos Thomazini

INTRODUÇÃO

Os modelos de compreensão da hemostasia fundamentados na interação celular representam mais fidedignamente as influências pró e anticoagulantes presentes no sangue que as análises realizadas no plasma isoladamente. Na rotina laboratorial veterinária, há alguns testes capazes de avaliar componentes isolados da coagulação de cães e gatos. No entanto, é apenas a tromboelastometria/tromboelastografia (ROTEM/TEG) que tem a capacidade de analisar a coagulação por meio da interação da maior parte dos componentes que participam da coagulação, aproximando-se do modelo *in vivo* e facilitando o entendimento dos distúrbios hemostáticos que ocorrem nos pacientes.

Os dois principais testes viscoelásticos, a ROTEM e a TEG, são uma avaliação completa do processo de coagulação por meio da habilidade viscoelástica do sangue. Com isso, esses testes incluem na mesma análise os elementos celulares e proteicos que envolvem a hemostasia. Analisando a viscoelasticidade do sangue, abrange-se desde o início da ativação da coagulação, para formação e estruturação do coágulo, até o processo de dissolução do coágulo dentro de um determinado período.

A relevância dessa tecnologia disponível na rotina veterinária é triar, com mais rapidez e em um único teste, qual elemento da coagulação apresenta disfunção, diferenciando rapidamente a condição entre plaquetas, fatores de coagulação, na estabilização e/ou dissolução do coágulo.[1,2]

CUIDADOS PRÉ-ANALÍTICOS

A amostra consiste em sangue total coletado em anticoagulante de citrato de sódio 3,2% na proporção exata de 9 partes de sangue para 1 de anticoagulante, indicada como adequada para testes de hemostasia (especificações descritas pelo fabricante do tubo). A variação no volume de sangue superior a 10% para mais ou menos dessa proporção promove alterações significativas na análise. A amostra deve ser mantida em temperatura ambiente e sem refrigeração para estabilidade, uma vez que a temperatura promove a degradação de fatores de coagulação, bem como de plaquetas. Durante o transporte, deve-se evitar o superaquecimento da amostra, especialmente por causar hemólise *in vitro*, assim como a agitação excessiva da amostra, pois ambas as condições diminuem sua viabilidade e promovem interferências analíticas. O ideal é que a análise da amostra ocorra dentro de 30 minutos,[3] mas esse tempo pode chegar a 2 horas após a coleta para preservar a atividade plaquetária. Claramente, amostras com fibrina ou coaguladas não devem ser utilizadas para análise.[4]

VALIDAÇÃO EM CÃES E GATOS

Ambas as técnicas (ROTEM e TEG) avaliam parâmetros semelhantes, e a variação entre elas consiste principalmente na movimentação entre o copo e o pino, onde se deposita a amostra para avaliação. O movimento rotacional gerado entre o copo e o pino mimetiza a força de cisalhamento vascular e promove o movimento para o estímulo da coagulação. A principal diferença entre as técnicas é que na tromboelastrometria o movimento é feito pelo pino com o copo fixo, e na tromboelastografia o movimento é feito pelo copo, onde se encontra a amostra, e o pino é fixo.[2]

A validação de ambas as técnicas foi realizada para cães e gatos e é capaz de indicar estados preestabelecidos nos pacientes de hipo e hipercoagulabilidade, além de hiperfibrinólise do sangue a partir da reativação da amostra de sangue total anticoagulada na temperatura de 37 °C no teste. A variação de temperatura do paciente não demonstra evidências suficientes para sugerir a mudança de temperatura analítica.[3]

Dentre as principais avaliações realizadas na rotina veterinária para ativação da coagulação nessas técnicas, a menos utilizada é a conhecida como formação do coágulo nativo, que consiste apenas na recalcificação da amostra, sem nenhuma outra ativação específica. No entanto, em virtude do tempo e para diferenciação de elementos da hemostasia, a avaliação usando ativadores é mais comum. Dentre elas se destacam a ativação com kaolin ou ácido elágico, compostos inorgânicos com consequente estímulo dos componentes da via intrínseca da coagulação, e a ativação mediada por fator tecidual, que promove o estímulo dos elementos da via extrínseca.[1]

Quando há interesse em diferenciar a atuação celular e proteica na formação do coágulo, a análise principalmente do fibrinogênio é feita a partir da inibição da atividade plaquetária; assim, permite-se a participação mais específica dos elementos proteicos na formação do coágulo. Essa condição permite inferir a atividade plaquetária de maneira indireta, quando comparado com as vias de ativação completa da coagulação em que as plaquetas não estão inibidas.[1]

PARÂMETROS DA AVALIAÇÃO VISCOELÁSTICA DO SANGUE

Alguns parâmetros são oferecidos por ambas as técnicas e consistem na geração de um gráfico representativo semelhante (Figura 1). Cada um dos valores decorre de:[1]

- **Tempo de coagulação** (CT na ROTEM ou R na TEG): tempo desde o início da medição, com o estímulo que impulsiona a coagulação da amostra de sangue, até o início da formação do coágulo. Envolve a ativação dos fatores de coagulação, a consequente geração de trombina, e vai até o início da polimerização da fibrina no coágulo.

- **Tempo de formação do coágulo** (CFT na ROTEM ou K na TEG): tempo decorrido entre o início da formação do coágulo, quando é detectada a primeira contribuição das plaquetas juntamente com a polimerização da fibrina, influenciada pelos níveis de fibrinogênio.
- **Ângulo alfa:** angulação descrita pelo estado de coagulabilidade do paciente. Quanto menor ou mais agudo for o ângulo, mais reduzida estará a formação do coágulo no paciente e pode-se considerar uma condição de hipocoagulabilidade. Quanto maior ou mais obtuso for o ângulo, mais rápida será a formação de coágulo, gerando maior tendência à hipercoagulabilidade.
- **Firmeza máxima do coágulo** (MCF na ROTEM ou MA na TEG): aumento da estabilização do coágulo pela polimerização de fibrina e ação das plaquetas, assim como da atuação do fator XIII, que também contribui para a estabilização da fibrina polimerizada.
- **Lise máxima** (ML na ROTEM ou CL na TEG): redução da firmeza do coágulo após o estágio em que atingiu sua firmeza máxima. Está relacionado com a quebra do coágulo ou fibrinólise, contabilizado 1 hora após o início do estímulo de formação do coágulo avaliado pelo teste.[1]

Na busca de compreender mais detalhadamente a participação dos componentes da coagulação na atividade viscoelástica do sangue, são disponibilizados canais de ativação tanto na ROTEM como na TEG. Como essas análises apresentam similaridades, a seguir é dada uma descrição comparativa partindo dos canais disponíveis do ROTEM e seus equivalentes na TEG:[5]

- **NATEM:** sangue total analisado após a recalcificação apenas. Utilizado na pesquisa, mas não na rotina prática laboratorial, por seu tempo mais estendido. Equivale ao Native TEG.

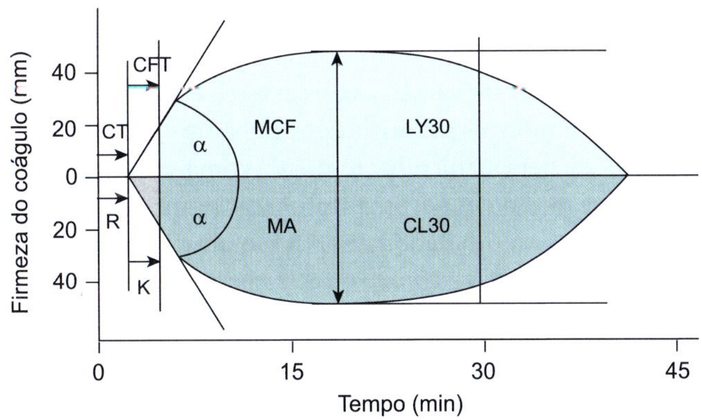

FIGURA 1 Gráfico representativo dos parâmetros oferecidos pela tromboelastometria e pela tromboelastografia.

Fonte: adaptada de Bolliger et al., 2012.[2]

- **INTEM:** além da recalcificação, são adicionados ácido elágico e fosfolípides como ativadores da via intrínseca ou de contato, semelhante ao que ocorre no teste de tempo de tromboplastina parcial ativada (TTPa). Equivale ao kaolin TEG (kTEG), que utiliza o kaolin como ativador.
- **EXTEM:** além da recalcificação, é adicionado fator tecidual como ativador da via extrínseca da coagulação, semelhante ao que ocorre no teste de tempo de protrombina (TP). Poderia equivaler ao *rapid TEG* (rTEG), porém este utiliza o kaolin associado ao fator tecidual, ativando a via intrínseca associada à via extrínseca.
- **FIBTEM:** utiliza a citocalasina D, um inibidor da polimerização da actina, em associação ao fator tecidual. O inibidor bloqueia a atividade plaquetária e, consequentemente, sua participação na formação do coágulo. Assim, permite uma análise isolada da contribuição do fibrinogênio na firmeza do coágulo quando comparado ao teste EXTEM. Equivale ao *funcional fibrinogen TEG* (ff-TEG), porém utiliza o abciximabe, um inibidor do receptor GPIIb/IIIa plaquetário.
- **HEPTEM:** contém heparinase, que neutraliza a heparina não fracionada, e permite avaliar o efeito da heparina no paciente quando comparado ao INTEM. Equivale ao HTEG quando comparado ao kTEG.
- **APTEM:** inibe a fibrinólise com aprotinina e pode ser comparado com o EXTEM. Não tem equivalente na TEG.

Dentre as diferentes alterações hemostáticas que podem ocorrer nos pacientes veterinários, há alguns padrões esperados, independentemente das vias de ativação, que podem ser sinteticamente representados (Figura 2). Posteriormente serão dados mais detalhes dentro de cada condição para melhor elucidar o envolvimento dos componentes da coagulação diante das possibilidades diagnósticas oferecidas pelas análises viscoelásticas do sangue.

HIPERCOAGULABILIDADE

A detecção de estados de hipercoagulabilidade, ou seja, predisposição à trombose, tem baixa sensibilidade nos exames convencionais de hemostasia. Em virtude da interação celular e proteica, a análise viscoelástica do sangue permite diagnosticar essa condição com mais precocidade e atuar de maneira mais assertiva na conduta terapêutica. Fatores que promovam riscos trombóticos são atribuídos a quadros como anemia hemolítica imunomediada, cardiopatias, nefropatia ou enteropatia com perda proteica, neoplasias, entre outros.[6-8] O manejo precoce de quadros trombóticos a fim de evitar seu surgimento ou progressão permitem menor morbidade causada pelo quadro, ou até mesmo evitar o óbito. Ao avaliar cães em processo de coagulação intravascular disseminada (CID), a análise viscoelástica do sangue detectou que 44% estavam em estado de hipercoagulabilidade, 34% em normocoagulabilidade e 22% em hipocoagulabilidade. A maior mortalidade foi encontrada nos pacientes que já apresentavam estado de hipocoagulabilidade decorrente do quadro de consumo acentuado dos elementos hemostáticos, fato que configura o estágio mais tardio da CID.[8]

As características da hipercoagulabilidade implicam rápida iniciação e formação do coágulo, com encurtamento nos tempos de CT (ou R) e possivelmente de CFT (ou K), além de

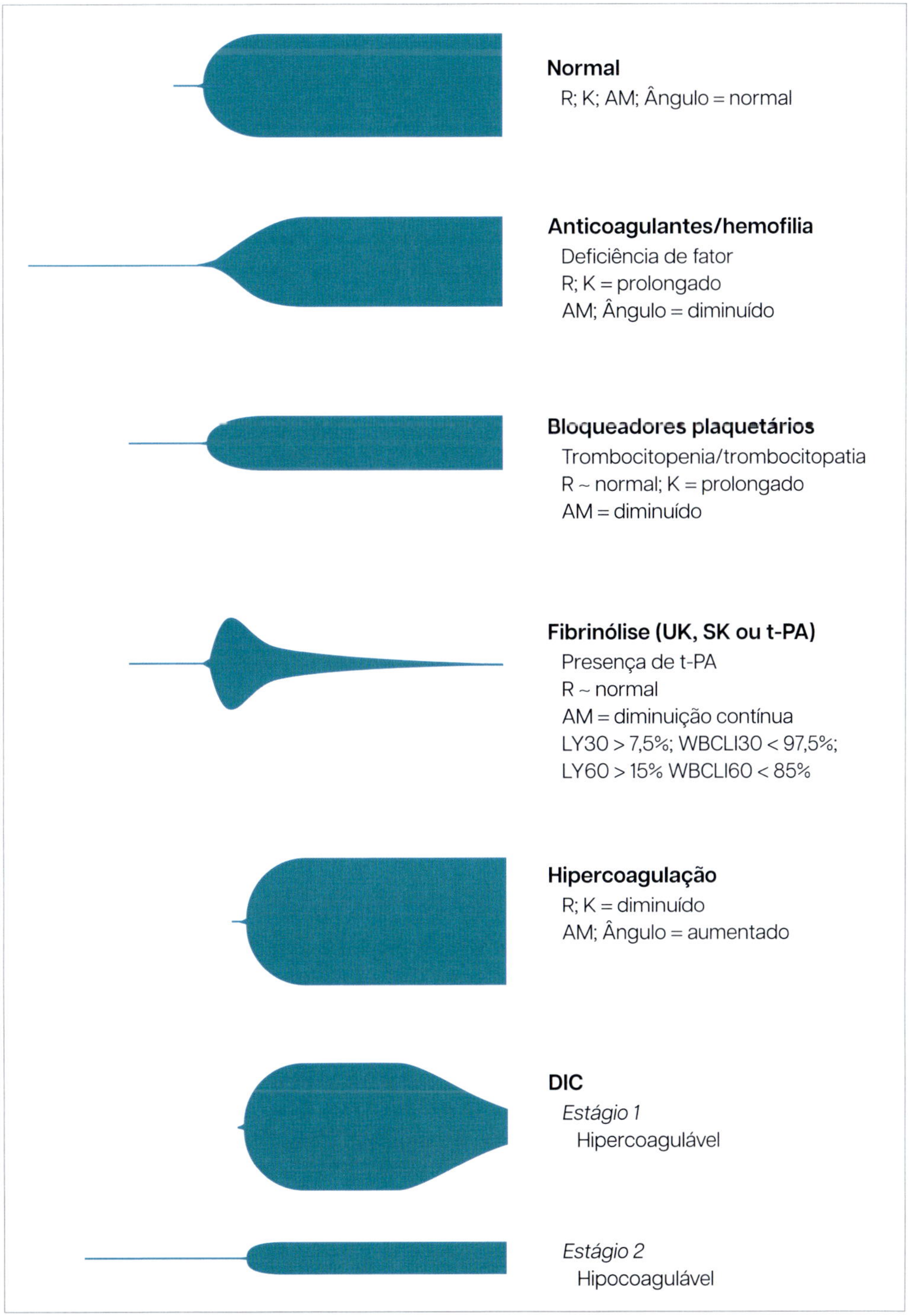

FIGURA 2 Gráfico representativo dos gráficos gerais oferecidos pela tromboelastometria e tromboelastografia nas diferentes condições de estados viscoelásticos do sangue.

Fonte: adaptada de Whiting et al., 2014.[5]

gerarem um aumento no MCF (ou MA) e na angulação do gráfico pela intensidade da geração do coágulo, bem como de sua firmeza refletida nesses parâmetros de estabilidade sanguínea. Entre as principais causas que promovem esse estado de hiperfuncionalidade estão um ou mais fatores, como:

- **Trombocitose ou hiperatividade plaquetária:** o número plaquetário pode ou não ter correlação com a atividade plaquetária; no entanto, apesar de a trombocitose isolada não ser capaz de promover trombose, ainda assim o aumento dos níveis de plaquetas pode contribuir para uma rápida formação do coágulo, com grande firmeza e estabilidade. De maneira semelhante ocorre com a hiperatividade plaquetária, que não necessariamente decorre dos valores de plaquetas circulantes, mas sim de sua habilidade funcional, que pode estar aumentada como consequência de alguma disfunção. Esse aumento de função plaquetária pode ser observado nos canais de avaliação da via tanto intrínseca como extrínseca (INTEM e EXTEM ou kTEG e rTEG), bem como inferindo a partir da análise do fibrinogênio isolado (FIBTEM ou ff-TEG). Nesse caso, a análise de fibrinogênio em que a participação das plaquetas é bloqueada é comparada com o gráfico correspondente em que a ativação das plaquetas contribui em associação para a formação do coágulo.[2,5]
- **Aumento de fatores de coagulação:** como proteínas de fase aguda positivas, aumentam em processos inflamatórios e podem aumentar a velocidade da coagulação. O aumento dos fatores de coagulação, refletido consequentemente no aumento de suas atividades, desenvolve um encurtamento no tempo desde a ativação até o início da formação do coágulo, com encurtamento no tempo de CT (ou R) predominantemente. Tal evidência pode ser observada nos canais de avaliações tanto de via intrínseca como extrínseca (INTEM e EXTEM ou kTEG e rTEG). Também é importante ressaltar a participação do fibrinogênio como fator de coagulação mais abundante dentro da corrente sanguínea, que pode influenciar alterações em outros parâmetros adicionais ao descrito, como será visto a seguir.[2,8]
- **Hiperfibrinogenemia:** assim como os demais fatores de coagulação, de forma geral, o processo inflamatório aumenta os níveis de fibrinogênio e, como representante em maior quantidade, tem uma importância específica. O aumento de sua atividade pode gerar maior rapidez na formação do coágulo, bem como na firmeza e estabilidade, atuando em associação com as plaquetas nos parâmetros CFT (ou K) e MCF (ou MA), tanto do canal INTEM (ou kTEG) como do EXTEM (ou rTEG). No entanto, para ajudar na diferenciação específica da ação do fibrinogênio na formação do coágulo e separar da ação plaquetária, a atividade isolada do fibrinogênio está disponibilizada nesses testes viscoeláticos, FIBTEM (ou ff-TEG).[2,8]

HIPOCOAGULABILIDADE

O estado de hipofuncionalidade na formação de coágulo se reflete em alterações que podem incluir prolongamento no tempo de início, bem como de formação do coágulo, com aumento nos tempos de CT (ou R) e possivelmente de CFT (ou K), além de gerar instabilidade sanguínea com baixa amplitude e fraca firmeza desse coágulo, observados em um baixo valor de MCF (ou MA) e na angulação do gráfico. Dentre as possíveis causas que podem ser extraídas dos resultados, avaliam-se:

- **Trombocitopenia ou trombocitopatia:** em algum grau, o número de plaquetas pode inferir a habilidade de função, e a contagem de plaquetas é rotineiramente realizada no hemograma na prática laboratorial veterinária. No entanto, a capacidade de função não é tão linear e diretamente proporcional aos valores numéricos. Há casos em que, mesmo em número dentro da normalidade para a espécie, pode haver alguma alteração de funcionalidade, como é o caso em trombocitopatias, ou seja, disfunção que nas hemorragias indica uma redução na capacidade de contribuir para a formação do coágulo. Essas alterações plaquetárias vão causar principalmente um prolongamento do tempo de formação do coágulo observado no CFT (ou K), com redução na firmeza e estabilidade para esse coágulo, gerando valores reduzidos para MCF (ou MA) e, consequentemente, no ângulo alfa. Tal evidência de hipofuncionalidade plaquetária, por causa numérica ou não, pode ser observada nos canais de avaliações tanto de via intrínseca como extrínseca (INTEM e EXTEM ou kTEG e rTEG).[2]
- **Deficiência ou inibição de fatores de coagulação:** a deficiência de fatores de coagulação como X, V, VII, IX, VIII, XI, XII é avaliada no tempo de coagulação (CT ou R) dos testes viscoelásticos. A deficiência promoverá o prolongamento nesse parâmetro de acordo com a intensidade de sua deficiência e deve ser considerada dentro da via de ativação utilizada no teste. Assim, fatores de coagulação como XII, XI, IX e VIII só serão avaliados na ativação da via intrínseca (INTEM ou kTEG) e o fator VII, dentro da via extrínseca (EXTEM ou rTEG).[2,8]
- **Deficiência de fibrinogênio:** na avaliação da funcionalidade do fibrinogênio, sua participação é considerada depois que se inicia a formação do coágulo. Assim, sua deficiência promoverá o prolongamento do tempo de formação do coágulo (CFT ou R) com redução no ângulo alfa, nas análises das vias tanto intrínseca como extrínseca (INTEM e EXTEM ou kTEG e rTEG). Gera especialmente redução na firmeza máxima (MCF ou MA) no coágulo ativado para essas vias, assim como nas análises específicas relativas ao fibrinogênio (FIBTEM ou ff-TEG). Uma deficiência que mimetiza essa condição é a trombocitopenia ou trombocitopatia, assim como a deficiência do fator XIII, responsável pela estabilização da polimerização da fibrina no coágulo.[2,8]
- **Hiperfibrinólise:** o aumento da quebra do coágulo promove a instabilidade da geração desse coágulo e, consequentemente, o sangramento. O aumento dessa atividade ocorre pelo aumento da atividade da plasmina, proteína responsável por fazer a clivagem dos polímeros de fibrina que promovem a estabilização do coágulo. Nesse tipo de alteração, inicialmente se apresenta um aumento na lise máxima do coágulo (ML ou CL) que, quando o quadro já está bem instalado, poderia ser observado nos canais de ativação das vias intrínseca ou extrínseca (INTEM e EXTEM ou kTEG e rTEG). Porém, a detecção precoce da hiperfibrinólise pode ser mais facilmente observada na avaliação isolada do fibrinogênio (FIBTEM ou ff-TEG) do que nas demais vias.[2,9]

REFERÊNCIAS

1. Kol A, Borjesson DL. Application of thrombelastography/thromboelastometry to veterinary medicine. Vet Clin Pathol. 2010;39(4):405-16. doi: 10.1111/j.1939-165x.2010.00263.x.
2. Bolliger D, Seeberger MD, Tanaka KA. Principles and practice of thromboelastography in clinical coagulation management and transfusion practice. Transfus Med Rev. 2012;26(1):1-13. doi: 10.1016/j.tmrv.2011.07.005.
3. Goggs R, Brainard B, de Laforcade AM, Flatland B, Hanel R, McMichael M, Wiinberg B. Partnership on Rotational ViscoElastic Test Standardization (PROVETS): Evidence-based guidelines on rotational viscoelastic assays in veterinary medicine. J Vet Emerg Crit Care. 2014;24(1):1-22. doi: 10.1111/vec.12144.
4. Theusinger OM, Nürnberg J, Asmis LM, Seifert B, Spahn DR. Rotation thromboelastometry (ROTEM®) stability and reproducibility over time. Eur J Cardio Thorac Surg. 2010;37(3):677-83. doi: 10.1016/j.ejcts.2009.07.038.
5. deLaforcade A, Bacek L, Blais MC, Goggs R, Lynch A, Rozanski E. Consensus on the Rational Use of Antithrombotics in Veterinary Critical Care (CURATIVE): Domain 1-defining populations at risk. J Vet Emerg Crit Care. 2019;29(1):37-48. doi: 10.1111/vec.12797.
6. deLaforcade A, Bacek L, Blais M, Boyd C, Brainard BM, Chan DL, et al. 2022 Update of the Consensus on the Rational Use of Antithrombotics and Thrombolytics in Veterinary Critical Care (CURATIVE) Domain 1-defining populations at risk. J Vet Emerg Crit Care. 2022. doi: 10.1111/vec.13204.
7. Wiinberg B, Jensen AL, Johansson PI, Rozanski E, Tranholm M, Kristensen AT. Thromboelastographic evaluation of hemostatic function in dogs with disseminated intravascular coagulation. J Vet Intern Med. 2008;22(2):357-65. doi: 10.1111/j.1939-1676.2008.0058.x.
8. Wang IJ, Park SW, Bae BK, Lee SH, Choi HJ, Park SJ, et al. FIBTEM improves the sensitivity of hyperfibrinolysis detection in severe trauma patients: A retrospective study using thromboelastometry. Sci Rep. 2020;10(1). doi: 10.1038/s41598-020-63724-y.
9. Whiting D, DiNardo JA. TEG and ROTEM: Technology and clinical applications. Am J Hematol. 2014;89(2):228-32. doi: 10.1002/ajh.23599.

4

Tipos sanguíneos em cães e gatos

Simone Gonçalves Rodrigues Gomes

INTRODUÇÃO

Ao longo da literatura, estão descritos mais de 12 grupos sanguíneos na espécie canina, segundo a classificação americana. O principal e o mais reconhecido sistema de grupos sanguíneos nessa espécie é o DEA (*Dog Erythrocyte Antigen*), mas há também a documentação dos grupos sanguíneos Dal, Kai 1 e Kai 2, cujos estudos vêm evoluindo ao longo dos anos, principalmente na frequência de sua distribuição nas diferentes raças.[1]

O principal sistema de grupo sanguíneo documentado em felinos é o AB (A, B e AB), e recentemente foram documentados cinco antígenos eritrocitários denominados grupo FEA (*Feline Erythrocyte Antigen*), que tudo indica ser correspondente ao descrito anteriormente como antígeno Mik.[2]

Os antígenos de grupos sanguíneos são denominados aloantígenos. Estes são moléculas que diferem entre indivíduos da mesma espécie e podem induzir uma resposta imune quando transferidos de um indivíduo para outro, como ocorre com transfusões sanguíneas ou transplantes de órgãos. Os aloanticorpos são anticorpos produzidos em resposta aos aloantígenos.[3]

Os grupos sanguíneos são determinados pela expressão de certos antígenos (aloantígenos) na superfície das hemácias, e diferentes indivíduos podem ser negativos para antígenos específicos (negativos para determinado tipo sanguíneo) ou positivos para um ou mais antígenos (positivos para determinados tipos sanguíneos). Os indivíduos em que falta a expressão de determinados antígenos podem desenvolver reações transfusionais, pela ocorrência de anticorpos naturais ou aloanticorpos induzidos. Por isso, a determinação da tipagem sanguínea e a realização de teste de compatibilidade são recomendadas para a prevenção de reações de incompatibilidade sanguínea, que podem ser fatais.[4]

TIPOS SANGUÍNEOS EM CÃES

Em 1970, uma reunião de um comitê internacional designou como sistema sanguíneo DEA o primeiro grupo de tipos sanguíneos identificados na espécie canina.[1] Esse grupo é composto pelo DEA 1, 3, 4, 5, 6, 7 e 8. Em cães, é possível que múltiplos antígenos estejam presentes na membrana eritrocitária, conferindo-lhes diferentes tipos sanguíneos ao mesmo tempo.[3]

Em relação ao sistema DEA, o DEA 1 (subtipos DEA 1.1 e 1.2) é o mais importante grupo sanguíneo, pois induz uma produção elevada de aloanticorpos após a sensibilização, como na transfusão. Os cães não têm aloanticorpos naturais para esse tipo sanguíneo, ou seja, necessitará de uma sensibilização prévia que normalmente ocorrerá após a transfusão sanguínea de uma bolsa de um doador DEA 1 positivo (possui aloantígeno para DEA 1) para um receptor DEA 1 negativo (não possui aloantígeno para DEA 1). A formação de aloanticorpos pode se iniciar a partir de 3 a 4 dias após a sensibilização.[5] Há uma variação racial na prevalência dos grupos sanguíneos DEA 1 positivo ou negativo: por exemplo, Golden Retriever e Rottweiller normalmente são DEA 1 positivo, enquanto Shih Tzu apresenta uma alta prevalência para DEA 1 negativo.[6]

Já foram descritos aloanticorpos naturais para os grupos DEA 3, DEA 5 e DEA 7, com prevalência discutível. Estudos iniciais sugerem a possibilidade de uma reação transfusional hemolítica tardia, em torno de 3 a 5 dias após a transfusão, em receptores DEA 3, 5 e 7 negativos transfundidos com o sangue de doadores DEA 3, 5 e 7 positivos, sendo mais evidente para o DEA 7.[5,7] Os tipos DEA 6 e 8 são pouco definidos em razão da indisponibilidade de antissoros. Suspeita-se que eles podem levar à formação de aloanticorpos induzidos em receptores negativos transfundidos com sangue positivo.[5,8] O tipo DEA 4 tem uma elevada frequência na população de uma forma geral.[3] Segundo o TRACS (consenso de reações transfusionais em pequenos animais), são necessários estudos futuros que caracterizem os aloanticorpos naturais e induzidos contra esses tipos sanguíneos.[5]

Até a presente data, denomina-se doador universal para a espécie canina os cães negativos para DEA 1, DEA 3, DEA 5 e DEA 7 e positivo para DEA 4.[3] Entretanto, a determinação da tipagem sanguínea para um amplo painel de tipos sanguíneos é limitada pela indisponibilidade de kits comerciais, sendo possível apenas experimentalmente em pesquisas.[6]

Ao longo dos anos, verificou-se uma crescente preocupação em relação ao tipo Dal, descoberto inicialmente na raça Dálmata.[9] Um estudo em 2017 demonstrou que 11,7% de Dálmatas, 42,4% de Dobermans e 57,1% de Shih Tzus eram Dal negativos em uma população de 1.130 cães.[10] Cães Dal negativos podem ser sensibilizados com uma transfusão de uma bolsa de um doador Dal positivo, possivelmente desencadeando uma reação hemolítica aguda a partir da segunda transfusão.[11] Estudos demonstram que as raças Greyhound, Golden Retriever e Labrador podem ser 100% positivas para o tipo Dal,[3] entretanto a importância clínica desses aloanticorpos ainda precisa ser mais bem elucidada.[5]

Recentemente, foi documentado um novo sistema, composto por dois novos tipos sanguíneos na espécie canina, Kai 1 e Kai 2, sem relação com os sistemas DEA e Dal.[12] A maior prevalência é do antígeno Kai 1, e a maioria das raças estudadas é Kai 1+/Kai 2−.[1,12] Entretanto, alguns estudos demonstraram ocorrência de Kai 1− /Ka2+ em Mastiffs e Shih Tzus.[1] A ocorrência de aloanticorpos naturais (anti-Kai 1 e 2) não foi documentada, entretanto aloanticorpos induzidos anti-Kai 1 ou anti-Kai 2 foram identificados em receptores Kai 1 ou Kai 2 negativos após serem transfundidos com sangue de doadores Kai 1 ou Kai 2 positivo, respectivamente.[13] A importância clínica desses tipos sanguíneos precisa ser mais bem elucidada, mas acredita-se que essas documentações, juntamente com as relacionadas aos aloanticorpos induzidos ao tipo Dal, podem justificar a incompatibilidade sanguínea de receptores pré-sensibilizados, cuja justificativa não se enquadrava no sistema DEA apenas.

Diante desse cenário, com base na importância clínica bem documentada do sistema DEA, o ideal é que o concentrado de hemácias ou sangue total oriundos de doadores DEA 1 positivos sejam transfundidos apenas para receptores DEA 1 positivos. Os produtos eritrocitários provenientes de doadores DEA 1 negativos podem ser transfundidos para DEA 1 negativo ou positivo, mas ressalta-se a importância de evitar que o receptor DEA 1 negativo seja sensibilizado com uma bolsa de sangue DEA 1 positiva. Nessa condição, ocorrerá a formação de aloanticorpos, dificultando ainda mais a identificação de uma bolsa de sangue compatível em uma próxima transfusão. Vale lembrar que, no Brasil, a maioria das raças que se enquadram nos critérios para doação de sangue canina são DEA 1 positivo, podendo ocorrer uma variação regional.

TIPOS SANGUÍNEOS EM GATOS

O grupo sanguíneo predominante e mais elucidado em gatos é o sistema AB, cuja importância clínica é bem reconhecida (Quadro 1). Dentro do sistema AB existem três tipos sanguíneos, denominados A, B e AB, determinados geneticamente por três alelos: A, b e a^c. O alelo A é dominante, ou seja, todo gato que carreia esse alelo será predominante, caracterizando o sorotipo A (A/A, A/b, A/a^c). O alelo b é recessivo, então o sorotipo B será determinado por ambos os alelos b (b/b) e, finalmente, o gato que tiver o alelo a^c combinado com a^c ou b será do sorotipo AB (a^c/a^c, a^c/b).[14] Uma particularidade importante é que os gatos possuem aloanticorpos de ocorrência natural que surgem com 6 a 8 semanas de idade.[2,5]

O tipo sanguíneo A é o mais comum, sendo o ácido N-glicolilneuramínico o aloantígeno presente na superfície das hemácias. Os gatos A possuem aloanticorpos anti-B em quantidade variável (de 16,4 a 100%, dependendo da região geográfica e metodologia) e com baixas concentrações de hemaglutininas e hemolisinas. Essa condição pode ocasionar reações transfusionais hemolíticas mais brandas (hemoglobinemia, hemoglobinúria e bilirrubinúria leves), implicando uma menor sobrevida das hemácias transfundidas, em torno de 2 dias apenas.[15] Diante disso, os receptores A devem receber transfusão de hemácias (concentrado de hemácias ou sangue total) e plasma apenas de doadores com o tipo sanguíneo A.[2]

QUADRO 1

Indicações de transfusões segundo o sistema sanguíneo AB para felinos domésticos

Tipo sanguíneo	Antígenos nos eritrócitos	Anticorpos plasmáticos	Transfusão de hemácias	Transfusão de plasma
A	A	Anti-B	Doadores A	Doadores A
B	B	Anti-A	Doadores B	Doadores B
AB	A e B	Nenhum	Doadores AB ou A*	Doadores AB

* Preferência por concentrado de hemácias na ausência de bolsas do tipo AB.

O tipo B é menos comum que o A, sendo prevalente em algumas raças como British Shorthair, Birmanês e Devon Rex. Esse tipo sanguíneo é caracterizado pelo aloantígeno N-acetilneuramínico na superfície das hemácias.[2] Os gatos B podem ter aloanticorpos anti--A presentes em altas concentrações de hemaglutininas e hemolisinas, com o predomínio de anticorpos da classe IgM.[5] A transfusão de hemácias de um doador A para um receptor B pode resultar em uma rápida destruição das hemácias, caracterizada por uma reação hemolítica aguda, podendo evoluir para óbito. Os receptores B devem receber transfusão de hemocomponentes de doadores B.[5]

O tipo sanguíneo AB é raro, com a presença dos dois aloantígenos na superfície das hemácias (N-glicolilneuramínico e N-acetilneuramínico). O tipo AB não tem aloanticorpos naturais anti-A ou anti-B. O receptor AB deverá receber transfusão de doador AB, mas, na ausência dele, poderá ser transfundido com uma bolsa de um gato tipo A e de preferência concentrado de hemácias, uma vez que o plasma nesse hemocomponente é removido, diminuindo a quantidade de anticorpos anti-B.[2]

As transfusões de plasma em felinos devem ser realizadas com bolsas do mesmo tipo sanguíneo.[5] Em 2007, um novo antígeno eritrocitário felino foi reconhecido após a documentação de uma reação transfusional hemolítica aguda entre gatos do tipo A compatíveis, em decorrência da identificação de anticorpos anti-Mik no soro do receptor Mik negativo, que foi transfundido com as hemácias de um doador Mik positivo.[16] Os anticorpos anti--Mik podem ocorrer naturalmente ou de forma induzida em receptores Mik negativos transfundidos com sangue de doadores Mik positivos.[16] Em 2020, um estudo identificou cinco novos antígenos eritrocitários (FEA) fora do sistema AB, baseado na presença de aloanticorpos naturais, e acredita-se que um deles seja o tipo Mik (FEA 1).[17] O mesmo estudo demonstrou uma incompatibilidade de 7% entre gatos do tipo A, ressaltando a importância da realização do teste de compatibilidade nessa espécie, mesmo que o receptor e o doador sejam do mesmo tipo sanguíneo do sistema AB e antes mesmo da primeira transfusão.

TIPAGEM SANGUÍNEA

A tipagem sanguínea canina pode ser realizada por meio de cartões comercialmente disponíveis (RapidVet®-H — DMS Laboratories) que determinam os tipos sanguíneos DEA 1 (positivo ou negativo) e tipo Dal (Dal positivo ou negativo).[1] Existem também os testes rápidos imunocromatográficos (Alvedia®), que usam anticorpos monoclonais específicos cuja interpretação envolve a migração das hemácias em uma membrana para determinar o tipo sanguíneo disponível apenas para DEA 1.[1]

A tipagem sanguínea felina pode ser realizada por meio de cartões comerciais disponíveis (RapidVet®-H — DMS Laboratories) que utilizam anticorpo monoclonal murino como o reagente anti-A, identificando o tipo A, e a lecitina do *Triticum vulgaris* com um reagente anti-B, para identificação do tipo B. Existem também os testes rápidos imunocromatográficos (Alvedia®), os quais usam anticorpos monoclonais específicos, cuja interpretação envolve a migração da hemácias em uma membrana para determinar o tipo sanguíneo. Há também a possibilidade de realizar a determinação dos tipos sanguíneos do sistema AB pelo método manual usando a técnica da lecitina.[2]

PONTOS IMPORTANTES

- O tipo sanguíneo de maior importância transfusional na espécie canina é o DEA 1. Recomenda-se a transfusão de concentrado de hemácias ou sangue total DEA 1 negativo para receptores DEA 1 negativo e de doadores DEA 1 positivo apenas para receptores DEA 1 positivo.
- Recomenda-se a realização da tipagem sanguínea na espécie felina, pois os gatos possuem aloanticorpos naturais. Receptores A podem ser transfundidos com bolsas de doadores A, receptores B apenas com bolsas de doadores B e o receptor AB poderá ser transfundido com hemocomponentes de doadores AB ou, em sua ausência, concentrados de hemácias de doadores A.
- Recomenda-se a realização do teste de compatibilidade antes de cada transfusão, mesmo que sejam do mesmo tipo sanguíneo, para a detecção de aloanticorpos direcionados a outros antígenos eritrocitários em cães e gatos.

REFERÊNCIAS

1. Ebelt AK, Fuchs S, Weber C, Müller E, Giger U. Survey of blood groups *DEA 1*, *DEA 4*, *DEA 5*, *Dal*, and *Kai 1/Kai 2* in different canine breeds from a diagnostic laboratory in Germany. Front Vet Sci. 2020;7:85.
2. Taylor S, Spada E, Callan MB, Korman R, Leister E, Steagall P, et al. 2021 ISFM Consensus Guidelines on the Collection and Administration of Blood and Blood Products in Cats. J Feline Med Surg [Internet]. 2021 [citado em 18 set. 2025];23(5):410-32. Disponível em: https://journals.sagepub.com/doi/full/10.1177/1098612X211007071.
3. Zaremba R, Brooks A, Thomovsky E. Transfusion medicine: an update on antigens, antibodies and serologic testing in dogs and cats. Top Companion Anim Med. 2019;34:36-46.
4. Hohenhaus AE. Importance of blood groups and blood group antibodies in companion animals. Transfus Med Rev. 2004;18:117-26.
5. Davidow EB, Blois SL, Goy-Thollot I, Harris L, Humm K, Musulin S, et al. Association of Veterinary Hematology and Transfusion Medicine (AVHTM) Transfusion Reaction Small Animal Consensus Statement (TRACS). Part 1: Definitions and clinical signs. J Vet Emerg Crit Care. 2021;31(2):141-66.
6. Kuo KW, McMichael M. Small animal transfusion medicine. Vet Clin North Am Small Anim Pract. 2020;50(6):1203-14.
7. Spada E, Perego R, Viñals Flórez LM, Del Rosario Perlado Chamizo M, Baggiani L, Dall'Ara P, Proverbio D. Comparison of crossmatching method for detection of DEA 7 blood incompatibility. J Vet Diagn Invest. 2018;30(6):911-6.
8. Hale AS. Canine blood groups and their importance in veterinary transfusion medicine. Vet Clin North Am Small Anim Pract. 1995;25(6):1323-32.
9. Blais M, Berman L, Oakley DA, Giger U. 2 Canine *Dal* blood type: a red cell antigen lacking in some Dalmatians. J Vet Intern Med. 2007;81-286.
10. Goulet S, Giger U, Arsenault J, Abrams-Ogg A, Euler CC, Blais MC. Prevalence and mode of inheritance of the *Dal* blood group in dogs in North America. J Vet Int Med. 2017;31(3):751-8.
11. Goulet S, Blais MC. Characterization of anti-*Dal* alloantibodies following sensitization of two *Dal*-negative dogs. Vet Pathol. 2018;55(1):108-15.
12. Euler CC, Lee, Kim HC, Raj K, Mizukami K, Giger U. Survey of two new (*Kai 1* and *Kai 2*) and other blood groups in dogs of North America. 2016;1;30(5):1642-7.
13. Lee JH, Giger U, Kim HY. *Kai 1* and *Kai 2*: characterization of these dog erythrocyte antigens by monoclonal antibodies. PLoS One. 2017; 29;12(6):1-13.
14. Gavazza A, Rossi G, Antognoni MT, Cerquetella M, Miglio A, Mangiaterra S. Feline blood groups: a systematic review of phylogenetic and geographical origin. Animals (Basel). 2021;11(12):3339-9.
15. McClosky ME, Cimino Brown D, Weinstein NM, Chappini N, Taney MT, Marryott K, et al. Prevalence of naturally occurring non-AB blood type incompatibilities in cats and influence of crossmatch on transfusion outcomes. J Vet Intern Med. 2018;32(6):1934-42.
16. Weinstein NM, Blais MC, Harris K, Oakley DA, Aronson LR, Giger U. A newly recognized blood group in domestic shorthair cats: the Mik red cell antigen. J Vet Inter Med. 2007;21(2):1-11.
17. Binvel M, Arsenault J, Depré B, Blais M. Identification of 5 novel feline erythrocyte antigens based on the presence of naturally occurring alloantibodies. J Vet Intern Med. 2020;35(1):234-44.

5

Hemocomponentes em cães e gatos

Simone Gonçalves Rodrigues Gomes

INTRODUÇÃO

A terapia transfusional é uma ferramenta essencial na medicina veterinária, especialmente em casos de anemia, coagulopatias e trombocitopenia. A utilização de hemocomponentes, em vez de sangue total, permite uma terapia mais específica, eficaz e com menor risco de reações adversas. Os principais hemocomponentes utilizados na rotina veterinária são: concentrado de hemácias, concentrado de plaquetas, plasma fresco congelado e crioprecipitado, estes dois últimos disponíveis apenas para cães.

CONCENTRADO DE HEMÁCIAS

O concentrado de hemácias (CH) é caracterizado por uma maior concentração de eritrócitos cujo hematócrito pode variar entre 60 e 80%, dependendo do anticoagulante com ou sem solução aditiva, obtido após a centrifugação do sangue total, removendo o plasma. A transfusão de CH é indicada nas anemias normovolêmicas sem necessidade de reposição plasmática (Tabela 1). O gatilho transfusional ideal não é determinado por um único índice e sim é multifatorial, envolvendo: histórico (tempo de evolução da anemia sendo aguda ou crônica); sinais de descompensação hemodinâmica da anemia (frequência cardíaca e respiratória, nível de consciência, tempo de preenchimento capilar, coloração das mucosas, qualidade do pulso e temperatura); e variações laboratoriais e bioquímicas (hematócrito, hemoglobina, lactato).[1]

Os estudos em humanos adotam uma estratégia mais restritiva, na maioria dos pacientes, com algumas exceções, em relação ao nível de hemoglobina < 7 g/dL como um índice hematimétrico para indicação de transfusão de hemácias associado aos sinais de descompensação hemodinâmica adotados também por analogia para cães e gatos.[2] Estudos com felinos envolvendo transfusão de CH registraram o hematócrito pré-transfusional entre 15 e 17% (5-6 g/dL de hemoglobina).[3] Pacientes com cardiopatia grave e sépticos podem não tolerar hemoglobina baixa e requerem um gatilho transfusional mais alto, como 8 g/dL, por exemplo.

A temperatura de estocagem é de 1 a 6 °C e o tempo de armazenagem variará de acordo com o anticoagulante, com ou sem solução aditiva (cães: 21 dias com solução CPDA-1 e 30-35 dias com CPD Sag manitol; gatos: 28 dias em CPDA-1 e 35 dias com CPD Sag manitol).[1,3,4]

Recomenda-se a fenotipagem para DEA 1 para a espécie canina e para os antígenos do sistema AB no caso de felinos para doadores e receptores. O teste de compatibilidade é recomendado antes de qualquer transfusão, incluindo a primeira em qualquer uma das espécies. Após 2 dias de uma transfusão de hemácias, é necessária a realização de nova prova de compatibilidade diante de uma nova transfusão, mesmo que já testado e com resultado negativo antes da última transfusão, pois existe o risco de produção de anticorpos e alteração no resultado da prova.[4]

O volume transfusional habitual varia entre 10 e 15 mL/kg para elevar em 10% o hematócrito, com ajustes conforme o quadro clínico, o hematócrito da bolsa e a solução anticoagulante com ou sem soluções aditivas.[1] Outra opção para o cálculo do volume de concentrado de hemácias a ser transfundido é pela fórmula descrita na maioria dos artigos científicos (Quadro 1).[5]

QUADRO 1

Fórmula para o cálculo do volume sanguíneo de concentrado de hemácias a ser transfundido para cães[5]

$$\text{Volume total (mL)} = \frac{\text{Ht desejado} - \text{Ht paciente} \times 90 \text{ mL/kg}^* \times \text{Peso (kg)}}{\text{Ht CH}}$$

*Em gatos utiliza-se a mesma fórmula, mas com o volume de 70 mL/kg no lugar dos 90 mL/kg.

A velocidade de infusão dependerá do *status* cardiovascular do paciente associada à gravidade da anemia. Para cães e gatos relativamente estáveis, sem hemorragia aguda, deve ser administrada em uma taxa inicial de 0,25-0,5 mL/kg/h nos primeiros 30 minutos. A partir desse período, em pacientes normovolêmicos, a velocidade de administração deverá ser de 2 a 10 mL/kg/hora para cães e 2 mL/kg/hora para gatos[3] ao longo de 4 horas de procedimento para pacientes euvolêmcios.[5] A velocidade de administração recomendada para cardiopatas, nefropatas e filhotes é de 1 mL/kg/h. Em pacientes com hemorragia aguda, a velocidade de infusão pode ser de até 22 mL/kg/hora. Deve-se monitorar os parâmetros vitais a cada 15 minutos na primeira meia hora e a cada 30 minutos nas horas subsequentes para identificação de reações adversas (ver Capítulo 6 — Reações transfusionais em cães e gatos).

A recomendação é que, para cães, a infusão seja realizada por gravidade com filtro para transfusão de hemocomponentes (170-260 micrômetros), evitando bombas de infusão peristálticas rotativas para transfusão de hemácias.[6] Um estudo documentou o uso de duas bombas de infusão peristálticas lineares (NIKI V4 Everest e Infusomat FmS B Braun), que não resultaram em hemólise quando comparadas ao método gravitacional.[6]

CONCENTRADO DE PLAQUETAS

O concentrado de plaquetas (CP) é um hemocomponente destinado à correção de trombocitopenias ou trombocitopatias graves, especialmente quando associadas a sangramento ativo ou risco iminente de hemorragia. É obtido por centrifugação leve do sangue total, em velocidade e tempo específicos que preservem a integridade das plaquetas. O CP é um produto delicado, altamente sensível à temperatura e ao tempo.[8]

A transfusão de plaquetas pode ser realizada de forma terapêutica (controle de sangramento) ou profilática (prevenção de sangramento). A tomada de decisão pela terapêutica é baseada em pacientes com trombocitopenias graves (normalmente abaixo de 50.000 plaquetas/µL) com sítios de sangramento. A transfusão profilática de plaquetas é indicada antes de procedimentos cirúrgicos ou invasivos quando a contagem plaquetária está baixo de 80.000 a 100.000 plaquetas/µL.[7]

Seu armazenamento deve ser feito entre 20 e 24 °C, com agitação constante, por até 5 dias. Após saírem do agitador de plaquetas, a transfusão de CP deverá ocorrer em até 24 horas.[4] A dose recomendada gira em torno de uma unidade (equivalente a 50-70 mL) para 10 kg de peso corporal, embora a resposta clínica nem sempre seja previsível, especialmente em cães com processos destrutivos ativos, como trombocitopenia imunomediada.[1,7] Não há necessidade de realizar o teste de compatibilidade antes do procedimento transfusional em cães. Recomenda-se a fenotipagem para o antígeno DEA 1 para receptores e doadores caninos.[4]

A velocidade de infusão sugerida é:[8]

- 0,25 mL/kg/h nos primeiros 15-30 minutos.
- Normovolêmicos: 3-5 mL/kg/h por 2 horas.
- Em pacientes com risco de sobrecarga circulatória (cardiopatas, nefropatas, hipertensos), a taxa de infusão recomendada é de 1-3 mL/kg/h, iniciando com a taxa de infusão lenta já mencionada (0,25 mL/kg/h nos primeiros 15-30 minutos).

A recomendação é que a infusão seja realizada por gravidade com filtro para transfusão de hemocomponentes (170-260 micrômetros), evitando bombas de infusão peristálticas, pois podem ativar as plaquetas precocemente, tornando-as inativas e causando lise plaquetária.[8]

Torna-se necessário monitorar e documentar reações transfusionais como alérgica ou reação não hemolítica febril (ver Capítulo 6 — Reações transfusionais em cães e gatos).

Nos gatos há dificuldade no fracionamento, processamento e obtenção do CP de uma unidade de bolsa de sangue fresco felino em virtude do baixo volume. Diante dessas limitações, não há disponibilidade de transfusão desse hemocomponente para essa espécie.[7,9]

PLASMA FRESCO CONGELADO

O plasma fresco congelado (PFC) é obtido a partir do plasma separado de sangue total por centrifugação, congelado em até 8 horas após a coleta, preservando todos os fatores de coagulação.[10] Também contém albumina, imunoglobulinas e proteínas, mas sua indicação para esse fim não é recomendada atualmente.[1]

É indicado em coagulopatias adquiridas como coagulação intravascular disseminada (CID), hepatopatias, deficiência ou antagonismo de vitamina K (rodenticidas), coagulopatias hereditárias (hemofilia A e doença e von Willebrand), na ausência do crioprecipitado e em coagulopatias de consumo e dilucional relacionadas a sangramento importante.[11]

O PFC deve ser armazenado a −18 °C ou temperatura inferior, por até um ano, sendo descongelado em banho-maria a 37 °C antes da administração, em bolsa protegida com um envoltório plástico. Após o descongelamento, o PFC deve ser transfundido o mais breve possível, não excedendo 4 horas em temperatura ambiente incluindo o tempo da transfusão e, se refrigerado (4 ± 2 °C), não excedendo 24 horas.[4] A dose terapêutica geralmente varia entre 10 e 15 mL/kg, podendo ser repetida conforme a necessidade clínica. A transfusão de PFC na espécie felina deve ser realizada com bolsa do mesmo tipo sanguíneo[3] (ver Capítulo 4 — Tipos sanguíneos em cães e gatos). Recomenda-se a fenotipagem para doadores e receptores para DEA 1 na espécie canina. Em cães, as transfusões de plasma não necessitam de teste de compatibilidade e o fenótipo deve ser compatível com o do doador.[4] Já em felinos, se não houver a possibilidade de tipagem, recomenda-se o teste de compatibilidade. A infusão deve ser lenta e monitorada, principalmente em pacientes com risco de sobrecarga volêmica, conforme o protocolo sugerido a seguir:[11]

- Infusão lenta: 0,25-0,5 mL/kg/h nos primeiros 15-30 minutos. Em caso de choque hemorrágico, deve-se utilizar a taxa de infusão indicada para pacientes normovolêmicos descrita a seguir:
  - Cães: 5-10 mL/kg/h por 2 horas até 4 horas.
  - Gatos: 3-5 mL/kg/h por 2 horas até 4 horas.

A infusão pode ser realizada por gravidade com filtro para transfusão de hemocomponentes (170-260 micrômetros) ou bombas de infusão validadas para transfusão sanguínea.[11] Monitorar para a identificação de ocorrências de reações transfusionais como reação de hipersensibilidade ou reação não hemolítica febril (ver Capítulo 6 — Reações transfusionais em cães e gatos).

CRIOPRECIPITADO

O crioprecipitado é uma fração obtida a partir do descongelamento lento do PFC (entre 1 e 6 °C por 12 a 24 h), seguido de nova centrifugação, na qual se precipitam proteínas de alto peso molecular. O sedimento obtido contém altas concentrações de fator VIII, fator XIII, fator de von Willebrand, fibrinogênio e fibronectina, sendo especialmente útil no tratamento de distúrbios hereditários da coagulação como hemofilia A (deficiência do fator VIII), doença de von Willebrand e hipofibrinogenemia.[10] Esse hemocomponente está disponível apenas para cães.

O crioprecipitado é armazenado a −18 °C por até um ano e deve ser administrado logo após o descongelamento. A dose terapêutica habitual é de 1 unidade por 10 kg de peso corporal, podendo ser ajustada conforme a resposta clínica e laboratorial.[11]

A infusão sugerida é:[11]

- 0,25 mL/kg/h nos primeiros 15-30 minutos.
- Normovolêmicos: 2-4 mL/kg/h por 2 horas até 4 horas.
- Em pacientes com risco de sobrecarga circulatória (cardiopatas, nefropatas, hipertensos), a taxa de infusão recomendada é de 1-3 mL/kg/h, iniciando com a taxa de infusão lenta já mencionada (0,25 mL/kg/h nos primeiros 15-30 minutos).

A administração pode ser realizada por gravidade com filtro para transfusão de hemocomponentes (170-260 micrômetros) ou bombas de infusão validadas para transfusão sanguínea.[8] Monitorar para a identificação de ocorrências de reações transfusionais, como reação de hipersensibilidade ou reação não hemolítica febril (ver Capítulo 6 — Reações transfusionais em cães e gatos).

TABELA 1 Guia para transfusão de hemocomponentes para cães

Produto	Composição	Principais indicações	Dose	Armazenamento	Tempo de validade
Concentrado de hemácias	Hemácias	Anemias normovolêmicas, hemólise, perdas crônicas	10-15 mL/kg	1-6 °C	21 dias CPDA-1; 30-35 dias Sag manitol
Concentrado de plaquetas	Plaquetas com baixo volume de plasma	Trombocitopenia ou trombocitopatia graves com sangramento ou profilática	1 u/10 kg	20-24 °C com agitação	Até 5 dias
Plasma fresco congelado	Fatores de coagulação Albumina Globulina	Coagulopatias adquiridas e hereditárias	10-15 mL/kg	-18 °C ou temperatura menor	Até 1 ano
Crioprecipitado	Fatores VIII, XIII von Willebrand, fibrinogênio, fibronectina	Hemofilia A, doença de von Willebrand, hipofibrinogenemia	1 u/10 kg	-18 °C	Até 1 ano

u: unidade.
Fonte: adaptada de Kuo e McMichael, 2020.[1]

REFERÊNCIAS

1. Kuo KW, McMichael M. Small animal transfusion medicine. Vet Cli North Am Small Anim Pract. 2020;50(6):1203-14.
2. Møller A, Nielsen HB, Wetterslev J, Pedersen OB, Hellemann D, Winkel P, et al. Low vs high hemoglobin trigger for transfusion in vascular surgery: a randomized clinical feasibility trial. Blood. 2019;133(25):2639-50.
3. Taylor S, Spada E, Callan MB, Korman R, Leister E, Steagall P, et al. 2021 ISFM Consensus Guidelines on the Collection and Administration of Blood and Blood Products in Cats. Journal of Feline Medicine and Surgery [Internet]. 2021;23(5):410-32. Disponível em: https://journals.sagepub.com/doi/full/10.1177/1098612X211007071.
4. Associação Brasileira Veterinária de Hematologia e Medicina Transfusional (ABVHMT). Recomendações de Boas Práticas para Serviços de Hemoterapia Veterinária. Publicado em 21 de agosto de 2025.
5. Kisielewicz, C. Red blood cells products. In: Yagi K, Holowaychuk MK, editors. Manual of veterinary transfusion medicine and blood banking. Ames, IO: Wiley-Blackwell; 2016. p.29-42.
6. Blasi-Brugué C, Sanchez IM, Ferreira RR, de Matos AJ, Ruiz de Gopegui R. Quantitative assessment of infusion pump-mediated haemolysis in feline packed red blood cell transfusions. J Feline Med Surg. 2021;23(12):1149-54.
7. Davidow EB, Blois SL, Goy-Thollot I, Harris L, Humm K, Musulin S, et al. Association of Veterinary Hematology and Transfusion Medicine (AVHTM) Transfusion Reaction Small Animal Consensus Statement (TRACS). Part 2: Prevention and Monitoring. J Vet Emerg Crit Care. 2021;31:167-88.
8. Callan MB, Marryo K. Platelet products. In: Yagi K, Holowaychuk MK, editors. Manual of veterinary transfusion medicine and blood banking. Ames, IO: Wiley-Blackwell; 2016. p.55-69.
9. Associação Brasileira Veterinária de Hematologia e Medicina Transfusional (ABVHMT). Nota técnica sobre a posição da ABVHMT sobre processamento, comercialização e uso clínico do concentrado de plaquetas felino. Publicado em 23 de setembro de 2022.
10. Wardrop KJ, Brooks M. Plasma products. In: Yagi K, Holowaychuk MK, editors. Manual of veterinary transfusion medicine and blood banking. Ames, IO: Wiley-Blackwell; 2016. p.43-54.
11. Abrams-Ogg, A, Gibson. G. Canine Transfusion medicine. In: Day, MJ, Kohn, B. BSAVA Manual of canine and feline haematology and transfusion medicine. 2. ed. Shurdington, Cheltenham, UK: British Small Animal Veterinary Association; 2012. p.289-307.

6

Reações transfusionais em cães e gatos

Luciana de Almeida Lacerda

INTRODUÇÃO

A transfusão pode salvar vidas, mas, como qualquer transplante de tecido, pode resultar tanto em dano quanto em benefício para o receptor. Existe uma vasta literatura que descreve, relata e explica as diferentes reações transfusionais que podem ocorrer. Este capítulo tem o objetivo de resumir o assunto em algumas páginas de uma forma didática, visando principalmente interromper a transfusão e incentivar o raciocínio, com base em evidências, para a tomada de decisão diante de uma situação adversa com um paciente.

Vários países, de diferentes formas, realizam a hemovigilância. No Brasil, a Agência Nacional de Vigilância Sanitária (Anvisa) e o Ministério da Saúde fazem parte desse controle na medicina, bem como comitês hospitalares e diretrizes de associações médicas reconhecidas no país, como a Associação Brasileira de Hematologia e Hemoterapia (ABHH).[1] A hemovigilância é o "conjunto de procedimentos de vigilância que abrange todo o ciclo do sangue, com o objetivo de obter e disponibilizar informações sobre eventos adversos ocorridos nas diferentes etapas a fim de prevenir o aparecimento ou recorrência, melhorar a qualidade dos processos e produtos e aumentar a segurança do doador e do receptor".[2]

Na medicina veterinária, a Associação de Hematologia Veterinária e Medicina Transfusional (AVHTM), uma associação internacional sem fins lucrativos iniciada em 2014, publicou um consenso sobre reações transfusionais, divido em três artigos denominados TRACS 1, 2 e 3, que serviram como base principal para este capítulo.[3-6] No Brasil, a Associação Brasileira Veterinária de Hematologia e Medicina Transfusional (ABVHMT), uma organização também sem fins lucrativos e reconhecida pelo Conselho Federal de Medicina Veterinária (CFMV), fundada em 2021, pretende seguir os mesmos caminhos da associação internacional e da medicina, contribuindo para a disseminação do conhecimento e auxiliar na regularização da área no país.[7]

DEFINIÇÃO

Reação transfusional é a designação de qualquer acontecimento adverso associado à transfusão de sangue total e seus subprodutos (hemocomponentes e hemoderivados). Uma reação pode ocorrer durante ou dentro de horas a semanas após a administração de um produto sanguíneo. É extremamente importante compreender como prevenir e reconhecer os potenciais sinais clínicos e achados em exames complementares de uma reação adversa para a boa prática da medicina transfusional.

Pela percepção da autora, existe uma falha importante no reconhecimento e na diferenciação das reações transfusionais por parte de médicos veterinários. Provavelmente o número de reações relatadas na literatura está subestimado, mas temos relatos de 3,3 a 28% dos pacientes caninos e de 1,2 a 8,7% dos pacientes felinos que recebem subprodutos do sangue.[8]

As reações transfusionais são geralmente classificadas como imunológicas ou não imunológicas. No entanto, essa distinção muitas vezes não é clara durante a avaliação inicial de pacientes clínicos. Portanto, como apresentado pelo consenso de 2021, o capítulo abordará os tipos de maior frequência na literatura (Figura 1 e Tabela 1) e os classificará de acordo com os sinais clínicos apresentados (Figura 2 e Tabela 2).[8,9]

As reações imunológicas relacionadas à transfusão são causadas por reações antígeno-anticorpo entre o conteúdo celular ou proteico do produto sanguíneo do doador e o sistema imunológico do receptor, e incluem reações febris, hemolíticas e alérgicas.[8,9] As reações transfusionais não imunológicas são causadas por vários mecanismos, incluindo sobrecarga circulatória, técnica inadequada de coleta ou transfusão, transmissão de doenças infecciosas e contaminação bacteriana.[8,9]

As reações transfusionais agudas podem ser detectadas até 48 horas após a transfusão, mas geralmente são aparentes nas primeiras 1-2 horas após o início da transfusão. As reações transfusionais tardias são frequentemente menos graves que as reações agudas e ocorrem de 2 a 5 dias ou mais após a transfusão.[8,9]

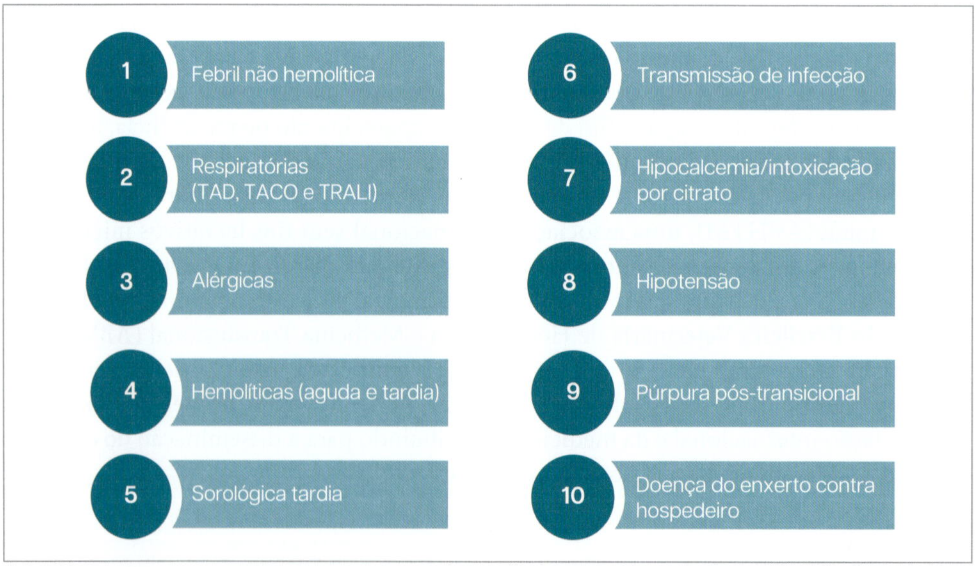
1
Febril não hemolítica
2
Respiratórias
(TAD, TACO e TRALI)
3
Alérgicas
4
Hemolíticas (aguda e tardia)
5
Sorológica tardia
6
Transmissão de infecção
7
Hipocalcemia/intoxicação
por citrato
8
Hipotensão
9
Púrpura pós-transicional
10
Doença do enxerto contra
hospedeiro

FIGURA 1 Tipos de reações transfusionais em ordem de maior incidência na literatura.

TACO: sobrecarga circulatória associada à transfusão; TAD: dispneia associada à transfusão; TRALI: lesão pulmonar aguda associada à transfusão.

TABELA 1 Causas, sinais clínicos e tratamento das reações transfusionais mais comuns em cães e gatos

	Reação	Causa(s)	Sinais clínicos	Tratamento
Imunológicas	Hemolítica aguda	Hipersensibilidade antígeno-anticorpo (p. ex., exposição a DEA 1+ em um cão DEA 1- previamente sensibilizado ou qualquer transfusão do sistema AB incompatível em gatos)	Taquicardia, taquipneia, inquietação, febre, hemoglobinemia/hemoglobinúria	Parar a transfusão. Fluidoterapia e fármacos vasopressores para manter a pressão arterial (média > 70-80 mmHg), manutenção do débito urinário (> 1 mL/kg/h). Glicocorticoides (eficácia não comprovada).
	Alérgica	Reação imunológica mediada por imunoglobulina E	Prurido local ou generalizado, urticária, angioedema em casos leves a moderados. As reações generalizadas também podem mostrar sinais de choque ou anafilaxia (p. ex., hipotensão, dificuldade respiratória, vômitos).	Varia de acordo com o grau de severidade: diminuir a velocidade ou interromper a transfusão, uso de anti-histamínicos e vasopressores, se necessário.
	Hemolítica tardia	Baixo título de aloanticorpos (naturais ou previamente sensibilizados). Indução de aloanticorpos em cães não sensibilizados.	Normalmente não são observados sinais clínicos. Diminuição inesperada do hematócrito do paciente.	Geralmente não é necessário.
Não imunológicas	Hemólise não imunológica	Técnica inadequada de coleta, armazenamento ou transfusão (p. ex., bomba de infusão inadequada, refrigeração inadequada)	Taquicardia, taquipneia, inquietação, febre, hemoglobinemia/hemoglobinúria	Interromper a transfusão. Agir de acordo com reações hemolíticas imunológicas.
	Sobrecarga circulatória	Taxas rápidas de transfusão/grande volume de transfusão. Pacientes com doenças cardíacas, insuficiência renal ou anemia crônica.	Taquipneia, ortopneia, dispneia, cianose, crepitação pulmonar, tosse, redução da SpO_2, efusão pleural, redução da colapsabilidade da cava, presença de linhas B na US pulmonar	Interromper a transfusão. Uso de diuréticos (p. ex., furosemida) e oxigenioterapia.
	TRALI	Reação imunológica aguda secundária às interações antígeno--anticorpo	Hipoxemia aguda com edema pulmonar não cardiogênico durante ou até 6 horas após transfusão. Não há evidência de lesão pulmonar prévia ou hipertensão atrial esquerda e nenhuma relação temporal com um fator de risco alternativo para SDRA.	Interromper a transfusão. Não há tratamento definitivo para TRALI; as medidas incluem suporte com oxigenoterapia, uso de vasopressores e ventilação mecânica, se necessário.
	Infecção transmitida por transfusão	Contaminação bacteriana de produtos sanguíneos	Febre, taquicardia, taquipneia, hipotensão, hemoglobinemia/hemoglobinúria, hiperlactatemia, redução do nível de consciência. Sinais clínicos semelhantes aos de reações hemolíticas agudas.	Interromper a transfusão. Antimicrobianos de amplo espectro enquanto aguarda resultados de cultura/sensibilidade. Reanimação com fluidos e suporte conforme necessário.

SDRA: síndrome do desconforto respiratório agudo; SpO_2: saturação periférica de oxigênio; TRALI: lesão pulmonar aguda associada à transfusão; US: ultrassonografia.

Esforço respiratório (SO_2 baixa ou hipoxemia) – durante ou até 6 horas depois	Febre ou aumento de 1 °C do início – durante ou até 4 horas depois	Taquicardia e/ou hipotensão – durante ou até 1 hora depois	Novo episódio de êmese – durante ou até 4 horas depois

FIGURA 2 Classificação de acordo com os sinais clínicos apresentados.

TABELA 2 Possíveis reações de acordo com o sinal clínico observado

Sinal clínico	Possível complicação
Vômito	Reação alérgica, anafilaxia, reação transfusional hemolítica, RTFNH
Febre	Reação alérgica, anafilaxia, reação transfusional hemolítica, hipersensibilidade tipo III, RTFNH, sepse
Taquicardia	Reação transfusional hemolítica, reação alérgica, anafilaxia, hemólise não imunológica, sepse, TACO
Bradicardia	TACO
Arritmia	Toxicidade do citrato
Cor da membrana mucosa	Pálido: reação transfusional hemolítica, anafilaxia, sepse
	Hiperêmica (vermelho escuro): anafilaxia, sepse
	Cianótico ou cinza: TACO, TRALI, anafilaxia (gatos)
Tempo de preenchimento capilar	Prolongado: reação transfusional hemolítica, reação alérgica, anafilaxia, hemólise não imunológica, sepse
	Reduzido: reação alérgica, anafilaxia
Redução do índice de colapsabilidade da veia cava, linhas B na US pulmonar	TACO
Dispneia/taquipneia	TACO, TRALI, anafilaxia (gatos)
Sinais neurológicos/neuromusculares	Toxicidade do citrato, hiperamonemia
Urticária/edema	Reação alérgica
Hemoglobinemia/hemoglobinúria	Reação transfusional hemolítica, manuseio ou administração inadequados de produtos de hemácias, TACO, TRALI

RTFNH: reação transfusional febril não hemolítica; TACO: sobrecarga circulatória associada à transfusão; TRALI: lesão pulmonar aguda relacionada à transfusão; US: ultrassonografia.

APLICAÇÕES

Monitoramento

A alteração dos parâmetros durante e após a transfusão podem ser relacionados com o tipo de reação transfusional, conforme a Tabela 1. Nesse sentido, devem ser monitoradas temperatura, frequência cardíaca, frequência e qualidade do pulso, frequência e padrão respiratório, cor de membranas mucosas, tempo de preenchimento capilar (TPC), pressão arterial e nível de consciência. Outros sinais também podem ser evidenciados, como edema periférico, urticária, vômito, diarreia, sinais neurológicos, fraqueza ou colapso, inquietação, espasmos, tremores ou convulsões e cor alterada da urina.

A utilização de uma ficha de acompanhamento transfusional é indicada para padronizar o procedimento (Figura 3).

Ficha de Acompanhamento Transfusional

Detalhes do receptor	Detalhe do produto
Nome:	Identificação/lote:
Identificação:	Data da coleta:
Tipo sanguíneo:	Validade:
Ht/Hb/PPT/plasma:	Tipo sanguíneo:
Peso:	Volume da unidade:
Transfusões prévias:	Razão para transfusão:
Clínico:	Assinatura:

Por favor circule a opção	CH CPDA-1		CH CPD/SAGM		PFC		CP		ST		Outro: _____	
	CAN	FEL	FEL	CAN	CAN	FEL	CAN	FEL	CAN	FEL	CAN	FEL

Plano de administração (volume/taxa) ______ Nome ______ Assinatura

Compatibilidade? Compatível Incompatível Não avaliado | Administração: Gravidade Bomba seringa Bomba de infusão

Paciente correto (conferido por 2 pessoas)?________ Unidade correta (conferida por 2 pessoas)?________ Cateter IV conferido?________

Hora do início: ________ Data: ________ Pessoa que iniciou: ________

Tempo	Hora	Taxa de infusão mL/h	FR	Pulso	Cor MM e TPC	Temp.	Estado de consciência	PAS	Cor soro/ plasma/urina	Angioedema/ eritema/prurido	Vômito/ diarreia	Outros
Pré-transfusão												
5 min												
15 min												
20 min												
60 min												
1 hora												
2 horas												
3 horas												
4 horas												
15 min após transfusão												
1 hora após transfusão												
24 horas após transfusão												

Hora do fim: ________ Volume realizado: ________ Pessoa que iniciou: ________

Comentários:

Siga os algoritmos se suspeitar de reação transfusional

FIGURA 3 Ficha de monitoramento transfusional.
Fonte: adaptada de Yagi e Holowaychuk, 2016.[9]

Reações

A seguir, estão descritas as principais reações transfusionais. Possíveis causas e tratamentos estão descritos na Tabela 2 e nos algoritmos das Figuras 4, 5, 6 e 7.

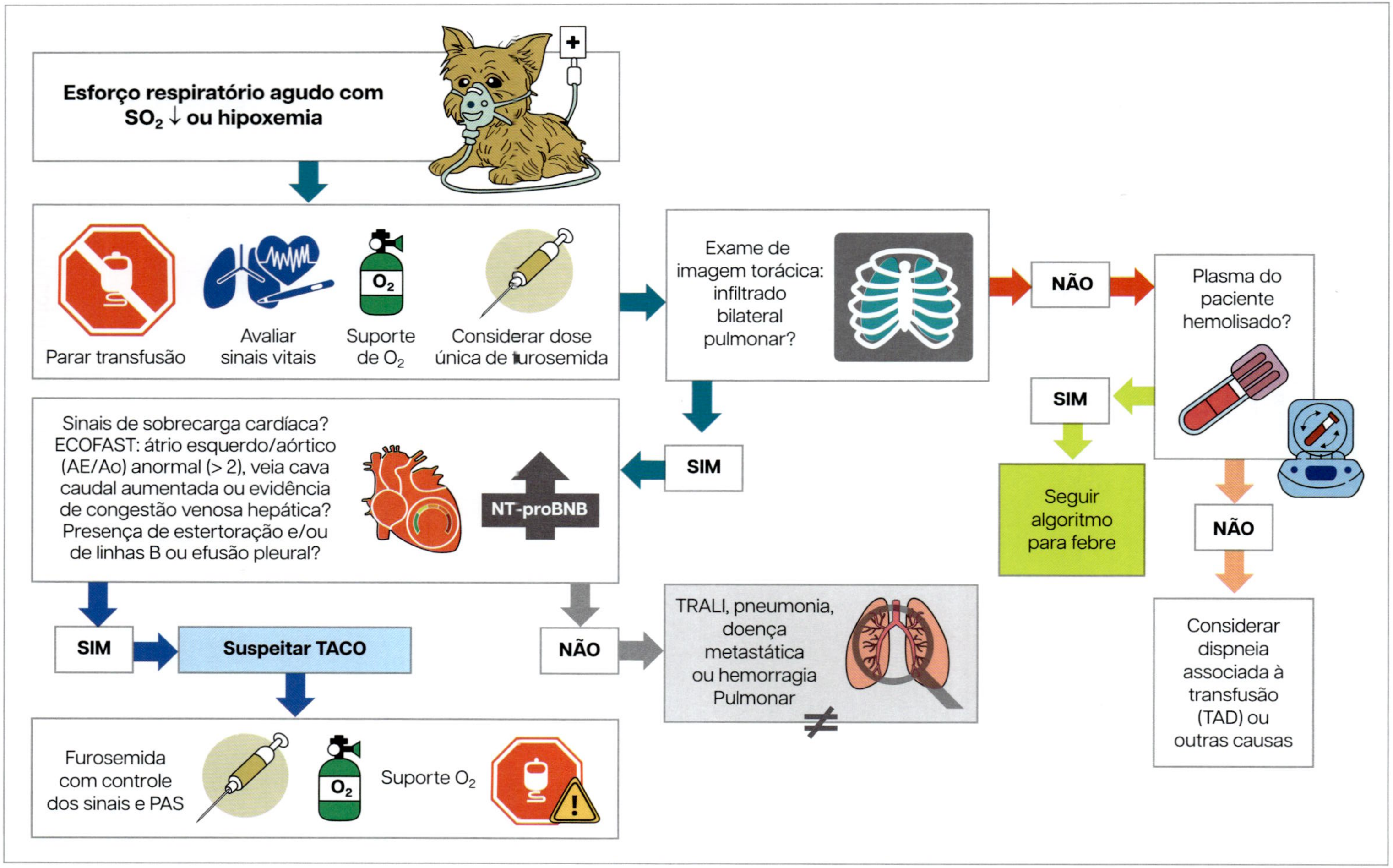

FIGURA 4 Algoritmo de esforço respiratório.

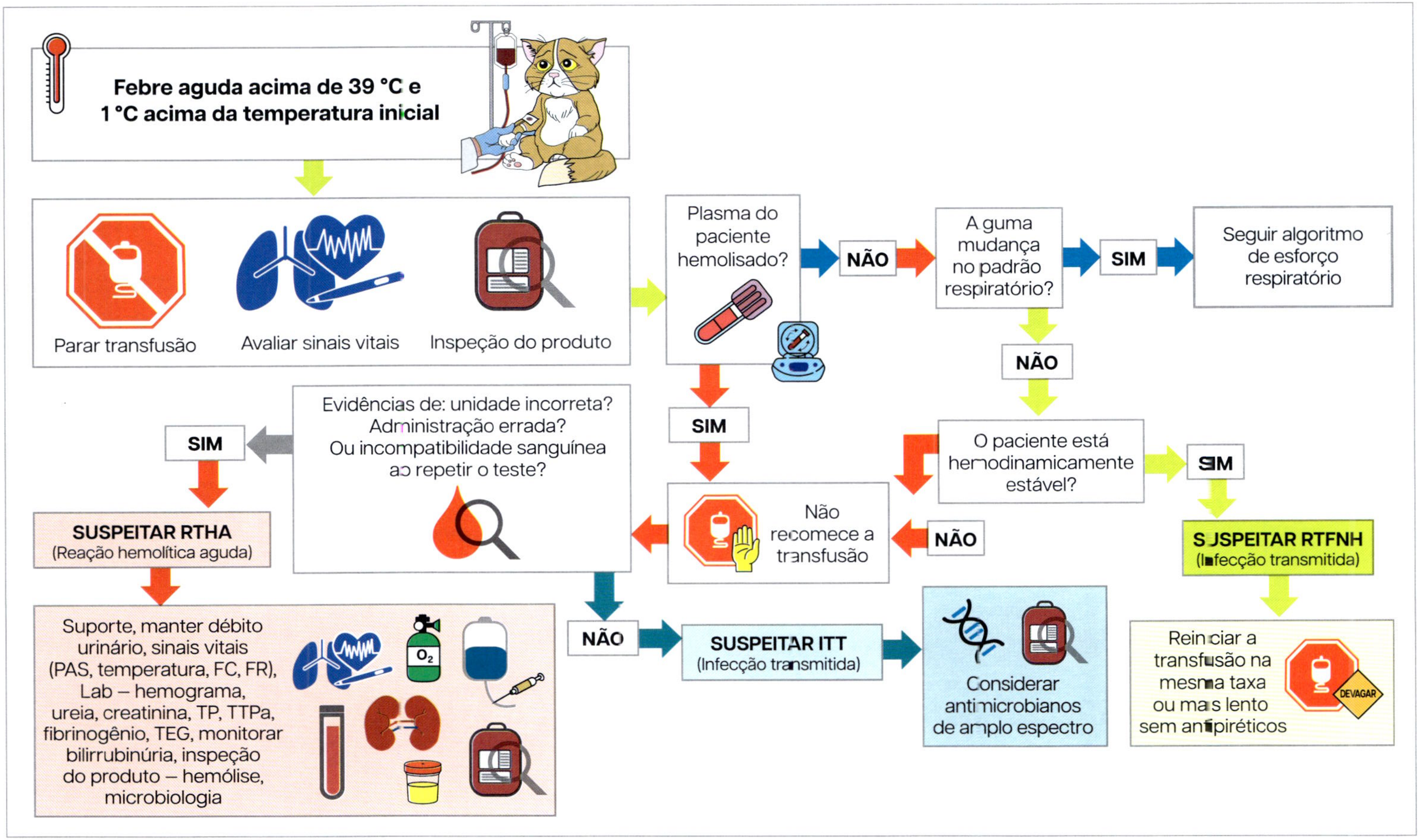

FIGURA 5 Algoritmo para febre ou aumento de temperatura. FC: frequência cardíaca; FR: frequência respiratória; ITT: infecção transmitida por transfusão; PAS: pressão arterial sistólica; RTFNH: reação febril não hemolítica; TEG: tromboelastografia; TP: tempo de protrombina; TTPa: tempo de tromboplastina parcial ativada.

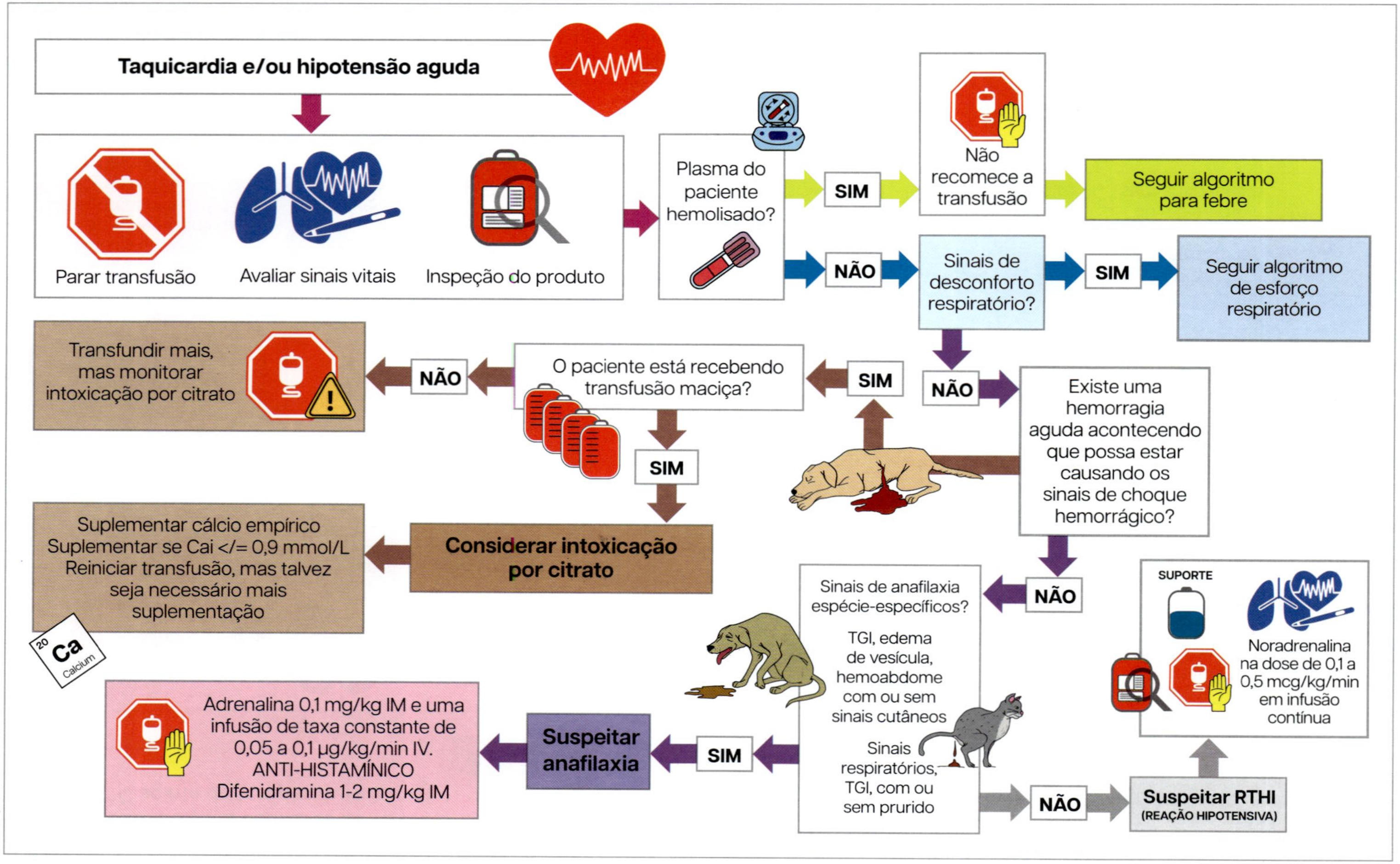

FIGURA 6 Algoritmo para taquicardia e/ou hipotensão.
Cai: cálcio iônico; RTHI: reação hipotensiva; TGI: trato gastrintestinal.

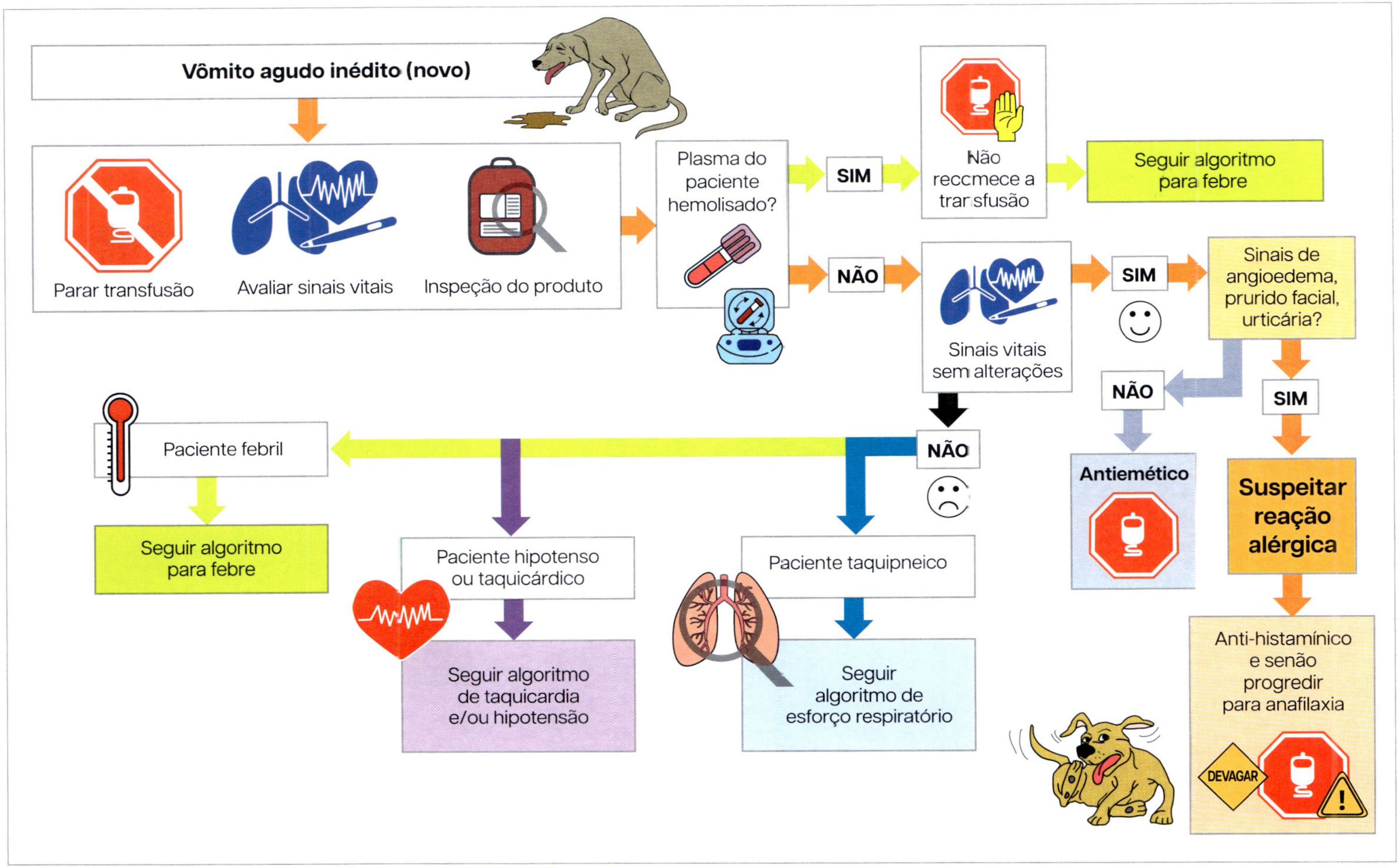

FIGURA 7 Algoritmo para episódio de vómito agudo/inédito.

Dispneia associada à transfusão[4-6]

Reação respiratória aguda, com frequência de 2 a 6,3% em cães e de 0,4 a 7,4% em gatos. O paciente apresenta desconforto respiratório agudo durante ou até 4 horas após a transfusão e deve ser diferenciada de TACO, TRALI, reação alérgica e doença cardíaca e pulmonar subjacente. Se o paciente não tem outra condição que possa explicar os sinais clínicos, isso é utilizado como critério para diagnóstico definitivo. O tratamento consiste em interromper a transfusão e investigar a causa, além de suporte (oxigenoterapia, sedação se for o caso e até mesmo necessidade de intubação e ventilação mecânica).

Sobrecarga circulatória associada à transfusão[4-9]

Reação aguda, não imunológica, secundária ao aumento do volume sanguíneo mediado pela transfusão de sangue com frequência de 4,7% em cães e 3% em gatos. O paciente apresenta desconforto respiratório agudo de início súbito e edema pulmonar hidrostático durante ou até 6 horas após a transfusão. Para o diagnóstico definitivo, observa-se a piora de sinais respiratórios, tosse, dispneia, ortopneia, crepitações pulmonares; evidências ecocardiográficas, radiográficas ou laboratoriais de hipertensão atrial esquerda ou sobrecarga de volume. Esses pacientes geralmente apresentam uma resposta positiva à terapia diurética, diferente dos pacientes com TRALI.

Com relação aos exames complementares, observa-se no ecocardiograma aumento do átrio esquerdo, dilatação ventricular esquerda ou fração de ejeção reduzida. Na radiografia veem-se infiltrados pulmonares bilaterais, derrame pleural, edema pulmonar, congestão venosa pulmonar ou cardiomegalia (Figura 8). Ferramentas diagnósticas como peptídeo natriurético cerebral (BNP) ou N-terminal do pró-hormônio do peptídeo natriurético cerebral (NT-proBNP) estarão significativamente elevadas ou com uma proporção pré/pós-transfusão de BNP ou NT-proBNP superior a uma vez e meia. Quando não existe nenhuma outra explicação aparente para o desconforto respiratório, credita-se à TACO. O tratamento consiste em interromper a transfusão, utilizar oxigenoterapia e diuréticos (p. ex., furosemida — dose inicial de 1-2 mg/kg IV), com monitoramento de sinais vitais.

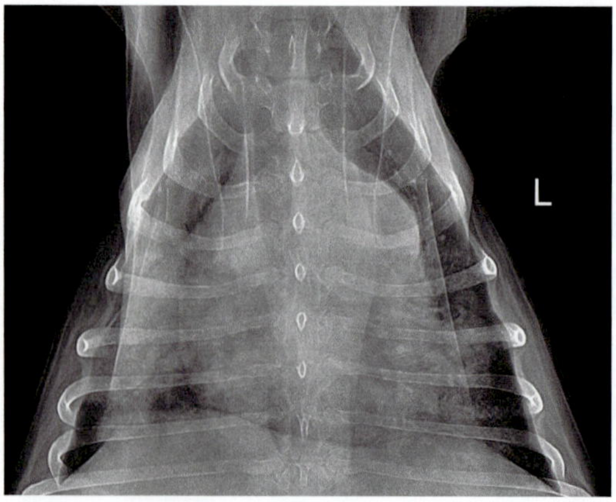

FIGURA 8 Radiografia torácica ventrodorsal de um cão com dificuldade respiratória aguda imediatamente após transfusão de plasma.

Fonte: arquivo pessoal da autora.

Caso a transfusão seja necessária em pacientes com risco de sobrecarga circulatória, a velocidade de infusão deve ser muito lenta, com a utilização de diuréticos.

Lesão pulmonar aguda associada à transfusão[4-6]

Reação imunológica aguda secundária às interações antígeno-anticorpo nos pulmões, com frequência de 3,7% em cães e sem publicação para gatos. Caracteriza-se pela hipoxemia aguda com edema pulmonar não cardiogênico durante ou até 6 horas após transfusão de sangue homólogo. Esses pacientes não apresentam lesão pulmonar prévia à transfusão, nenhuma evidência de hipertensão atrial esquerda e nenhuma relação temporal com um fator de risco alternativo para síndrome do desconforto respiratório agudo (SDRA). O tratamento consiste em interromper a transfusão, administrar uma dose de furosemida enquanto ainda não há diagnóstico, tentando não continuar o uso de diuréticos em caso de TRALI. Não há tratamento definitivo para TRALI; as medidas incluem suporte com oxigenoterapia, uso de vasopressores e ventilação mecânica, se necessário.

Reação transfusional febril não hemolítica[4-6]

Reação aguda imunológica, com frequência de 1,3 a 24,2% em cães e de 3,7 a 22,9% em gatos. É secundária às reações antígeno-anticorpo de glóbulos brancos ou plaquetas do doador ou decorrente da transferência de mediadores pró-inflamatórios em produtos sanguíneos armazenados. Como critério para classificação, observam-se temperatura > 39 °C e aumento de mais de 1 °C durante ou até 4 horas após a transfusão. Deve-se diferenciar de aquecimento externo, infecção subjacente, reação hemolítica transfusional aguda (RTHA) e infecção transmitida por transfusão (ITT). Como critério para diagnóstico definitivo, não se observa a ausência de hemólise e não há outra condição que possa explicar a febre. As reações leves e autolimitadas não necessitam de terapia específica. Reações mais graves podem exigir a interrupção da transfusão, o resfriamento ativo pode ser necessário em alguns casos de febre e a terapia antipirética (p. ex., dipirona) pode ser usada com cautela. É necessário monitoramento do paciente caso a febre seja o primeiro sinal de uma reação mais grave (como hemólise aguda ou sepse). O uso de produtos sanguíneos leucorreduzidos é uma estratégia preventiva que pode ser considerada, especialmente em pacientes com histórico de reação transfusional febril não hemolítica (RTFNH).

Reação hemolítica transfusional aguda[4-6,8,9]

Reação aguda, não infecciosa, imunológica ou não imunológica, com frequência de até 6,3% em cães e de 0,4 a 6,9% em gatos. Ocorre destruição acelerada de hemácias transfundidas e é caracterizada por hemólise aguda durante ou até 24 horas após transfusão. As causas são incompatibilidades de tipo sanguíneo e outras causas de danos às células sanguíneas transfundidas. Na ausência de testes sorológicos para identificar um anticorpo causador, deve-se realizar investigação de incompatibilidade conhecida (tipagem sanguínea) e desconhecida (prova de compatibilidade), bem como possíveis fatores térmicos, osmóticos, mecânicos ou químicos. Até que antiglobulina direta (DAT) ou indireta ou outros testes confirmatórios estejam disponíveis, os critérios diagnósticos listados na Tabela 3 devem ser atendidos, assim como o tratamento proposto.

A Figura 9 mostra alguns aspectos da reação transfusional hemolítica aguda.

TABELA 3 Critérios para diagnóstico e tratamento da reação hemolítica transfusional aguda

Diagnóstico	Tratamento
▪ Evidência de episódio inédito/ novo de hemólise dentro de 24 horas da transfusão ▪ Hiperbilirrubinemia + bilirrubinúria em gatos ou ≥ 2+ bilirrubina na tira reagente de urina em cães OU hemoglobinemia OU hemoglobinúria ▪ Esferocitose em cães – eritrócitos fantasmas em esfregaço realizado imediatamente após a coleta de sangue E aumento inadequado do PCV com ou sem novo início de febre > 39,2 °C ▪ Taquicardia, hipotensão (PAS < 90-100 mmHg).	▪ Interromper a transfusão e armazenar o hemocomponente para técnicas comprobatórias. ▪ Coletar sangue e urina do paciente. ▪ Hidratação para minimizar os efeitos do ferro heme livre sobre o rim. A fluidoterapia deve ser adaptada para manter perfusão e parâmetros estáveis (p. ex., débito urinário 1-2 mL/kg/hora) sem hiperidratar o paciente. ▪ Em caso de DU baixo, utilizar diuréticos (furosemida 2 mg/kg). ▪ Correção das anormalidades ácido-básicas e eletrolíticas. ▪ Vasopressores em casos de hipotensão. ▪ Não há evidências que suportem o uso de glicocorticoides em dose imunossupressora. ▪ Nos casos de CID, é indicado o uso de hemocomponentes (manter a quantidade de plaquetas acima de 20 mil/μL e o fibrinogênio acima de 100 mg/dL) e anticoagulação profilática em pacientes que não apresentam sangramento ativo. ▪ Providenciar novo hemocomponente de qualidade, do mesmo tipo sanguíneo e compatível para garantir a oxigenação tecidual.

CID: coagulação intravascular disseminada; DU: débito urinário; PAS: pressão arterial sistólica; PCV: volume de células compactadas.

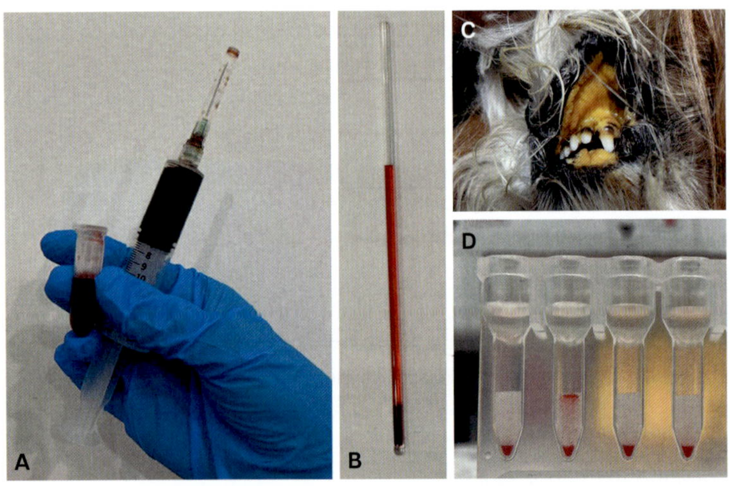

FIGURA 9 Aspectos da reação transfusional hemolítica aguda de um paciente canino. A: microtubo contendo plasma com hemólise intensa e seringa contendo urina apresentando hemoglobinúria dentro de 24 horas da transfusão. B: capilar de micro-hematócrito apresentando hemólise intensa. C: mucosa oral ictérica. D: rastreabilidade: confirmação de incompatibilidade sanguínea com amostras armazenadas anteriormente de doador e receptor – teste de compatibilidade por aglutinação em coluna.

Fonte: arquivo pessoal da autora.

Nota: a autora orienta que todas as clínicas que realizam transfusão sanguínea guardem amostras prévias de doador e receptor e, se possível, armazenem o resto da bolsa, isolando-a da forma mais estéril possível, por pelo menos 48 horas sob refrigeração adequada após a transfusão, com o objetivo de aumentar as chances de rastreabilidade do processo, caso exista alguma discrepância.

Infecção transmitida por transfusão[4-6]

Reação não imunológica aguda ou tardia secundária à transfusão de sangue ou componentes sanguíneos contaminados por patógenos, com frequência de 1% em gatos e apenas relatos de casos em cães. Pode ocorrer de horas a anos após a transfusão pela presença do agente infeccioso na unidade de sangue/componentes sanguíneos coletada de um doador infectado ou pela contaminação por patógenos de unidades de sangue/componentes sanguíneos durante processamento, armazenamento ou transfusão. Os sinais clínicos dependem do patógeno transmitido e de sua patogenicidade para cães e gatos e do estado clínico do receptor. Deve-se coletar amostras do paciente e armazenar o hemocomponente para testes comprobatórios. O diagnóstico deve ser feito pela evidência laboratorial de um patógeno no hemocomponente e/ou no doador e/ou no componente adicional da mesma doação e/ou evidência do patógeno em um receptor adicional de um componente da mesma doação. Essas evidências associam-se à ausência de outra potencial exposição do receptor ao patógeno e quaisquer indícios de que o receptor não estava infectado com o patógeno antes da transfusão. Outra condição são as cepas de patógenos identificadas, relacionadas por comparação molecular ou fenotípica estendida. O tratamento consiste em terapia de suporte e direcionado à suspeita clínica.

Reação transfusional alérgica (inclui urticária, vômito e anafilaxia)[4-6,8,9]

Reação (durante ou até 4 horas após a transfusão) imunológica aguda, secundária a uma resposta de hipersensibilidade tipo I a um antígeno contido em um produto sanguíneo com frequência de até 6,6% em cães e 3,7% em gatos. Os sinais clínicos variam de transitórios e autolimitados à anafilaxia. Em cães geralmente ocorrem eritema, urticária, prurido e angioedema facial/de extremidades/genital. Sinais gastrintestinais (vômitos, diarreia) e hemoabdome com progressão para colapso também podem ser observados. Em gatos, os sinais são tipicamente respiratórios (por edema do trato respiratório superior, broncoconstrição e produção excessiva de muco), embora também possam ocorrer sinais gastrintestinais e prurido grave.

O diagnóstico se dá quando a reação ocorre menos de 1 hora após o início da transfusão, respondendo rapidamente à interrupção da transfusão e ao tratamento de suporte. O paciente não apresenta outras condições que possam explicar os sinais clínicos. O tratamento consiste em interromper a transfusão e depende do grau e da velocidade de aparecimento dos sinais. As reações transfusionais alérgicas (RTA) leves, quando controladas com anti-histamínicos, permitem que o restante do hemocomponente seja transfundido. Em casos de sinais mais graves, com hipotensão e dificuldade respiratória, a epinefrina é o fármaco de escolha. Expansão volêmica com reposição de fluido intravenoso, manutenção das vias aéreas, oxigenação e vasopressores podem ser necessários. Não há evidências para o uso de glicocorticoides, mas ainda são utilizados na medicina e veterinária. A intubação endotraqueal pode ser necessária em casos de broncoespasmo grave e/ou edema de glote. Pacientes com RTA moderadas a graves devem ficar em observação por pelo menos 6 horas após o evento. Indica-se armazenar o hemocomponente para investigação posterior.

Reação hemolítica transfusional tardia[4-6,8,9]

Trata-se de uma reação tardia, não infecciosa, imunológica ou não imunológica, secundária à lise ou à depuração acelerada de hemácias transfundidas. As reações transfusionais hemolíticas tardias ocorrem de 24 horas a 28 dias após a administração de hemoderivados. Em cães não há relatos de caso e em gatos a frequência é de 64%, com xenotransfusão de sangue canino. As reações hemolíticas transfusionais tardias (RHTT) imunológicas são normalmente causadas por uma resposta imune secundária às hemácias do doador. As RHTT não imunológicas ocorrem por fatores térmicos, osmóticos, mecânicos ou químicos que danificam as células sanguíneas transfundidas, causando hemólise tardia. O diagnóstico é efetuado pela diminuição inexplicável no volume de células compactadas (PCV) ou na hemoglobina que ocorre de 24 horas a 28 dias após a transfusão, associada ao início tardio (nesse mesmo intervalo) de pelo menos dois indicadores de destruição de glóbulos vermelhos (ver a definição de RHTA). Associado a isso, deve haver evidência de aloanticorpos para eritrócitos que se desenvolveram entre 24 horas e 28 dias após a transfusão. Não existe um tratamento específico, apenas prevenção para que não ocorra em uma nova transfusão.

CONCLUSÃO

O monitoramento da transfusão e o reconhecimento de algumas alterações clínicas podem levar ao diagnóstico de uma reação transfusional.[4-6,8,9] O uso de bancos de sangue veterinários confiáveis, testes pré-transfusionais adequados e conhecimento técnico veterinário são essenciais para a prevenção dessas reações.[6,8,12] Os algoritmos de reações transfusionais foram adaptados de uma forma ilustrativa (Figuras 4, 5, 6 e 7) para facilitar o entendimento dos passos a serem seguidos.[4-6]

REFERÊNCIAS

1. Bordin JO, Langhi Júnior D, Covas DT, editores. Tratado de hemoterapia – fundamentos e prática. São Paulo Atheneu; 2019.
2. Brasil. Agência Nacional de Vigilância Sanitária (Anvisa). Hemovigilância [Internet]. 2020 [citado 22 set. 2025]. Disponível em: https://www.gov.br/anvisa/pt-br/assuntos/fiscalizacao-e-monitoramento/hemovigilancia/hemovigilancia.
3. Association of Veterinary Hematology and Transfusion Medicine (AVHTM). Welcome to AVHTM! [Internet] [citado 22 set. 2025]. Disponível em: https://www.avhtm.org/i4a/pages/index.cfm?pageid=1.
4. Davidow EB, Blois SL, Goy-Thollot I, Harris L, Humm K, Musulin S, et al. Association of Veterinary Hematology and Transfusion Medicine (AVHTM) Transfusion Reaction Small Animal Consensus Statement (TRACS). Part 1: Definitions and clinical signs. J Vet Emerg Crit Care. 2021;31(2):141-66.
5. Davidow EB, Blois SL, Goy-Thollot I, Harris L, Humm K, Musulin S, et al. Association of Veterinary Hematology and Transfusion Medicine (AVHTM) Transfusion Reaction Small Animal Consensus Statement (TRACS) Part 2: Prevention and monitoring. J Vet Emerg Crit Care. 2021;31(2):167-88.
6. Odunayo A, Nash KJ, Davidow EB, Blois SL, Goy-Thollot I, Harris L, et al. Association of Veterinary Hematology and Transfusion Medicine (AVHTM) transfusion reaction small animal consensus statement (TRACS). Part 3: Diagnosis and treatment. J Vet Emerg Crit Care. 2021;31(2):189-203.
7. Associação Brasileira Veterinária de Hematologia e Medicina Transfusional (ABVHMT). Seja bem vindo à ABVHMT! [Internet]. 2024 [citado 22 set. 2025]. Disponível em: https://abvhmt.org/.
8. Blois SL. Transfusion-associated complications. In: Yagi K, Holowaychuk MK, editors. Manual of veterinary transfusion medicine and blood banking. Ames: John Wiley & Sons Inc.; 2016. p.155-71.
9. Yagi K, Holowaychuk MK. Recipient monitoring. In: Manual of veterinary transfusion medicine and blood banking. Ames: John Wiley & Sons Inc.; 2016. p.172-85.
10. Wardrop KJ, Davidow EB. Laboratory testing in transfusion medicine. Vet Clin North Am Small Anim Pract. 2023;53(1):265-78.

7

Fisiopatologia e diagnóstico do choque hemorrágico

Denise Tabacchi Fantoni

INTRODUÇÃO

O choque hemorrágico é uma condição crítica e potencialmente letal que afeta cães e gatos, com uma incidência significativa na prática veterinária. É a maior causa de morte potencialmente evitável.[1] Estima-se que o choque hemorrágico seja uma das emergências mais comuns enfrentadas por essas espécies, requerendo intervenção imediata e cuidados intensivos para garantir a sobrevivência do paciente. A perda aguda de volume sanguíneo em decorrência de traumas, cirurgias ou condições médicas pode desencadear o desenvolvimento rápido do choque hemorrágico, comprometendo a perfusão tecidual e levando a complicações graves. Ademais, a presença de perfis de coagulação anormais é comum na maioria dos pacientes nessa condição ao chegarem ao hospital, exigindo diagnóstico e intervenção imediatos e apropriados.[1]

A resposta fisiológica ao choque hemorrágico é composta por uma série de mudanças em diferentes sistemas orgânicos que visam à manutenção da vida, e podem variar sensivelmente entre cães e gatos, influenciando as estratégias terapêuticas e o prognóstico dos pacientes. Portanto, é crucial conhecer essas respostas e as necessidades de cada paciente.

Além disso, a rápida identificação dos sinais de choque hemorrágico e a implementação de medidas terapêuticas eficazes são essenciais para melhorar os desfechos clínicos e garantir o bem-estar dos pacientes.

FISIOPATOLOGIA DO CHOQUE HEMORRÁGICO

O choque hemorrágico ocorre quando há uma diminuição significativa do volume de sangue circulante, levando a redução do fluxo sanguíneo para os órgãos vitais, diminuição da perfusão tecidual e, consequentemente, disfunção orgânica. A fisiopatologia do choque hemorrágico está centrada na diminuição no transporte (oferta) de oxigênio (DO_2), que se torna insuficiente para suprir a demanda tecidual. Assim, é muito importante que os fatores que definem a oferta de oxigênio sejam levados em conta, pois todo o tratamento estará embasado justamente em readequar essas variáveis. Nesse sentido, a seguir serão apresentadas as fórmulas do transporte de oxigênio (DO_2), débito cardíaco (DC) e conteúdo arteriolar de oxigênio (CaO_2).

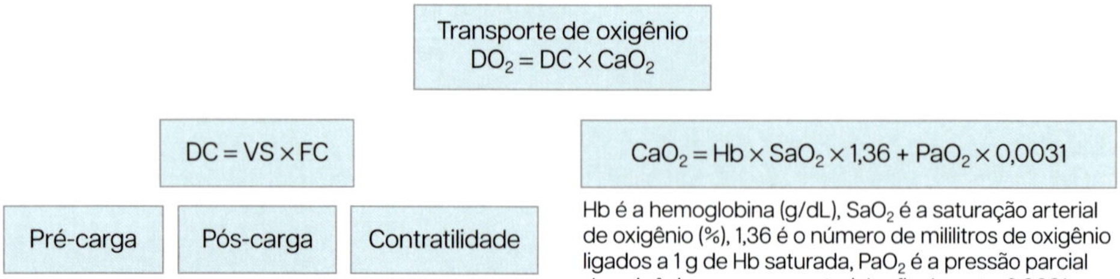

Hb é a hemoglobina (g/dL), SaO_2 é a saturação arterial de oxigênio (%), 1,36 é o número de mililitros de oxigênio ligados a 1 g de Hb saturada, PaO_2 é a pressão parcial de oxigênio no sangue arterial e, finalmente, 0,0031 é a solubilidade do oxigênio no plasma.

Se qualquer um dos componentes que determinam o DO_2 diminuir de maneira significativa sem a adequada compensação, haverá detrimento da quantidade de oxigênio que alcança os tecidos, colocando em risco a vida do paciente.

A primeira resposta compensatória que se observa diante da hemorragia é a taquicardia reflexa, fruto da descarga de catecolaminas desencadeada pelos barorreceptores localizados em arco aórtico e seio carotídeo que ativam o sistema nervoso simpático. Esses receptores percebem a mudança no tônus vascular e deflagram a resposta simpatoadrenal. Simultaneamente se verificam vasoconstrição periférica e desvio do fluxo sanguíneo do território esplâncnico para os órgãos vitais, como coração e cérebro. Outra resposta é a liberação de hormônio antidiurético com consequente diminuição na produção de urina. É importante comentar que gatos hipotérmicos podem não apresentar essa resposta, uma vez que a hipotermia induz a redução da liberação de noradrenalina, suprimindo a atividade de nervos simpáticos.[2]

Todas essas medidas visam preservar o volume de sangue na circulação central. No entanto, à medida que o tempo passa e a volemia não é restaurada, essa resposta sistêmica vai comprometendo a perfusão tecidual, já que predominam a vasoconstrição e baixa oferta de oxigênio. O metabolismo passa então à anaerobiose. Posteriormente, verificam-se queda do pH, acidose metabólica, liberação de enzimas lisossomais, diminuição do tônus arterial, *shunt* na microcirculação e estase capilar, com agravamento da queda do retorno venoso. Nessa fase, o organismo entra em um círculo vicioso, a coagulação intravascular disseminada pode se instalar, o débito cardíaco e a oferta de oxigênio alcançam níveis críticos e o paciente evolui rapidamente para a morte.[3]

A magnitude da resposta compensatória dependerá do montante de sangue perdido, da velocidade dessa perda e das condições clínicas de cada paciente. *A priori*, como será visto em seguida, a perda de até 30% da volemia não leva o paciente ao choque hemorrágico.[4] A partir dos 30%, o choque hemorrágico pode estar presente. Evidentemente, os organismos vivos não são uma folha de papel na qual se fazem cálculos matemáticos. Assim, pode ser que um determinado paciente fique bem ao perder 31% de sua volemia, enquanto outro não desencadeie uma resposta efetiva e entre rapidamente em um quadro irreversível.

Deve-se estar atento ao fato de que, se o paciente não entrar em óbito rapidamente pela perda aguda e maciça de sangue, evoluirá para complicações sistêmicas graves que poderão ultimar na morte caso a terapia correta não seja instituída adequadamente. As respostas compensatórias de vasoconstrição comprometem a circulação nos diferentes órgãos. Por exemplo, no intestino a isquemia leva à perda da barreira celular, ocasionando translocação bacteriana. No coração pode haver dano ao próprio sistema de condução com geração de arritmias, enquanto os rins diminuem a taxa de filtração glomerular em virtude da diminuição do débito cardíaco. No fígado ocorre a redução da metabolização e conjugação de fármacos. Além disso, ocorre a ativação das células inflamatórias (tanto pela isquemia como pela bacteremia, quando presente) que causam lesão do endotélio vascular, ativação da coagulação e a evolução para um quadro de choque séptico.[5]

DIAGNÓSTICO

O diagnóstico do choque hemorrágico requer uma abordagem precisa para identificar a extensão da perda sanguínea e implementar medidas terapêuticas adequadas rapidamente. O histórico, o exame clínico e exames laboratoriais pontuais que podem ser realizados prontamente são as ações iniciais que em várias ocasiões ditarão toda a tomada de decisões do manejo do paciente.

Na última década, o conceito de controle de danos, que tem como premissa a correção imediata de lesões que estejam colocando a vida do paciente em risco, tem colaborado para o estabelecimento de terapêuticas mais direcionadas e a rápida tomada de decisões, contribuindo para menor mortalidade do paciente cirúrgico ou politraumatizado que entra em choque hemorrágico. Assim, é essencial que o diagnóstico seja realizado prontamente e, para isso, é fundamental o conhecimento do volume de sangue de cães (78-95 mL/kg) e gatos (60-70 mL/kg).[6,7]

A presença de taquicardia, hipotensão ou pulso fraco/filiforme, taquipneia, palidez de mucosas e redução da produção de urina são manifestações da resposta compensatória à perda de volume sanguíneo e variam de acordo com a quantidade perdida. Conforme a condição progride e a perfusão tecidual se deteriora, podem surgir outros sinais, como extremidades frias, diminuição do nível de consciência, diminuição do tempo de preenchimento capilar (TPC) e anúria.[8] Nos gatos, nas fases mais tardias do choque, a taquicardia dá lugar à bradicardia e ao agravamento da hipotensão.

Exames complementares que podem ser realizados à beira leito, proporcionando ao clínico resultados imediatos para auxiliar na tomada de decisão e na classificação da gravidade do choque, são muito bem-vindos. Entretanto, na dependência do quadro, os minutos são essenciais e, portanto, pode não ser uma boa opção aguardar resultados que pouco contribuirão para que a terapêutica emergencial seja instituída de forma rápida e direcionada. No choque hemorrágico, o maior desafio é estabelecer a quantidade de sangue perdida e quais as repercussões dessa perda para então se pensar na melhor terapêutica. Certamente, ter em mãos hemograma, perfil bioquímico, gasometria arterial e venosa, dosagem de lactato sérico, coagulograma e contagem plaquetária é primordial para entender o quadro do paciente, mas nem sempre os resultados estarão disponíveis antes do estabelecimento da terapia. Ademais, cada centro deverá avaliar, com base em sua estrutura, o que é essencial e factível para o diagnóstico e a classificação do choque de seus pacientes e protocolar o atendimento de acordo com os dados obtidos o mais prontamente possível.

Equipamentos modernos realizam, com uma única amostra de sangue, a análise dos gases sanguíneos, pH, déficit de base (DB), bicarbonato, lactato, eletrólitos, glicemia e saturação de oxigênio. Nesse sentido, auxiliam sobremaneira o atendimento inicial do paciente na emergência e devem ser realizados sempre que possível para auxiliar no diagnóstico, na avaliação da gravidade do quadro e na verificação da adequação do tratamento implementado.

A avaliação do DB para avaliar a gravidade e o estágio do choque hemorrágico foi recentemente adicionada à classificação do Colégio Americano de Cirurgiões, corroborando outros estudos que mostram que esse parâmetro, além de indicar se a perfusão está comprometida, é um excelente índice prognóstico em pacientes politraumatizados.[9]

O lactato, que pode ser obtido facilmente por meio de equipamentos de bancada ou portáteis, é outro importante aliado no diagnóstico da gravidade do choque e na avaliação da resposta terapêutica. A monitoração seriada do *clearance* ou da depuração do lactato $[(\text{Lactato}_{\text{inicial}} - \text{Lactato}_{\text{final}}/\text{Lactato}_{\text{inicial}}) \times 100]$ nos pacientes graves deve ser uma rotina, e está associada com um melhor valor prognóstico.[10] Pacientes que respondem bem ao tratamento mostram uma diminuição dos valores de lactato ao longo do tempo, enquanto aqueles nos quais o lactato não é depurado de maneira adequada podem estar em choque refratário, com hipóxia persistente e manutenção da resposta adrenérgica. Em cães internados em unidade de terapia intensiva apresentando hipotensão e hiperlactatemia, a mortalidade foi maior do que nos hipotensos sem aumento do lactato.[11] Já em cães admitidos com sinais de choque no departamento de emergência, os valores iniciais do lactato não diferiram entre os grupos de cães sobreviventes e não sobreviventes. Entretanto, o *clearance* do lactato foi significativamente maior nos animais que sobreviveram, 1, 4, 6, 10 e 16 horas após a admissão.[12]

Na presença de hiperlactatemia persistente, após a realização da fluidoterapia para normalização da volemia, rapidamente se deve lançar mão de outras estratégias para combater a hipoperfusão tecidual. Na dependência do volume de sangue perdido, a reposição de hemácias pode ser a única terapêutica eficaz. O emprego de inotrópicos para aumentar o débito cardíaco e a avaliação da coagulação são medidas adicionais que devem ser levadas em consideração.[13]

O paciente politraumatizado com choque hemorrágico apresenta hipocoagulabilidade já passível de ser diagnosticada laboratorialmente em 30 minutos da admissão, além de hipotermia e acidose. Ou seja, o distúrbio de coagulação inicial no choque hemorrágico é a hipocoagulação. O próprio tratamento agressivo da hemorragia com fluidos acelulares pode agravar esse quadro ou mesmo desencadear coagulopatia dilucional em pacientes cujo quadro de perda de sangue não era tão grave para gerar hipoperfusão e hipocoagulabilidade. A presença de sangramento contínuo no local do trauma ou na ferida cirúrgica, nos acessos venosos e nas áreas lesionadas, indica a coagulopatia. A monitoração da coagulação com tempo de protrombina (TP), tempo de tromboplastina parcial ativada (TTPA) e do fibrinogênio são importantes no manejo dos pacientes em choque hemorrágico, pois vão indicar se há necessidade de reposição de fatores da coagulação. Aumento de 1,5 vez os valores normais de TP e TTPA, fibrinogênio < 1 g/dL e trombocitopenia (< 100.000 μ/mL), com manifestações clínicas de coagulopatia, indicam a necessidade de correção com crioprecipitado, plasma, fibrinogênio ou plaquetas. A tromboelastometria, por outro lado, permite a reposição mais específica dos hemocomponentes ou hemoderivados, mas, muitas vezes, não é acessível.[14]

Um parâmetro que pode ser empregado no diagnóstico do choque hemorrágico para avaliar sua gravidade é o *shock index* (SI), ou índice de choque, resultado da divisão da frequência cardíaca pela pressão arterial sistólica. Como não requer muitos parâmetros para ser calculado, pode ser uma boa alternativa quando outros parâmetros não estão facilmente disponíveis. Quanto maior o valor de SI, maior é a gravidade do quadro. Em cães submetidos ao choque hemorrágico experimental, o SI aumentou significativamente entre o valor pré-hemorragia (1,08 ± 0,35) e aquele obtido 10 minutos após a pressão arterial média estabilizar em 40 mmHg (1,90 ± 0,73). Nesse estudo, o SI correlacionou-se positivamente com a porcentagem de perda sanguínea (r = 0,583) e negativamente com o DC (r = –0,543).[15]

Em estudo de Porter et al.,[16] que comparou os valores do SI de cães hígidos com dois grupos de cães atendidos no departamento de emergência em choque ou sem choque, verificou-se que esse parâmetro pode ser muito útil na avaliação inicial de cães na emergência, diferenciando os pacientes que se encontram em estado de choque.[16] A mediana de SI foi de 1,37 (0,87-3,13) para os cães em estado de choque, valor significativamente maior do que os outros grupos; cães não considerados em choque, mas atendidos no setor de emergência, tiveram mediana de SI de 0,73 (0,56-1,20), ao passo que os cães saudáveis tiveram mediana de SI de 0,78 (0,37-1,30). A análise da curva ROC (*receiver operator characteristic*) sugeriu uma nota de corte de SI de 1,0, ou seja, animais apresentando SI acima de 1 estariam em choque.

A aferição da pressão arterial é essencial durante avaliação do paciente, instituição inicial da terapêutica e no seguimento, e devem se coadunar, nos quadros de choque hemorrágico ocasionado por trauma, com o tipo de trauma que o paciente apresenta. Para garantir adequada perfusão tecidual, o ideal é que a pressão arterial média seja mantida ao redor de 65 mmHg, desde que o indivíduo não se encontre com hemorragia ativa, como ocorre, por exemplo, nos quadros de trauma perfurante ou durante a cirurgia. Nessa situação, a pressão arterial média deve ser mantida próxima a 50 mmHg (desde que o paciente não apresente trauma cranioencefálico e/ou disfunção neurológica), ou seja, o paciente pode permanecer em hipotensão por aproximadamente 30 minutos, a depender da Sociedade Americana de Anestesiologia (ASA), das comorbidades e do estado do doente. Essa manobra terapêutica é conhecida como hipotensão permissiva e visa diminuir a perda de sangue na vigência de hemorragia ativa.[17] Nessa condição, a terapia agressiva com fluidos é totalmente desencorajada até que o sangramento seja controlado. Em contrapartida, nos quadros de trauma craniencefálico, para garantir a pressão de perfusão cerebral (PPC), a pressão arterial sistólica (PAS) deve ser mantida acima de 120 mmHg, uma vez que PPC = PA – PIC (pressão intracraniana).

Como exposto, a perda de sangue ativa o sistema nervoso simpático, desencadeando respostas fisiológicas que visam preservar a vida. Essas respostas são cruciais e auxiliam a quantificar o montante de sangue perdido e a gravidade do choque, e determinar se a terapêutica deve incluir transfusão imediata de sangue ou tratamento com fluidos acelulares.

CLASSIFICAÇÃO DE PERDA DE SANGUE E CHOQUE HEMORRÁGICO

A literatura médica sugere uma classificação de choque hemorrágico baseada em um escore que associa parâmetros clínicos e o DB. A classificação de choque hemorrágico e perda de sangue, proposta pelo Colégio Americano de Cirurgiões e pelo Advanced Trauma Life Support (ATLS), é amplamente utilizada para avaliar, classificar e direcionar o tratamento dos pacientes com choque hemorrágico, considerando a progressão dos sinais vitais em resposta à hemorragia.[4] É especialmente útil nos pacientes que chegam à emergência do hospital veterinário ou para aqueles que se encontram internados. Pode ser resumida da seguinte forma:

- **Estágio 1 (grau 1):** perda de até 15% do volume sanguíneo total. Verificam-se taquicardia leve e manutenção ou leve queda na pressão arterial. No paciente acordado, o nível de consciência está normal. O tratamento inclui reposição de líquidos intravenosos para manter a pressão arterial e o fluxo sanguíneo adequados.
- **Estágio 2 (grau 2):** perda de 15 a 30% do volume sanguíneo total. O paciente apresenta taquicardia mais acentuada e queda na pressão arterial, com consciência normal ou levemente rebaixada e mucosas hipocoradas. O tratamento geralmente inclui reposição de líquidos intravenosos cristaloides. Em pacientes com comorbidades ou idosos pode ser necessária a transfusão de sangue para repor os componentes sanguíneos perdidos.
- **Estágio 3 (grau 3):** perda de 30 a 40% do volume sanguíneo total. O paciente apresenta taquicardia importante, queda acentuada na pressão arterial e sinais de hipoperfusão (mucosas hipocoradas, rebaixamento de consciência e extremidades frias). O tratamento inclui reposição de líquidos intravenosos, transfusão de sangue e medidas para controlar a hemorragia.
- **Estágio 4 (grau 4):** perda acima de 40% do volume sanguíneo total. O paciente apresenta taquicardia extrema, queda grave na pressão arterial ou pressão não detectável, cianose, extremidades frias, rebaixamento importante da consciência ou coma e sinais de falência de múltiplos órgãos. O tratamento inclui reposição de líquidos intravenosos, transfusão sanguínea (podendo ocorrer transfusão maciça) e suporte em uma unidade de terapia intensiva.

Entretanto, durante a anestesia, essa avaliação pode apresentar viés importante, pois muitas das respostas ao choque estarão reduzidas ou modificadas pelos fármacos anestésicos. Por exemplo, durante a anestesia os barorreceptores encontram-se deprimidos pelos anestésicos, atenuando a resposta de taquicardia diante da hipotensão. O estado de consciência, que faz parte da avaliação da gravidade do choque, não poderá ser considerado. O emprego de fármacos como a dexmedetomidina ou os opioides potentes que causam bradicardia também comprometerão essa resposta. Nessas circunstâncias, o anestesista terá que se valer de outras medidas para quantificar a perda de sangue e avaliar se o paciente está apresentando perda de sangue ou se está entrando em choque hemorrágico.[18]

PESAGEM DE GASES E COMPRESSAS DURANTE A CIRURGIA

Durante o procedimento cirúrgico, a pesagem das gazes e compressas é uma forma acurada de avaliar a perda de sangue. Utilizando uma balança de precisão, o anestesista, conhecendo o peso inicial das gazes ou compressas, subtrai esse valor ao pesá-las embebidas com sangue. Dessa forma, se obtém a quantidade exata de sangue que está sendo perdido durante a cirurgia e se faz a correção imediata com cristaloides. A taxa de reposição de fluido é de 1:3, ou seja, para cada 1 mL de sangue perdido, se repõem 3 mL de solução cristaloide. Essa alta taxa decorre do fato de os fluidos cristaloides apresentarem uma baixa capacidade de expansão plasmática, além de baixa retenção no comportamento vascular. A reposição não precisa necessariamente ser realizada de uma única vez, tendo em vista que pode ocorrer hipervolemia. Assim, o ideal é a reposição inicial de dois terços do volume calculado. Se após essa reposição o animal ainda apresentar sinais de hipovolemia, aumento do lactato ou outros sinais de hipoperfusão, o restante pode ser administrado.[19]

GATILHO TRANSFUSIONAL

O gatilho transfusional, ou seja, o valor de hemoglobina que norteia a transfusão de sangue, é um tema controverso. No entanto, estima-se que pacientes com hemoglobina entre 7 e 9 g/dL não requerem transfusão, desde que apresentem parâmetros vitais e de perfusão normais, excetuando-se idosos e pacientes com comorbidades. Os pacientes com câncer e os cardiopatas devem ser avaliados com muito critério, pois podem não tolerar níveis tão baixos de hemoglobina.[20]

REFERÊNCIAS

1. Holcomb JB. What is new in the treatment of trauma induced coagulopathy? Expert Rev Hematol. 2015;8(6):703-5.
2. Kitagawa H, Akiyama T, Yamazaki T. Effects of moderate hypothermia on in situ cardiac sympathetic nerve endings. Neurochem Int. 2002;40(3):235-42.
3. Bonanno FG. Hemorrhagic shock: the "physiology approach". J Emerg Trauma Shock. 2012;5(4):285-95.
4. Spahn DR, Bouillon B, Cerny V, Duranteau J, Filipescu D, Hunt BJ, et al. The European guideline on management of major bleeding and coagulopathy following trauma: fifth edition. Crit Care. 2019;23(1):98.
5. Kobayashi L, Costantini TW, Coimbra R. Hypovolemic shock resuscitation. Surg Clin North Am. 2012;92(6):1403-23.
6. Allen TH, Walzer RA, Gregersen K, Gregersen MI. Blood volume, bleeding volume and tolerance to hemorrhage in the splenectomized dog. Am J Physiol. 1959;196(1):176-8.
7. Reed N, Espadas I, Lalor SM, Kisielewicz C. Assessment of five formulae to predict post-transfusion packed cell volume in cats. J Feline Med Surg. 2014;16(8):651-6.
8. Tucker C, Winner A, Reeves R, Cooper ES, Hall K, Schildt J, et al. Resuscitation patterns and massive transfusion for the critical bleeding dog-a multicentric retrospective study of 69 cases (2007-2013). Front Vet Sci. 2022;8:788226.
9. Jyoti D, Kumar A, Halim T, Hai AA. The association between serum lactate concentration, base deficit, and mortality in polytrauma patients as a prognostic factor: an observational study. Cureus. 2022;14(8):e28200.
10. Jones AE, Shapiro NI, Trzeciak S, Arnold RC, Claremont HA, Kline JA; Emergency Medicine Shock Research Network (EMShockNet) Investigators. Lactate clearance vs central venous oxygen saturation as goals of early sepsis therapy: a randomized clinical trial. JAMA. 2010;303(8):739-46.
11. Ateca LB, Dombrowski SC, Silverstein DC. Survival analysis of critically ill dogs with hypotension with or without hyperlactatemia: 67 cases (2006-2011). J Am Vet Med Assoc. 2015;246(1):100-4.
12. Blutinger AL, Zollo AM, Weltman J, Prittie J. Prospective evaluation of plasma lactate parameters for prognosticating dogs with shock. J Vet Emerg Crit Care (San Antonio). 2021;31(3):351-9.
13. Rivers E, Nguyen B, Havstad H, Ressler JMA, Muzzin ABS, Knoblich B, et al.; for the Early Goal-Directed Therapy Collaborative Group. Early goal-directed therapy in the treatment of severe sepsis and septic shock. N Engl J Med. 2001;345:1368-77.
14. Burton AG, Jandrey KE. Use of thromboelastography in clinical practice. Vet Clin North Am Small Anim Pract. 2020;50(6):1397-409.

15. Talbot CT, Zersen KM, Hess AM, Hall KE. Shock index is positively correlated with acute blood loss and negatively correlated with cardiac output in a canine hemorrhagic shock model. J Am Vet Med Assoc. 2023;261(6):874-80.
16. Porter AE, Rozanski EA, Sharp CR, Dixon KL, Price LL, Shaw SP. Evaluation of the shock index in dogs presenting as emergencies. J Vet Emerg Crit Care (San Antonio). 2013;23(5):538-44.
17. Chang R, Holcomb JB. Optimal fluid therapy for traumatic hemorrhagic shock. Crit Care Clin. 2017;33(1):15-36.
18. Fluckiger JP, Sonnay M, Boillat N, Atkinson J. Attenuation of the baroreceptor reflex by general anesthetic agents in the normotensive rat. Eur J Pharmacol. 1985;109(1):105-9.
19. Jabaley C, Dudaryk R. Fluid resuscitation for trauma patients: crystalloids versus colloids. Curr Anesthesiol Rep. 2014;4:216-24.
20. Kietaibl S, Ahmed A, Afshari A, Albaladejo P, Aldecoa C, Barauskas G, et al. Management of severe peri-operative bleeding: guidelines from the European Society of Anaesthesiology and Intensive Care: second update 2022. Eur J Anaesthesiol. 2023;40(4):226-304.

8

Manejo do sangramento perioperatório

Márcia Kahvegian

INTRODUÇÃO

O sangramento perioperatório é uma complicação grave durante e após a cirurgia, resultando em aumento da morbidade e mortalidade. Sao diversas as etiologias desse tipo de sangramento, mas as principais são a própria cirurgia, trauma, coagulopatia congênita e/ou adquirida no período perioperatório, distúrbio hemorrágico preexistente, hemodiluição e consumo de fator hemostático. Este capítulo tem o objetivo de discutir a etiologia, o diagnóstico e tratamento do sangramento perioperatório.

COAGULOPATIA CONGÊNITA E ADQUIRIDA

Diante de um sangramento importante durante uma cirurgia ou no período pós-operatório, a primeira etiologia a ser considerada é a causa cirúrgica. O sangramento relacionado à cirurgia é caracterizado por um local de sangramento específico e confinado exclusivamente ao local operatório. O sangramento relacionado à coagulopatia é resultado da disfunção dos mecanismos hemostáticos e se caracteriza por sangramento generalizado no campo operatório, estendendo-se para outros locais como cavidades não relacionadas à cirurgia, locais de inserção de cateteres ou tubos.[1] É fundamental a identificação de pacientes com maior risco de sangramento, pelo porte da cirurgia (alta complexidade), pelo órgão e estrutura envolvida (p. ex., fígado com envolvimento da veia cava), utilização de terapia antitrombótica prévia, pela possibilidade de coagulopatia congênita ou adquirida no período perioperatório.

Uma condição a ser considerada no sangramento perioperatório, quando a causa cirúrgica foi excluída, é a coagulopatia congênita, como hemofilia, doença de von Willebrand, desfibrinogenemia e afibrinogenemia. Nesse caso, a doença deve ser diagnosticada previamente ao procedimento cirúrgico por meio da anamnese (relacionada a sangramentos prévios, espontâneos ou induzidos) e exames laboratoriais. Os pacientes suspeitos para coagulopatia congênita são aqueles que apresentaram hemorragia espontânea da mucosa, sangramento excessivo na troca de dentes, sangramento prolongado após cirurgia e trauma, epistaxe, hematomas e hemoartrose.[2] É importante ressaltar que o paciente pode portar a coagulopatia congênita e nunca ter apresentado qualquer tipo de sangramento.

Para o diagnóstico prévio da coagulopatia congênita, é necessário o conhecimento da condição que o sangramento ocorreu, assim como transfusões anteriores, raça, idade e informações de *pedigree*, bem como medicação ou exposição a toxinas.[3] O sangramento relacionado à coagulopatia congênita frequentemente tem um histórico de *pedigree*, com um padrão hereditário, normalmente ocorrendo em pacientes jovens e apresentando padrão fixo de sangramento, além de histórico de transfusão sanguínea.[3,4]

A coagulopatia adquirida no período perioperatório não está relacionada ao histórico de sangramento prévio ou sangramento familiar, sendo a hemorragia variável no aspecto, tempo e tipo. É uma condição que pode estar associada a condições como hipotermia, acidose, hipocalcemia, consumo de fatores de coagulação, coagulopatia dilucional, hipofibrinogenemia e hiperfibrinólise.

Durante o sangramento, é fundamental o conhecimento do volume de sangue perdido durante o período transoperatório. Através da pesagem de gazes, compressas e do pano de campo cirúrgico antes e após o sangramento, tem-se uma estimativa da perda volêmica do paciente. Outra consideração é a observância da quantidade de líquidos aspirados do sítio cirúrgico. Por fim, deve-se atentar ao campo operatório e verificar se há ou não a formação de coágulo. Essas variáveis devem ser integradas ao hematócrito e à hemoglobina do paciente, além da condição do doente no momento, com observação da frequência cardíaca, pressão arterial, saturação periférica de oxigênio na hemoglobina, temperatura, tempo de preenchimento capilar (TPC), lactato e coloração de mucosas. Para maiores informações, consulte o Capítulo 7 — Fisiopatologia e diagnóstico do choque hemorrágico.

COAGULOPATIA ADQUIRIDA NO PERÍODO PERIOPERATÓRIO

A etiologia da coagulopatia adquirida no perioperatório é complexa e envolve muitos fatores. Grandes sangramentos podem ser oriundos de procedimentos de alta complexidade, como cirurgias vasculares, cardíacas, hepáticas, craniotomias e cirurgias envolvendo neoplasias. Durante o sangramento importante ocorrem perda e consumo de plaquetas e fatores de coagulação, induzindo a coagulopatia por consumo. A fluidoterapia agressiva e a transfusão de concentrado de hemácias nesse contexto pode induzir a coagulopatia dilucional. O sangramento catastrófico resulta em hipoterfusão e acidose, a qual é altamente relacionada à coagulopatia. O sangramento pode induzir quadros de hipercoagulabilidade com ativação secundária de vias fibrinolíticas e inflamatórias, resultando em hiperfibrinólise. A transfusão maciça pode resultar em hipocalcemia, pois o citrato oriundo da bolsa de hemocomponentes quela o cálcio.[5] O paciente também pode apresentar sangramento resultante do uso prévio de anticoagulantes e antiplaquetários.

HIPOTERMIA, ACIDOSE E HIPOCALCEMIA

A hipotermia observada em traumas graves ou a regulação deficiente da temperatura intraoperatória também estão associadas ao sangramento. A hipotermia induz coagulopatia por desequilíbrio dos processos enzimáticos de coagulação, redução da adesão e função plaquetária, inibição da interação entre o fator de von Willebrand e plaquetas, ativação da fibrinólise e lesão endotelial.[6] No homem, o sangramento observado em temperaturas reduzidas (33-37 °C) geralmente ocorre por problemas na adesão plaquetária, enquanto em temperaturas abaixo de 33 °C observa-se redução da função plaquetária e da atividade dos fatores de coagulação.[7] É importante ressaltar que ensaios de coagulação comuns, como tempo de protrombina (TP) e tempo de tromboplastina parcial ativada (TTPa), se realizados à temperatura padrão, não conseguem detectar alterações induzidas pela hipotermia.[8]

Durante o procedimento cirúrgico e a anestesia, hipoperfusão, sangramento e falha na ventilação do paciente podem resultar em acidose. A acidose também pode induzir sangramento, favorecendo um círculo vicioso de perda sanguínea. Quando o pH sanguíneo reduz de 7,4 para 7,0, ocorre redução de 90% da atividade do fator VII e redução da atividade do complexo FVII/fator tecidual, postergando de maneira importante a geração de trombina.[9]

A hipotermia e a acidose são condições que ocorrem frequentemente associadas, piorando a condição de coagulopatia adquirida no perioperatório.[10] Considerando o modelo celular de fisiologia da coagulação, a hipotermia prolonga predominantemente a fase de iniciação, enquanto a acidose prolonga a fase de propagação da geração de trombina. A acidose aumenta a degradação do fibrinogênio, enquanto a hipotermia prejudica sua síntese.[11] Os dois fatores associados reduzem acentuadamente a produção de fibrina[10] e, quando associado à coagulopatia, induzem uma situação potencialmente fatal, conhecida como tríade letal.[12] Ácido(s)Z

A disponibilidade de cálcio ionizado é essencial para a formação e estabilização dos locais de polimerização da fibrina, e uma diminuição na concentração de cálcio citosólico precipita uma redução em todas as atividades relacionadas com as plaquetas e em várias etapas relacionadas aos fatores de coagulação.[13] A hipocalcemia se desenvolve durante a transfusão maciça ou em pacientes com função hepática prejudicada, como resultado do citrato empregado como anticoagulante em produtos sanguíneos. O citrato exerce sua atividade anticoagulante ligando-se ao cálcio ionizado, e a hipocalcemia é mais comum na transfusão com plasma fresco congelado (PFC) e plaquetas porque esses produtos contêm altas concentrações de citrato. O citrato sofre metabolismo hepático rápido e a hipocalcemia é geralmente transitória durante os procedimentos de transfusão padrão. Mas o metabolismo do citrato pode ser prejudicado por estados de hipoperfusão, hipotermia e em pacientes com insuficiência hepática.[14]

A toxicidade do citrato é descrita como uma reação aguda, não imunológica, secundária à transfusão de um grande volume de sangue (com citrato como anticoagulante), caracterizada por hipocalcemia sistêmica significativa poucas horas após o início da transfusão. Essa condição pode ocorrer quando há uma redução do cálcio ionizado (Cai) para valores menores que 0,7 mmol/L ou, comparado aos níveis pré-transfusionais, uma diminuição no Cai, estando entre 0,71 e 0,8 mmol/L.[15] No homem, a hipocalcemia grave é considerada quando o Cai está abaixo de 0,8-0,9 mmol/L.[16]

O reaquecimento de pacientes com sangramento decorrente da hipotermia é altamente recomendado, uma vez que reverte os efeitos da temperatura no sangramento.

A administração de bicarbonato pode não reverter a coagulopatia induzida por acidose, mas pode ser essencial para a eficácia de concentrados de fatores de coagulação.[11]

A coagulopatia relacionada à acidose parece não melhorar após neutralização do pH, o que pode ser atribuído à redução dos níveis de fibrinogênio e contagem de plaquetas. A acidose aumenta a taxa de degradação do fibrinogênio sem afetar sua síntese e os níveis de fibrinogênio permanecem esgotados mesmo após a neutralização do pH.[17] Já a redução da contagem das plaquetas pode ser consequência de uma aceleração de sua retirada da circulação em decorrência das alterações estruturais que ocorrem quando o pH está abaixo de 7,4, ou em virtude de uma agregação alterada.[18]

Apesar disso, as diretrizes da Sociedade Europeia de Anestesiologia (ESA) sobre o manejo de sangramento perioperatório grave sugerem a normalização do pH no contexto da coagulopatia induzida pela acidose mesmo que essa correção não possa reverter completamente as alterações induzidas pela acidose.[19]

Na medicina, apesar da ausência de evidências de alta qualidade, a suplementação de cálcio é rotina clínica no tratamento de sangramento catastrófico associado com transfusão maciça.

A Figura 1 mostra o algoritmo para diagnóstico e tratamento de hipotermia, acidose e hipocalcemia durante o sangramento perioperatório.[20,21]

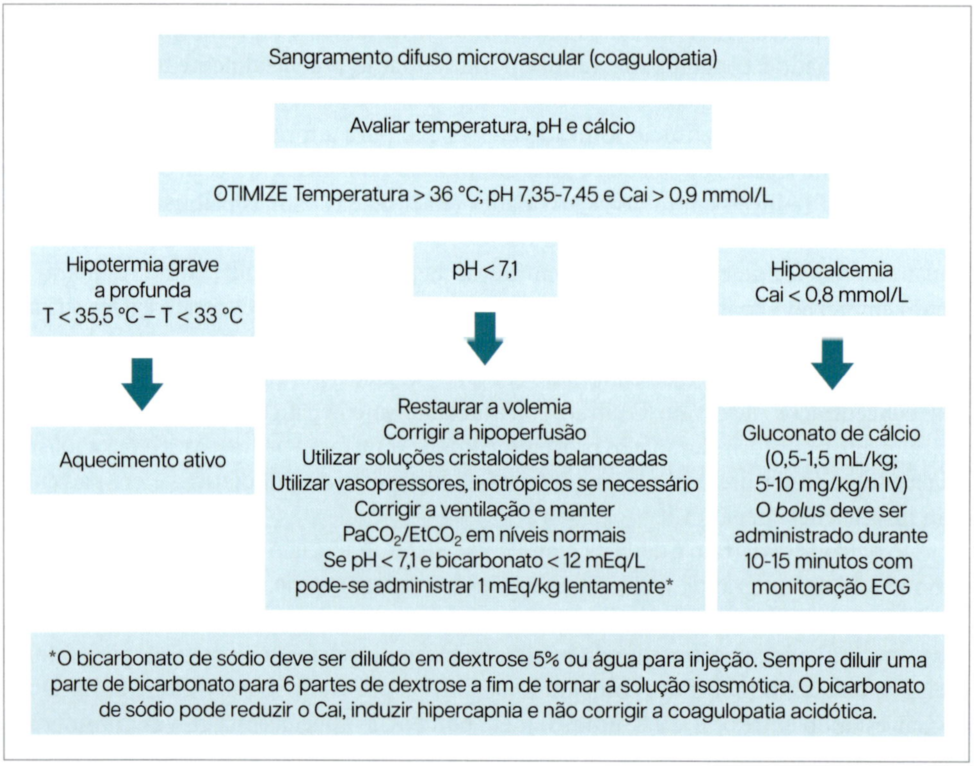

FIGURA 1 Algoritmo para diagnóstico e tratamento em condições de hipotermia, acidose e hipocalcemia durante o sangramento.

Cai: cálcio ionizado; ECG: eletrocardiograma; $EtCO_2$: dióxido de carbono expirado final; $PaCO_2$: pressão parcial de gás carbônico arterial.

Fonte: Holowaychuk,[20] modificada de Langston.[21]

HIPOFIBRINOGENEMIA E HIPERFIBRINÓLISE

O fibrinogênio é a proteína de coagulação mais importante para a estabilidade do coágulo. Produzido no fígado, é o principal substrato para a trombina e para a formação do coágulo de fibrina. Em sua forma não convertida, o fibrinogênio contribui para a agregação plaquetária.[22] A hipofibrinogenemia adquirida no período perioperatório é causada por hemodiluição, consumo de fatores de coagulação, hiperfibrinólise, acidose e hipotermia. Baixo nível de fibrinogênio é observado em pacientes com síntese reduzida pela insuficiência hepática.[23]

Durante uma hemorragia importante, o fibrinogênio continua sendo o primeiro componente a atingir valores criticamente baixos.[24] As diretrizes médicas atuais recomendam um limite mínimo de 150 a 200 mg/dL de fibrinogênio plasmático para cirurgias de alta complexidade. Valores abaixo dos mencionados desencadeiam a terapia de reposição de fibrinogênio.[14]

Pacientes com doença hepática, câncer e coagulação intravascular disseminada (CID), além daqueles em terapia trombolítica, podem apresentar hipofibrinogenemia adquirida previamente à cirurgia, por redução da síntese e/ou aumento do consumo do fibrinogênio. Condições como a disfibrinogenemia adquirida podem ocorrer na doença hepática, hemodiluição e durante o uso de inibidores diretos da trombina (dabigatrana) ou outros inibidores diretos da trombina (heparina). Em alguns casos, a afibrinogenemia ou disfibrinogenemia podem ser totalmente assintomáticas.[23]

A deficiência congênita de fibrinogênio é muito rara em cães. Ela é dividida em afibrinogenemia (ausência de fibrinogênio), hipofibrinogenemia (deficiência quantitativa) e disfibrinogenemia (deficiência qualitativa). A afibrinogenemia foi descrita nas raças Dachshund, Bichon frisé e Chihuahua,[25-27] enquanto a hipofibrinogenemia primária foi descrita em um Pointer.[28] Humanos com hipofibrinogenemia congênita são geralmente assintomáticos, mas podem apresentar sangramento quando o sistema hemostático é requerido, por exemplo, em situações como trauma ou cirurgia.

Quando a hipofibrinogenemia é detectada previamente à cirurgia, o primeiro passo é excluir toda possibilidade de erro pré-analítico e confirmar o valor do fibrinogênio usando outro método de mensuração. Se a concentração diminuída for confirmada, todas as outras causas da produção diminuída de fibrinogênio ou do consumo aumentado de fibrinogênio precisam ser exploradas. A função hepática deve ser avaliada. Deve-se descartar o consumo aumentado e sustentado de fibrinogênio pela ativação da cascata de coagulação, ou seja, CID ou sangramento crônico, por exames como hemograma com contagem de plaquetas, TP, TTPA, concentrações de antitrombina (AT) e dímero-D e testes viscoelásticos.[28] Por fim, a última condição a ser considerada é a presença de anticoagulante/anticorpo circulante contra o fibrinogênio.[26]

O crioprecipitado é o tratamento de escolha para deficiências de fibrinogênio porque fornece altas concentrações de fibrinogênio em um volume baixo. O plasma fresco congelado é um produto alternativo quando o crioprecipitado não está disponível.[29]

A homeostase vascular também é dependente da ativação do sistema fibrinolítico A plasmina é uma protease responsável pela fibrinólise, a qual cliva as principais proteínas da coagulação, como a fibrina e o fibrinogênio.[30] Após lesão tecidual ocorrida por cirurgia ou trauma, a fibrinólise é ativada, induzindo uma condição de hiperfibrinólise, representando importante causa de coagulopatia adquirida no perioperatório.[31]

Em trauma, cirurgia ortopédica, neurocirurgia e cirurgia cardíaca, estudos apoiam o papel da administração de agentes antifibrinolíticos para diminuir o sangramento e a necessidade de transfusões alogênicas.[31] Esses agentes também podem ser usados como um complemento ao tratamento de distúrbios hemorrágicos congênitos[32] e adquiridos. Para mais informações, consulte o Capítulo 11 — Antifibrinolíticos.

O Quadro 1 resume os fatores de risco associados com sangramento perioperatório.

QUADRO 1

Fatores de risco associados com sangramento perioperatório

- Coagulopatia congênita
- Hipotermia
- Acidose
- Hipocalcemia
- Hipofibrinogenemia
- Trombocitopenia
- Deficiência de fatores de coagulação
- Utilização de terapia antitrombótica
- Hiperfibrinólise
- Reposição volêmica com cristaloides, coloides ou concentrado de hemácias induzindo coagulopatia dilucional
- Insuficiência hepática

GERENCIAMENTO DE SANGRAMENTO PERIOPERATÓRIO COM E SEM TESTES LABORATORIAIS

No cenário do sangramento importante perioperatório, deve-se ter em mente algumas considerações. A primeira deles é a certificação de que o sangramento não é de causa cirúrgica, ou seja, proveniente de veias, artérias ou parênquima. Quando se parte do princípio de que o sangramento não é de etiologia cirúrgica, assume-se que o sangramento é microvascular e derivado de coagulopatia. Diante da hipótese de sangramento oriundo de coagulopatia, o segundo passo é averiguar temperatura, pH do sangue e mensuração do cálcio iônico, se possível, nos grandes sangramentos. Caso essas mensurações mostrem-se normais, o próximo passo é considerar a possibilidade de hiperfibrinólise ou sangramento induzido por anticoagulação prévia ou mesmo anticoagulação durante cirurgia cardíaca. Por último, um dos pontos essenciais é que, na maioria das cirurgias com sangramento importante, o fibrinogênio é o primeiro componente a atingir valores criticamente baixos, afetando, assim, a firmeza do coágulo.[24] Dessa maneira, em situações de hipofibrinogenemia comprovada ou suspeita, no sangramento difuso em que a coagulopatia é uma hipótese tangível, o crioprecipitado deve ser utilizado. Esse hemocomponente também pode ser utilizado em situações de deficiência conhecida de fator de von Willebrand ou fator XIII.

A segunda condição é que, em cirurgias de um modo geral, cirurgias oncológicas e grandes traumas, sempre há a possibilidade de hiperfibrinólise, indicando assim a administração de ácido tranexâmico.[31] Em última instância, o PFC sempre deve ser considerado no sangramento difuso, principalmente quando o paciente é refratário ao crioprecipitado ou em condições que envolvam o fígado.[1]

A tromboelastometria rotacional (ROTEM) pode responder à questão "por que esse paciente sangra?". Trata-se de um método que permite avaliar perfis viscoelásticos de sangue total em vários cenários clínicos. Os algoritmos guiados por ROTEM implementam o conceito de medicina personalizada ou de precisão no gerenciamento de sangramento perioperatório e demonstraram sua eficácia na redução de sangramento, requisitos de transfusão, taxas de complicações e custos de assistência médica.[33]

O ROTEM no ponto de atendimento fornece resultados de teste em 10 a 15 minutos, com, por exemplo, as amplitudes iniciais da firmeza do coágulo 5 e 10 minutos após o tempo de início da coagulação (tempo de coagulação — TC). A amplitude da firmeza do coágulo 5 minutos após o TC (A5) e 10 minutos após o TC (A10) correlacionam-se muito bem com a firmeza máxima do coágulo (MCF), concentração plasmática de fibrinogênio e contagem de plaquetas e são essenciais para um curto tempo de resposta da análise ROTEM.[34]

As Figuras 2 e 3 mostram, respectivamente, o algoritmo sugerido para decisão terapêutica com e sem testes laboratoriais relacionados à transfusão.[1,33]

O concentrado de hemácias é necessário em casos de hemorragia grave para manter a estabilidade hemodinâmica e a perfusão orgânica. Os consensos publicados na medicina sugerem a transfusão de concentrado de hemácias no paciente com sangramento ativo quando a hemoglobina está abaixo de 7 a 9 g/dL. Os *guidelines* também sugerem a mensuração da saturação venosa central de oxigênio ($SvcO_2$), mensuração repetida e combinada de

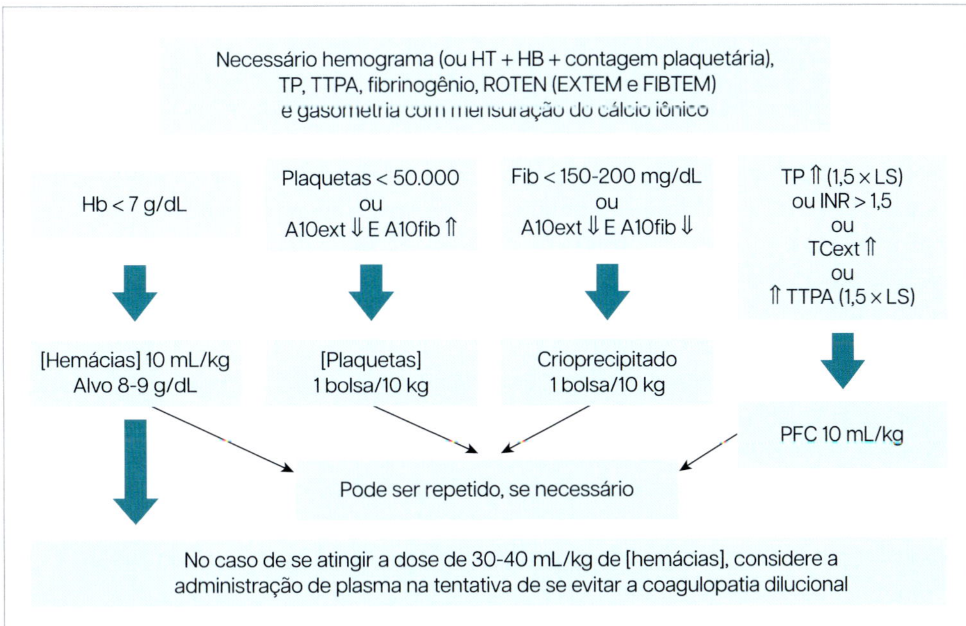

FIGURA 2 Algoritmo para decisão terapêutica baseada em testes laboratoriais.

Hb: hemoglobina; Ht: hematócrito; LS: limite superior; PFC: plasma fresco congelado; RNI: razão normalizada internacional; ROTEM: tromboelastometria rotacional; TP: tempo de protrombina; TTPa: tempo de tromboplastina parcial ativada.

Fonte: modificada de Ghadimi et al.[1] e Görlinger et al.[33]

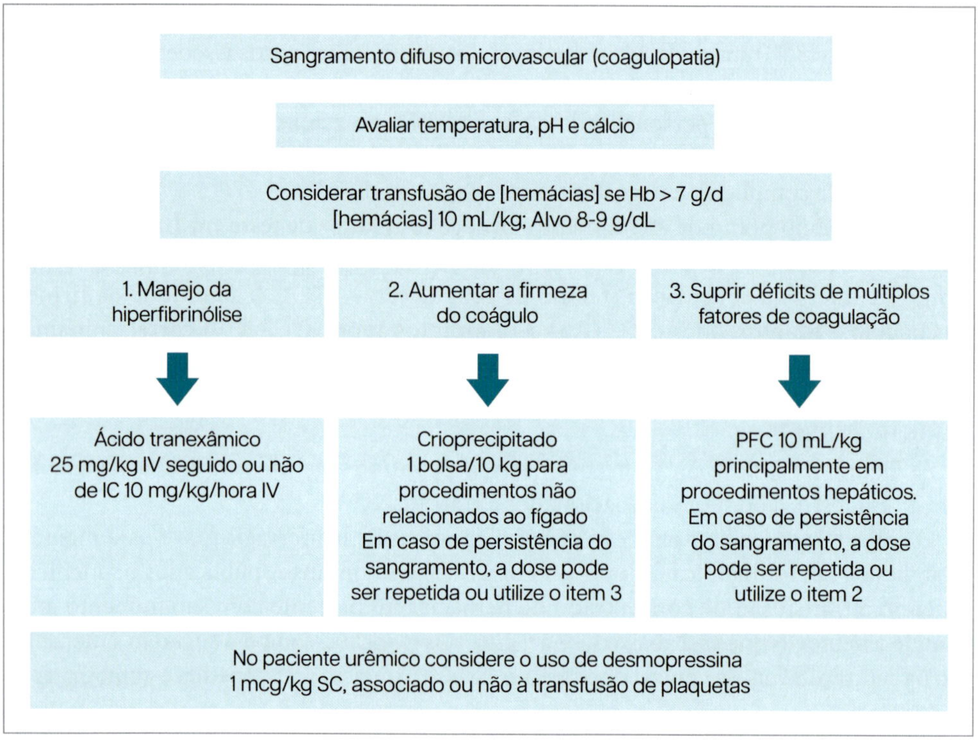

FIGURA 3 Algoritmo para decisão terapêutica sem testes laboratoriais relacionados à coagulação.
PFC: plasma fresco congelado.
Fonte: adaptada de Ghadimi et al.,2016,[1] Palmer e Martin, 2014,[12] Kietaibi et al., 2022,[14] Davidow et al., 2021,[15] Lynch e O'Toole, 2015.[36]

hematócrito (Ht), hemoglobina (Hb), lactato e excesso de base (BE) para monitorar perfusão tecidual e oxigenação e definir um tratamento transfusional individualizado. Medidas de débito cardíaco e variação da pressão de pulso são recomendadas no paciente com sangramento ativo.[14] Não existe uma recomendação pontual sobre gatilho transfusional em medicina veterinária. Uma revisão em medicina veterinária transfusional cita como gatilho transfusional um hematócrito de 20%.[35]

Outro estudo sobre trauma concluiu que animais com hematócrito, proteína plasmática e temperatura reduzidas, associados a frequência cardíaca e lactato aumentado, são candidatos a receberem concentrado de hemácias.[36] Dessa forma, claramente não se deve tratar apenas o dado laboratorial (hematócrito/hemoglobina), levando em consideração também as comorbidades do paciente, uma vez que, por exemplo, um cardiopata grave ou um paciente com disfunção neurológica podem se beneficiar de gatilhos transfusionais mais altos.

REFERÊNCIAS

1. Ghadimi K, Levy JH, Welsby IJ. Perioperative management of the bleeding patient. Br J Anaesth. 2016;117 (suppl 3):iii18-30.
2. Brooks MB, Catalfamo JL. Current diagnostic trends in coagulation disorders among dogs and cats. Vet Clin North Am Small Anim Pract. 2013;43(6):1349-72, vii.

3. Herring J, McMichael M. Diagnostic approach to small animal bleeding disorders. Top Companion Anim Med. 2012;27(2):73-80.
4. Girolami A, Luzzatto G, Varvarikis C, Pellati D, Sartori R, Girolami B. Main clinical manifestations of a bleeding diathesis: an often disregarded aspect of medical and surgical history taking. Haemophilia. 2005;11(3): 193-202.
5. Sniecinski RM, Chandler WL. Activation of the hemostatic system during cardiopulmonary bypass. Anesth Analg. 2011;113(6):1319-33.
6. Armand R, Hess JR. Treating coagulopathy in trauma patients. Transfus Med Rev. 2003;17(3):223-31.
7. Wolberg AS, Meng ZH, Monroe DM, Hoffman M. A systematic evaluation of the effect of temperature on coagulation enzyme activity and platelet function. J Trauma. 2004;56(6):1221-8.
8. Reed RL, Johnson TD, Hudson JD, Fischer RP. The disparity between hypothermic coagulopathy and clotting studies. J Trauma. 1992;33(3):465-70.
9. Meng ZH, Wolberg AS, Monroe DM, Hoffman M. The effect of temperature and pH on the activity of factor VIIa: implications for the efficacy of high-dose factor VIIa in hypothermic and acidotic patients. J Trauma. 2003;55(5):886-91.
10. Martini WZ. Coagulopathy by hypothermia and acidosis: mechanisms of thrombin generation and fibrinogen availability. J Trauma. 2009;67(1):202-8; discussion 208-209.
11. De Robertis E, Kozek-Langenecker SA, Tufano R, Romano GM, Piazza O, Zito Marinosci G. Coagulopathy induced by acidosis, hypothermia and hypocalcaemia in severe bleeding. Minerva Anestesiol. 2015;81(1):65-75.
12. Palmer L, Martin L. Traumatic coagulopathy—part 1: Pathophysiology and diagnosis. J Vet Emerg Crit Care (San Antonio). 2014;24(1):63-74.
13. Perkins JG, Cap AP, Weiss BM, Reid TJ, Bolan CD. Massive transfusion and nonsurgical hemostatic agents. Crit Care Med. 2008;36(7 Suppl):S325-339.
14. Kietaibl S, Ahmed A, Afshari A, Albaladejo P, Aldecoa C, Barauskas G, et al. Management of severe peri-operative bleeding: Guidelines from the European Society of Anaesthesiology and Intensive Care: Second update 2022. Eur J Anaesthesiol. 202;40(4):226-304.
15. Davidow EB, Blois SL, Goy-Thollot I, Harris L, Humm K, Musulin S, et al. Association of Veterinary Hematology and Transfusion Medicine (AVHTM) Transfusion Reaction Small Animal Consensus Statement (TRACS). Part 1: Definitions and clinical signs. J Vet Emerg Crit Care (San Antonio). 2021;31(2):141-66.
16. Ho KM, Leonard AD. Concentration-dependent effect of hypocalcaemia on mortality of patients with critical bleeding requiring massive transfusion: a cohort study. Anaesth Intensive Care. 2011;39(1):46-54.
17. Martini WZ, Dubick MA, Pusateri AE, Park MS, Ryan KL, Holcomb JB. Does bicarbonate correct coagulation function impaired by acidosis in swine? J Trauma. 2006;61(1):99-106.
18. Martini WZ, Holcomb JB. Acidosis and coagulopathy: the differential effects on fibrinogen synthesis and breakdown in pigs. Ann Surg. 2007;246(5):831-5.
19. Kozek-Langenecker SA, Afshari A, Albaladejo P, Santullano CAA, De Robertis E, Filipescu DC, et al. Management of severe perioperative bleeding: guidelines from the European Society of Anaesthesiology. Eur J Anaesthesiol. 2013;30(6):270-382.
20. Holowaychuk MK. Hypocalcemia of critical illness in dogs and cats. Vet Clin North Am Small Anim Pract. 2013;43(6):1299-317, vi–vii.
21. Langston C. Managing fluid and electrolyte disorders in kidney disease. Vet Clin North Am Small Anim Pract. 2017;47(2):471-90.
22. Collins PW, Solomon C, Sutor K, Crispin D, Hochleitner G, Rizoli S, et al. Theoretical modelling of fibrinogen supplementation with therapeutic plasma, cryoprecipitate, or fibrinogen concentrate. Br J Anaesth. 2014;113(4):585-95.
23. Besser MW, MacDonald SG. Acquired hypofibrinogenemia: current perspectives. J Blood Med. 2016;7:217-25.
24. Levy JH, Szlam F, Tanaka KA, Sniecienski RM. Fibrinogen and hemostasis: a primary hemostatic target for the management of acquired bleeding. Anesth Analg. 2012;114(2):261-74.
25. Mischke R, Metzger J, Distl O. An FGA Frameshift variant associated with afibrinogenemia in Dachshunds. Genes (Basel). 2021;12(7):1065.
26. Wilkerson MJ, Johnson GS, Stockham S, Riley L. Afibrinogenemia and a circulating antibody against fibrinogen in a Bichon Frise dog. Vet Clin Pathol. 2005;34(2):148-55.
27. Chambers G. Treatment of afibrinogenemia in a chihuahua. J Am Anim Hosp Assoc. 2013;49(1):70–4.
28. Jolivet F, Diquélou A, Trumel C, Privat S, Dossin O. Fibrinogen deficiency in a dog - a case report. BMC Vet Res. 2017;13(1):183.
29. O'Shaughnessy DF, Atterbury C, Bolton Maggs P, Murphy M, Thomas D, Yates S, et al. Guidelines for the use of fresh-frozen plasma, cryoprecipitate and cryosupernatant. Br J Haematol. 2004;126(1):11-28.
30. Cesarman-Maus G, Hajjar KA. Molecular mechanisms of fibrinolysis. Br J Haematol. 2005;129(3):307-21.

31. Levy JH. Antifibrinolytic therapy: new data and new concepts. Lancet. 2010 Jul 3;376(9734):3–4.
32. Tran HTT, Sørensen B, Rea CJ, Bjørnsen S, Ueland T, Pripp AH, et al. Tranexamic acid as adjunct therapy to bypassing agents in haemophilia A patients with inhibitors. Haemophilia. 2014;20(3):369-75.
33. Görlinger K, Pérez-Ferrer A, Dirkmann D, Saner F, Maegele M, Calatayud ÁAP, et al. The role of evidence-based algorithms for rotational thromboelastometry-guided bleeding management. Korean J Anesthesiol. 2019;72(4):297-322.
34. Olde Engberink RHG, Kuiper GJAJM, Wetzels RJH, Nelemans PJ, Lance MD, Beckers EAM, et al. Rapid and correct prediction of thrombocytopenia and hypofibrinogenemia with rotational thromboelastometry in cardiac surgery. J Cardiothorac Vasc Anesth. 2014;28(2):210-6.
35. Ari Jutkowitz L. Blood transfusion in the perioperative period. Clin Tech Small Anim Pract. 2004;19(2):75-82.
36. Lynch AM, O'Toole TE, Respess M. Transfusion practices for treatment of dogs hospitalized following trauma: 125 cases (2008-2013). J Am Vet Med Assoc. 2015;247(6):643-9.

9

Sangramento em cirurgias e pacientes especiais

Márcia Kahvegian

INTRODUÇÃO

O sangramento é uma complicação grave durante e após a cirurgia, resultando em aumento da morbidade e mortalidade. Neste capítulo, serão descritos a etiologia e o tratamento do sangramento relacionado a cirurgias de alta complexidade, bem como o sangramento em pacientes com doenças graves submetidos a procedimentos invasivos.

CIRURGIAS HEPÁTICAS E PACIENTES HEPATOPATAS

As alterações hemostáticas observadas na doença hepática são complexas, principalmente na fase terminal. Podem ocorrer redução de proteínas pró e anticoagulantes, disfunção plaquetária (decorrente da síntese defeituosa de tromboxano A_2) e anormalidades da glicoproteína Ib plaquetária.[1] A doença nessa fase está associada ao aumento do fator de von Willebrand (FvW)[2] e deficiência relativa do inibidor do ativador do plasminogênio (PAI-1 e 2), aumentando o potencial fibrinolítico.[3]

Hepatite crônica e cirrose prejudicam a síntese de todos os fatores pró-coagulantes (exceto o fator VIII, produzido pelo endotélio) e muitas vezes coexiste com a deficiência de vitamina K,[4] o que é refletido pelo prolongamento do tempo de protrombina (TP). Embora o TP e o tempo de tromboplastina parcial ativada (TTPa) sejam amplamente utilizados para monitorar esses pacientes, eles não refletem o estado geral de deficiência pró e anticoagulante ou fibrinólise excessiva. Tanto TP quanto TTPa não se correlacionam bem com sangramento após cirurgia hepática, biópsia hepática ou outros procedimentos potencialmente hemorrágicos em pacientes com cirrose,[5] os quais devem ser avaliados por testes mais globais, como os viscoelásticos.[6]

No paciente cirrótico existe um equilíbrio hemostático, com deficiências anticoagulantes e pró-coagulantes quase "correspondentes".[6] Esse equilíbrio delicado e precário é perdido após grandes respostas de estresse, como infecção ou perda de sangue, cirurgia, anestesia e hemodiluição, resultando em deficiências profundas e coagulopatia importante.

A principal preocupação para qualquer técnica de biópsia ou cirurgia hepática é a hemorragia trans e pós-procedimento. Embora o risco de hemorragia pós-biópsia exista em cães com hepatite crônica, a prevalência é pouco documentada. Estudos publicados de hemorragia pós-biópsia, incluindo um grupo heterogêneo de distúrbios hepáticos, indicam uma incidência de 1,2 a 3,3% de complicações hemorrágicas.[7-9] No entanto, muitos pacientes com anormalidades de coagulação moderadas a graves foram pré-tratados com transfusões de plasma fresco congelado (PFC) antes da biópsia hepática, provavelmente influenciando as complicações observadas.

Em pacientes com doença hepática submetidos a procedimentos hepáticos (lobectomia e/ou biópsia), idealmente se deve solicitar a tromboelastometria a fim de tentar prever se o paciente apresenta potencial sangramento,[10] uma vez que cães com hepatite crônica podem apresentar estados de hipercoagulabilidade, hipocoagulabilidade, normocoagulabilidade e hiperfibrinólise no teste viscoelástico.[11] A concentração de fibrinogênio é recomendada para avaliação do risco de sangramento no paciente com hepatite crônica submetido à biópsia e nos pacientes submetidos à lobectomia hepática, ou aqueles com doença hepática avançada submetidos a procedimentos não relacionados ao fígado.[10]

Os medicamentos antitrombóticos devem ser descontinuados por um período adequado antes da biópsia e cirurgia hepática (consulte o Capítulo 18 — Descontinuação temporária e permanente da terapia antitrombótica). Os hemocomponentes (concentrado de hemácias, plasma fresco congelado e crioprecipitado) devem ser provisionados em caso de necessidade de utilização. Os pacientes devem permanecer sob observação veterinária por um período mínimo de 24 horas após o procedimento, em local onde a monitoração por ultrassonografia (US) à beira-leito, hemogasometria e hemocomponentes estejam disponíveis.

Segundo o consenso para diagnóstico e tratamento da hepatite crônica em cães, não há evidências suficientes para recomendar profilaxia de rotina com PFC ou outros hemocomponentes, vitamina K ou inibidores de protease, e seu uso deve ser considerado caso a caso.[12] A Tabela 1 demonstra os parâmetros associados a sangramento nos cães com hepatite crônica submetidos à biópsia hepática segundo o consenso. Idealmente, nos casos de cirurgia hepática, é interessante que o paciente apresente, pelo menos, contagem acima de 80.000 plaquetas/uL e fibrinogênio acima de 150-200 mg/dL.

TABELA 1 Testes utilizados para determinar o risco de complicações hemorrágicas em cães com hepatite crônica

Teste para avaliar o risco de sangramento	Alto risco
Ht	< 30%
Contagem de plaquetas	< 50.000 plaquetas/uL
Fibrinogênio	< 100 mg/dL
TP, TTPa	1,5 × > limite superior
Atividade do FvW	< 50%
Tempo de sangramento da mucosa oral	> 5 minutos

FvW: fator de von Willebrand; Ht: hematócrito; TP: tempo de protrombina; TTPa: tempo de tromboplastina parcial ativada.
Fonte: Webster, 2019.[12]

Em casos de hemorragia durante biópsias ou cirurgias hepáticas ou mesmo em hepatopatas submetidos à cirurgia não hepática, o primeiro ponto é considerado se o sangramento é relacionado à falta de hemostasia em vasos sanguíneos (sangramento cirúrgico) ou se é associado a sangramento difuso, profuso e/ou intermitente. Em casos de hemorragia difusa trans e pós-operatória, nos quais se suspeita de coagulopatia adquirida no período perioperatório, deve-se proceder à verificação das causas básicas, como hipotermia, acidose e hipocalcemia. Se esses três fatores estiverem dentro dos valores de referência, deve-se suspeitar de disfunção, consumo ou diluição de fatores de coagulação, hipofibrinogenemia e hiperfibrinólise. Nessas condições, sem resultados de exames laboratoriais à beira-leito para guiar a terapia, sugere-se a administração de PFC, seguido de crioprecipitado (CRIO) em caso de não se obter melhora com o plasma no primeiro momento. A escolha primária do PFC baseia-se no fato que, diante da doença hepática, pode ocorrer déficit de vários fatores de coagulação e não apenas do fibrinogênio. Nesse sentido, o PFC é mais eficiente em melhorar parâmetros globais na doença hepática, mas não se exclui a utilização de CRIO também nesses casos.[13] Por apresentar efeitos adversos importantes, o PFC deve ser utilizado apenas quando realmente necessário, em um sangramento ativo induzido por coagulopatia por déficit de múltiplos fatores de coagulação. A vitamina K também pode ser administrada nessas condições. Quando a hiperfibrinólise é uma das hipóteses, deve-se administrar o ácido tranexâmico.[10]

Durante as cirurgias de ressecção hepática, faz-se necessário realizar outros procedimentos para reduzir a perda intraoperatória de sangue. Assim, recomenda-se manter a pressão venosa central baixa associada à estratégia restritiva de fluidoterapia durante a manipulação do fígado. Sugere-se também uma variação do volume sistólico mais alta (em torno de 10 a 20%) durante a ressecção hepática para reduzir o sangramento. Por último, a ventilação mecânica associada a baixa pressão, baixo volume corrente e sem pressão expiratória final positiva (se possível) é associada à redução da pressão venosa central, o que também pode reduzir o sangramento durante a cirurgia hepática.[10] Após a hemostasia cirúrgica adequada no fígado, antes da rafia da parede muscular, o anestesiologista deve elevar a pressão arterial média a fim de elevar a pressão de perfusão orgânica para verificação de sangramento.

PACIENTES NEFROPATAS

O sangramento em decorrência de uremia ocorre no homem com doença renal crônica (DRC) em estágios avançados por anormalidades na hemostasia primária. Essas alterações incluem disfunção na secreção plaquetária, redução da adesividade e agregação plaquetária e anormalidades do fator de von Willebrand (FvW). Outras condições, como aumento dos inibidores plaquetários e toxinas urêmicas, se presentes, contribuem para o sangramento.[14] No homem, de um modo geral, teste de função plaquetária *point-of-care* ou tempo de sangramento não são úteis em prever risco de sangramento no paciente urêmico submetido a procedimentos invasivos.[10]

Cães com insuficiência renal aguda estadiados como IRIS 3 ou 4 apresentam diminuição da agregação plaquetária e parecem ter um fenótipo semelhante à doença de von Willebrand tipo II, e o tempo de sangramento da mucosa bucal não é um teste apropriado para identificar disfunções hemostáticas primárias nesses casos.[15] Apesar disso, cães com

DRC demonstraram traçados hipercoaguláveis em testes viscoelásticos.[16] Não se sabe se esses achados em cães são correlacionados com sangramento durante um procedimento cirúrgico.

Na medicina humana, *guidelines* relacionados ao sangramento grave perioperatório recomendam a utilização de desmopressina (DDAVP) em pacientes urêmicos com alto risco de sangramento ou sangrando agudamente (com suspeita de coagulopatia induzida pela uremia).[10] A DDAVP é o análogo V2 da vasopressina arginina que libera multímeros de FvW dos estoques endoteliais. O FvW é uma proteína crítica que facilita a adesão plaquetária, agindo como uma ponte proteica entre os receptores da glicoproteína Ib plaquetária e o subendotélio vascular danificado.[17]

Em caso de agravamento do sangramento induzido pela coagulopatia, em que a hemorragia não é de etiologia cirúrgica, deve-se proceder à transfusão de concentrado de plaquetas no paciente urêmico depois de corrigidas causas primárias de coagulopatia adquirida no perioperatório (p. ex., hipotermia, acidose e hipocalcemia). A utilização de PFC e CRIO também não é excluída nesses casos, principalmente em condições de coagulopatia de consumo e/ou dilucional. Em caso de anemia (Hb < 7-8 g/dL), deve-se proceder à transfusão de concentrado de hemácias.

CIRURGIAS CARDÍACAS

As cirurgias cardíacas são associadas a hemorragia importante, em que normalmente ocorre redução do fibrinogênio e das plaquetas. Caso o paciente esteja sob circulação extracorpórea (CEC), pode ocorrer disfunção da coagulação. Nesse sentido, a hemodiluição e a coagulopatia de consumo, além de trombocitopenia e disfunção plaquetária adquirida após CEC, podem induzir sangramento grave no trans e pós-operatório. A CEC induz alterações fisiopatológicas semelhantes à síndrome da resposta inflamatória sistêmica, também podendo gerar trombose e um estado de coagulação intravascular disseminada (CID).[18] Os achados laboratoriais de CID, nesse caso, incluem diminuição da contagem de plaquetas, redução do fibrinogênio, aumento de TP, TTPa e concentrações de dímero-D.[19]

Nesse cenário, durante o sangramento difuso microvascular (coagulopatia), após verificação e correção de hipotermia, acidose e hipocalcemia, sugere-se optar pela utilização do antifibrinolítico inicialmente associado ao crioprecipitado (de preferência guiado por testes laboratoriais, como o viscoelástico e fibrinogênio). Se a administração sistêmica de ácido tranexâmico é contraindicada (p. ex., convulsão refratária), sugere-se a administração tópica do antifibrinolítico. Na situação de sangramento em que se observa deficiência dos fatores de coagulação no teste viscoelástico ou um TP aumentado na medicina humana, é recomendado o complexo protrombínico.[10] Como esse hemoderivado não está disponível na medicina veterinária, sugere-se a utilização de PFC.

CIRURGIAS ORTOPÉDICAS E NEUROCIRURGIAS

Existem *guidelines* na medicina humana que recomendam a utilização profilática de ácido tranexâmico para reduzir a perda de sangue e o requerimento de transfusão em pacientes com risco relevante de sangramento em cirurgias ortopédicas de grande porte.

Essa administração pode ocorrer por via intravenosa ou tópica, ou mesmo combinadas, com o objetivo de reduzir a perda de sangue. Nesse mesmo consenso, para reduzir o sangramento perioperatório em cirurgia intracraniana ou espinal eletiva, é recomendado o ácido tranexâmico, administrado de maneira profilática.[10]

Tanto a trombocitopenia quanto a hipofibrinogenemia são condições preditivas para sangramento em procedimentos intracranianos e na coluna.[20] Assim, é fundamental que o fibrinogênio esteja dentro dos limites normais e as plaquetas acima de 100.000-150.000/mcL para a realização desse tipo de cirurgia.[21] Em caso de sangramento difuso com número de plaquetas normal previamente à cirurgia, a transfusão com o crioprecipitado é sugerida como primeiro tratamento quando não existe a possibilidade da execução de exames laboratoriais em decorrência do risco de vida do paciente. Se houver continuidade do sangramento, o crioprecipitado pode ser repetido ou pode-se optar pela transfusão de PFC.[22]

CIRURGIAS ONCOLÓGICAS

As alterações hemostáticas são síndromes paraneoplásicas bem descritas na literatura. Os tumores podem induzir condições de hiper ou hipocoagulabilidade, ou mesmo nenhuma alteração na coagulação. Dentre os principais tipos de câncer que podem induzir alterações na coagulação encontram-se linfomas, leucemia, hemangiossarcoma, carcinoma hepatocelular, sertolioma, histiocitoma e mastocitoma.[23-25]

O paciente oncológico pode sangrar por diferentes causas, entre elas trombocitopenia, redução da síntese de fatores de coagulação no fígado, hipofibrinogenemia, erosão vascular, hiperfibrinólise, síntese de heparina ou substâncias heparina-*like*, CID e utilização de anticoagulantes.[26-29]

Nesse sentido, quando um paciente oncológico apresenta sangramento não relacionado à hemostasia vascular cirúrgica, esses fatores devem ser considerados. Estudos demonstraram uma condição de hiperfibrinólise primária em sarcomas[28] e em cães com hemoperitônio.[29] Nesse cenário, o ácido tranexâmico apresenta grande valia, uma vez que atrasa a ação do sistema fibrinolítico. Um estudo retrospectivo em pacientes graves demonstrou que a principal utilização do ácido tranexâmico em cães foi associada com neoplasia (hemangiossarcoma). Já nos gatos, a neoplasia foi segunda maior causa para utilização do antifibrinolítico.[30]

Quando um paciente oncológico apresenta sangramento maciço com grande perda de volume de sangue e o sangramento persiste de maneira difusa (não relacionado à hemostasia de veias e artérias), além da hiperfibrinólise, deve-se considerar a hipofibrinogenemia que acompanha grandes perdas volêmicas. Nesse cenário de suspeita ou confirmação de hipofibrinogenemia, o crioprecipitado deve ser utilizado. Na manutenção ou piora do quadro do sangramento, em que se suspeita fortemente de coagulopatia adquirida no perioperatório ou alteração hemostática induzida pelo tumor, o PFC também pode ser utilizado.

O concentrado de hemácias é necessário em casos de hemorragia grave para manter a estabilidade hemodinâmica e a perfusão orgânica. Os consensos publicados na medicina humana sugerem a transfusão de concentrado de hemácias no paciente com sangramento ativo quando a hemoglobina está abaixo de 7 a 9 g/dL. Os *guidelines* também sugerem a mensuração da $SvcO_2$, mensuração repetida e combinada de hematócrito (Ht), hemoglobina (Hb), lactato e excesso de base (BE) para monitorar a perfusão tecidual e oxigenação e definir um tratamento transfusional individualizado. Medidas de débito cardíaco e variação da pressão de pulso são recomendadas no paciente com sangramento ativo.[10] Não existe uma recomendação pontual sobre gatilho transfusional em medicina veterinária. Uma revisão na medicina veterinária cita como gatilho transfusional um hematócrito de 20%.[31] Outro estudo sobre trauma concluiu que animais com hematócrito, proteína plasmática e temperatura reduzidas, associada a frequência cardíaca e lactato aumentado, são candidatos a receberem concentrado de hemácias.[32] Então, claramente, não se deve tratar apenas o dado laboratorial (Ht/Hb), levando em consideração também as comorbidades do paciente, uma vez que, por exemplo, um cardiopata grave ou um paciente com disfunção neurológica podem se beneficiar de gatilhos transfusionais mais altos. Para maiores informações, consulte o Capítulo 8 — Manejo do sangramento no perioperatório.

Yunnan Baiyao (YB) é um suplemento fitoterápico chinês utilizado por suas supostas propriedades hemostáticas e anti-inflamatórias, sem causar efeitos colaterais. Apesar das limitações de conhecimento de suas propriedades, tem sido utilizado em diversas condições hemorrágicas, como sangramento perioperatório,[33] hemoperitônio admitido na emergência, principalmente por ruptura de tumores esplênicos, e biópsia nasal.[34] Parece reduzir o tempo de sangramento, melhorar a função hemostática plaquetária e reduzir o sangramento perioperatório.[35]

A dose de 500 mg/cão 2 vezes ao dia (BID) para cães saudáveis com peso de 5 a 15 kg não demonstrou diferenças nas variáveis hemostáticas avaliadas (tromboelastografia [TEG], TP, TTPa, fibrinogênio ou dímero-D).[36] Apesar da segurança do fitoterápico, o YB também não mostrou diferenças no tempo de sangramento de mucosa oral e parâmetros da TEG.[37] Por outro lado, o fitoterápico inferiu aumento da força de coágulo e redução da atividade fibrinolítica na TEG, quando utilizado na dose de 250 mg para cães saudáveis com mais de 15 kg administrado BID por 7 dias.[38]

Tem sido reportado o uso anedótico do YB em hemangiossarcoma canino para controle da hemorragia e prolongamento do tempo de sobrevida. O YB induziu a apoptose *in vitro* de células de hemangiossarcoma canino[39] e, em outro estudo[40] (retrospectivo), aumentou o intervalo livre da doença em cães com hemangiossarcoma. Em contrapartida, o YB não reduziu a recorrência dos sinais clínicos ou aumentou a sobrevida de cães com efusão pericárdica em decorrência de massa atrial direita.[41] Como nutracêutico, há pouca regulamentação sobre a qualidade do produto no mundo, o que pode justificar a inconsistência de resultados. A dose é empírica e varia de 250 mg/cão BID para cães com mais de 15 kg[38] até 500 mg para cães de 5 a 15 kg BID[36] ou 5,8-13,4 mg/kg BID.[38]

REFERÊNCIAS

1. Ordinas A, Escolar G, Cirera I, Viñas M, Cobo F, Bosch J, et al. Existence of a platelet-adhesion defect in patients with cirrhosis independent of hematocrit: studies under flow conditions. Hepatology. 1996;24(5):1137-42.
2. Hugenholtz GCG, Adelmeijer J, Meijers JCM, Porte RJ, Stravitz RT, Lisman T. An unbalance between von Willebrand factor and ADAMTS13 in acute liver failure: implications for hemostasis and clinical outcome. Hepatology. 2013;58(2):752-61.
3. Ghadimi K, Levy JH, Welsby IJ. Perioperative management of the bleeding patient. Br J Anaesth. 2016;117 (suppl 3):iii18-30.
4. Tripodi A, Mannucci PM. The coagulopathy of chronic liver disease. N Engl J Med. 2011;365(2):147-56.
5. Diaz LK, Teruya J. Liver biopsy. N Engl J Med. 2001;344(26):2030.

6. Tripodi A, Salerno F, Chantarangkul V, Clerici M, Cazzaniga M, Primignani M, et al. Evidence of normal thrombin generation in cirrhosis despite abnormal conventional coagulation tests. Hepatology. 2005;41(3):553-8.
7. Bigge LA, Brown DJ, Penninck DG. Correlation between coagulation profile findings and bleeding complications after ultrasound-guided biopsies: 434 cases (1993-1996). J Am Anim Hosp Assoc. 2001;37(3):228-33.
8. McDevitt HL, Mayhew PD, Giuffrida MA, Brown DC, Culp WTN, Runge JJ. Short-term clinical outcome of laparoscopic liver biopsy in dogs: 106 cases (2003-2013). J Am Vet Med Assoc. 2016;248(1):83-90.
9. Petre SL, McClaran JK, Bergman PJ, Monette S. Safety and efficacy of laparoscopic hepatic biopsy in dogs: 80 cases (2004-2009). J Am Vet Med Assoc. 2012;240(2):181-5.
10. Kietaibl S, Ahmed A, Afshari A, Albaladejo P, Aldecoa C, Barauskas G, et al. Management of severe peri-operative bleeding: Guidelines from the European Society of Anaesthesiology and Intensive Care: Second update 2022. Eur J Anaesthesiol. 2023;40(4):226-304.
11. Fry W, Lester C, Etedali NM, Shaw S, DeLaforcade A, Webster CRL. Thromboelastography in dogs with chronic hepatopathies. J Vet Intern Med. 2017;31(2):419-26.
12. Webster CRL, Center SA, Cullen JM, Penninck DG, Richter KP, Twedt DC, et al. ACVIM consensus statement on the diagnosis and treatment of chronic hepatitis in dogs. J Vet Intern Med. 2019;33(3):1173-200.
13. French CJ, Bellomo R, Angus P. Cryoprecipitate for the correction of coagulopathy associated with liver disease. Anaesth Intensive Care. 2003;31(4):357-61.
14. Sohal AS, Gangji AS, Crowther MA, Treleaven D. Uremic bleeding: pathophysiology and clinical risk factors. Thromb Res. 2006;118(3):417-22.
15. McBride D, Jepson RE, Cortellini S, Chan DL. Primary hemostatic function in dogs with acute kidney injury. J Vet Intern Med. 2019;33(5):2029-36.
16. Fischer H, Geisen V, Dorsch R, Hartmann K, Dörfelt R. Hemostatic and thromboelastographic parameters in dogs with renal azotemia. Vet World. 2023;16(6):1214-21.
17. Mannucci PM. Desmopressin (DDAVP) in the treatment of bleeding disorders: the first 20 years. Blood. 1997;90(7):2515-21.
18. Wan S, LeClerc JL, Vincent JL. Inflammatory response to cardiopulmonary bypass: mechanisms involved and possible therapeutic strategies. Chest. 1997;112(3):676-92.
19. Edmunds LH. Inflammatory response to cardiopulmonary bypass. Ann Thorac Surg. 1998;66(5 Suppl):S12-16; discussion S25-28.
20. Kozek-Langenecker SA, Ahmed AB, Afshari A, Albaladejo P, Aldecoa C, Barauskas G, et al. Management of severe perioperative bleeding: guidelines from the European Society of Anaesthesiology: First update 2016. Eur J Anaesthesiol. 2017;34(6):332-95.
21. Hux BD, Martin LG. Platelet transfusions: treatment options for hemorrhage secondary to thrombocytopenia. J Vet Emerg Crit Care (San Antonio). 2012;22(1):73-80.
22. Kumar S, Andoniadis M, Solhpour A, Asghar S, Fangman M, Ashouri R, et al. Contribution of various types of transfusion to acute and delayed intracerebral hemorrhage injury. Front Neurol. 2021;12:727569.
23. Tumielewicz KL, Hudak D, Kim J, Hunley DW, Murphy LA. Review of oncological emergencies in small animal patients. Vet Med Sci. 2019;5(3):271-96.
24. Griffin MA, Culp WTN, Rebhun RB. Canine and feline haemangiosarcoma. Vet Rec. 2021;189(9):e585.
25. Traverson M, Zheng J, Tremolada G, Chen CL, Cray M, Culp WTN, et al. Adrenal tumors treated by adrenalectomy following spontaneous rupture carry an overall favorable prognosis: retrospective evaluation of outcomes in 59 dogs and 3 cats (2000-2021). J Am Vet Med Assoc. 2023;261(12):1-9.
26. Seidel H, Molderings GJ, Oldenburg J, Meis K, Kolck UW, Homann J, et al. Bleeding diathesis in patients with mast cell activation disease. Thromb Haemost. 2011;106(5):987-9.
27. Maruyama H, Miura T, Sakai M, Koie H, Yamaya Y, Shibuya H, et al. The incidence of disseminated intravascular coagulation in dogs with malignant tumor. J Vet Med Sci. 2004;66(5):573-5.
28. Langhorn R, Poulsen MK, Heidemann PL, Bochsen L, Ritz C, Kristensen AT, et al. Diagnosis of primary hyperfibrinolysis and in vitro investigation of the inhibitory effects of tranexamic acid in a group of dogs with sarcomas – a pilot study. Res Vet Sci. 2021;136:472-7.
29. Fletcher DJ, Rozanski EA, Brainard BM, de Laforcade AM, Brooks MB. Assessment of the relationships among coagulopathy, hyperfibrinolysis, plasma lactate, and protein C in dogs with spontaneous hemoperitoneum. J Vet Emerg Crit Care (San Antonio). 2016;26(1):41-51.
30. Kelley M, Sinnott-Stutzman V, Whelan M. Retrospective analysis of the use of tranexamic acid in critically ill dogs and cats (2018-2019): 266 dogs and 28 cats. J Vet Emerg Crit Care (San Antonio). 2022;32(6):791-9.
31. Ari Jutkowitz L. Blood transfusion in the perioperative period. Clin Tech Small Anim Pract. 2004;19(2):75-82.
32. Lynch AM, O'Toole TE, Respess M. Transfusion practices for treatment of dogs hospitalized following trauma: 125 cases (2008-2013). J Am Vet Med Assoc. 2015;247(6):643-9.

33. Yang B, Xu ZQ, Zhang H, Xu FY, Shi XY, Zou Z, et al. The efficacy of Yunnan Baiyao on haemostasis and antiulcer: a systematic review and meta-analysis of randomized controlled trials. Int J Clin Exp Med. 2014;7(3):461-82.
34. 2017 ACVIM Forum Research Abstract Program. J Vet Intern Med. 2017;31(4):1225-361.
35. Tang ZL, Wang X, Yi B, Li ZL, Liang C, Wang XX. Effects of the preoperative administration of Yunnan Baiyao capsules on intraoperative blood loss in bimaxillary orthognathic surgery: a prospective, randomized, double-blind, placebo-controlled study. Int J Oral Maxillofac Surg. 2009;38(3):261-6.
36. Lee A, Boysen SR, Sanderson J, Wagg CR, Chalhoub S. Effects of Yunnan Baiyao on blood coagulation parameters in beagles measured using kaolin activated thromboelastography and more traditional methods. Int J Vet Sci Med. 2017;5(1):53-6.
37. Frederick J, Boysen S, Wagg C, Chalhoub S. The effects of oral administration of Yunnan Baiyao on blood coagulation in beagle dogs as measured by kaolin-activated thromboelastography and buccal mucosal bleeding times. Can J Vet Res. 2017;81(1):41-5.
38. Tansey C, Wiebe ML, Hybki GC, Patlogar JE, Murphy LA, Bianco D, et al. A prospective evaluation of oral Yunnan Baiyao therapy on thromboleastographic parameters in apparently healthy dogs. J Vet Emerg Crit Care (San Antonio). 2018;28(3):221-5.
39. Wirth KA, Kow K, Salute ME, Bacon NJ, Milner RJ. In vitro effects of Yunnan Baiyao on canine hemangiosarcoma cell lines. Vet Comp Oncol. 2016;14(3):281-94.
40. Ciepluch BJ, Wilson-Robles HM, Pashmakova MB, Budke CM, Ellison GW, Thieman Mankin KM. Long-term postoperative effects of administration of allogeneic blood products in 104 dogs with hemangiosarcoma. Vet Surg. 2018;47(8):1039-45.
41. Murphy LA, Panek CM, Bianco D, Nakamura RK. Use of Yunnan Baiyao and epsilon aminocaproic acid in dogs with right atrial masses and pericardial effusion. J Vet Emerg Crit Care (San Antonio). 2017;27(1):121-6.

10

Coagulopatia do trauma

Roseny dos Reis Rodrigues

INTRODUÇÃO

A coagulopatia do trauma é um fenômeno de etiologia multifatorial que acomete o indivíduo já nos primeiros momentos após o trauma. Ao contrário do que se pensava, a coagulopatia do trauma se instala precocemente em virtude do choque e da hipoperfusão orgânica e está diretamente relacionada à gravidade do trauma relacionado ao Injury Severity Score (ISS), a fatores genéticos, à perda sanguínea, ao grau de choque e à idade, entre outros fatores.

A seguir, o capítulo tratará da fisiopatologia da coagulopatia do trauma e como sua melhor compreensão levou às mudanças na abordagem terapêutica e, consequentemente, na mortalidade implicada.[1-3]

FISIOPATOLOGIA DA COAGULOPATIA DO TRAUMA

É compreensível que a magnitude e a gravidade do trauma levem à injúria orgânica que pode culminar com múltiplas disfunções orgânicas. Entre estas, é sabido que a perda sanguínea aguda pode gerar problemas não somente na oferta de oxigênio pela redução da hemoglobina, mas também suscitar distúrbios da coagulação consequentes à perda aguda de fatores de coagulação.

A hipoperfusão e/ou o choque decorrente da perda sanguínea aguda leva a alterações metabólicas que culminam com anemia, além do desvio da cascata de coagulação de normalidade para um *status* "anticoagulante". Todas essas alterações decorrem de uma perda sanguínea aguda, que pode gerar desde um quadro clássico de choque hemorrágico propriamente dito com hipotensão até um quadro de hipoperfusão com pressão arterial ainda dentro da faixa de normalidade, porém com instalação insidiosa de acidose, hiperlactatemia e disóxia celular.[4,5]

A hipoperfusão e/ou o choque induzem a expressão endotelial de uma molécula chamada trombomodulina que, por sua vez, forma um complexo com a trombina (complexo trombina-trombomodulina). A trombina desempenha um papel central na cascata de coagulação responsável por converter o fibrinogênio em fibrina, além de ativar o fator XIII, necessário para estabilização do coágulo de fibrina. Como a trombina forma um complexo com a trombomodulina, há "desvio" da função da trombina em formar coágulo, para nesse momento ativar uma proteína anticoagulante natural, a proteína C. A proteína C ativada inicia um processo de inativação de fatores de coagulação, sobretudo fatores V e VIII, e ativa o sistema fibrinolítico.[2]

O sistema fibrinolítico funciona fisiologicamente como um sistema de recanalização dos vasos após o processo de coagulação e como parte da balança do sistema hemostático. A plasmina é uma protease serina liberada a partir do plasminogênio na circulação, que, por sua vez, foi ativado pelo ativador de plasminogênio tecidual (AP-t) e ativador de plasminogênio uroquinase (uPA). A plasmina é inativada pela antiplasmina-alfa 2, um inibidor de protease serina. Na coagulopatia do trauma, há ativação do plasminogênio pela proteína C ativada, com consequente formação de plasmina; a plasmina, por sua vez, com sua atividade proteolítica, degrada substratos de coágulo (fibrina) que tenham sido formados gerando a dissolução deles (fibrinólise) e a produção de produtos de degradação da fibrina (PDF). Quando ocorre uma dissolução do coágulo acentuada ou precoce, a condição é denominada hiperfibrinólise. É importante lembrar que os PDF possuem ação antiagregante plaquetária.[2-4]

Em linhas gerais, o choque e/ou hipoperfusão gera a expressão endotelial de trombomodulina que, ao formar um complexo com a trombina, ativa a proteína C; esta, por sua vez, ativa o sistema fibrinolítico, além de inativar fatores induzindo o quadro de hipocoagulabilidade (Figuras 1 e 2).[6,7]

Outros pontos importantes relacionados à coagulopatia do trauma são presença de hipotermia, acidose metabólica e excesso do uso de fluidos, além da expressão fenotípica de fatores genéticos relacionados a cada indivíduo.[8]

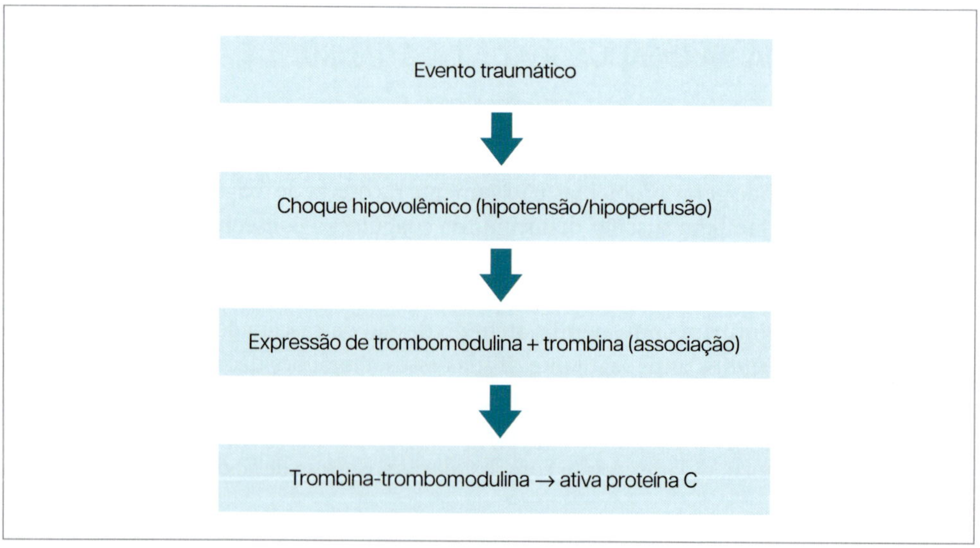

FIGURA 1 Fisiopatologia da coagulopatia no trauma (eventos iniciais).

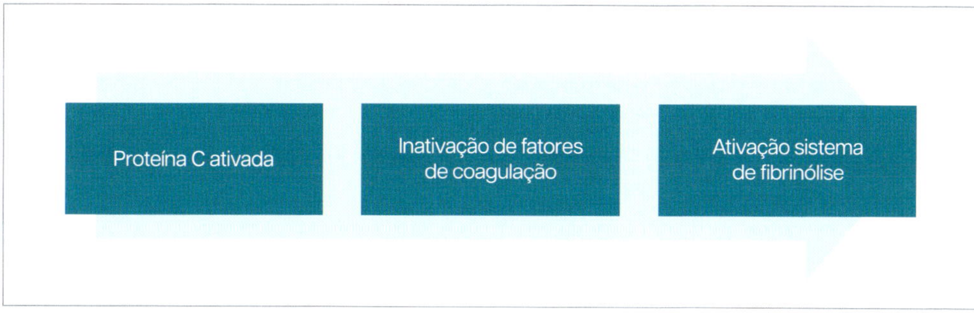
Proteína C ativada
Inativação de fatores de coagulação
Ativação sistema de fibrinólise

FIGURA 2 Fisiopatologia da coagulopatia do trauma (eventos posteriores).

A hipotermia é uma variável importante na hemostasia, pois diminui a atividade dos fatores de coagulação, tornando-a disfuncional. Todo o sistema de coagulação é composto de sistema enzimático e toda enzima necessita de temperatura e pH ótimos para adequada função. Logo, se faz necessária a busca pela otimização da temperatura e pH normalizado à custa de reanimação volêmica, transfusional e hemodinâmica.[9]

A reposição volêmica é a pedra angular do tratamento de pacientes graves, sobretudo nos hipovolêmicos. É sabido que a volemia adequada faz parte do contexto de otimização da oferta de oxigênio, que, por sua vez, tem impacto na redução do tempo de internação e na melhora de variáveis de perfusão e mortalidade.[10]

É sabido que ainda não existe o fluido ideal; todos os fluidos, em maior ou menor grau, podem interferir na coagulação sanguínea. Fluidos em excesso de qualquer natureza podem induzir a coagulopatia dilucional.[10,11] A composição do fluido também pode interferir na coagulação nos pacientes graves. É bem descrito que reposições volêmicas vigorosas com soluções salinas a 0,9% estão mais associadas com acidose metabólica hiperclorêmica por causa de seu pH mais baixo e sua quantidade aumentada de cloro. A acidose, por sua vez, sabidamente dificulta a coagulação, pois deteriora as reações enzimáticas necessárias para a manutenção da homeostasia e da hemostasia. Ainda é importante lembrar que a maioria das soluções cristaloides balanceadas, embora tenham um pH mais próximo do fisiológico, não possuem o íon cálcio; esse íon, que é o IV cofator da coagulação, precisa ser reposto em situações críticas que estejam cursando com sangramento importante ou nos pacientes que estejam sendo transfundidos, pois o citrato das bolsas de hemocomponentes diminui os níveis séricos do cálcio.[7,10-12]

TRATAMENTO

Com o melhor entendimento da fisiopatologia da coagulopatia do trauma,[13] é natural que a terapêutica também tenha se modificado nos últimos anos. O Quadro 1 resume os principais pontos terapêuticos de abordagem da coagulopatia do trauma.

A resolução do sangramento de etiologia cirúrgica jamais deve ser adiada; a perda sanguínea é responsável pela manutenção de hipoperfusão, acidose metabólica, coagulopatia, politransfusão e consequente disfunção orgânica. Reduzir o tempo entre o local do trauma e o centro cirúrgico é fundamental para melhor desfecho clínico dos pacientes.

QUADRO 1

Pontos terapêuticos fundamentais de abordagem da coagulopatia do trauma
▪ Rápida resolução do sangramento cirúrgico
▪ Hipotensão permissiva
▪ Uso racional de fluidos
▪ Uso de ácido tranexâmico
▪ Transfusão hemostática
▪ Prevenção de coagulopatia (controle do pH, temperatura e cálcio)

Os alvos da pressão arterial média (PAM) devem ser bem definidos em pacientes politraumatizados com sangramento. Se o paciente apresentar lesão cerebral, a pressão de perfusão cerebral deve ser a prioridade (como em humanos), com alvo de PAM entre 80 e 90 mmHg. Para pacientes sem lesão cerebral, uma meta de PAM de 50 a 60 mmHg pode ser mantida (dados em humanos), até a resolução do sangramento (estratégia de hipotensão permissiva). Essa estratégia temporária mantém a perfusão orgânica, reduz a pressão hidrostática e, consequentemente, o sangramento, além de diminuir a necessidade de fluidos, condição que pode ser prejudicial quando excessiva. Após a resolução do sangramento, o alvo da PA deve ficar em torno de 65 a 70 mmHg (dados em humanos). Fármacos vasoativos podem ser usados para manter a perfusão tecidual e/ou cerebral até que a fonte do sangramento seja resolvida para qualquer situação. É importante ressaltar que a hipotensão permissiva é contraindicada na população de portadores de hipertensão intracraniana ou traumatismo cranioencefálico (TCE).

Como já mencionado, há uma preferência na literatura mundial por soluções com pH mais próximo do plasma, e soluções hipotônicas devem ser evitadas, especialmente em pacientes com TCE. A administração de fluidos com parcimônia evita a coagulopatia dilucional. Tanto a hipervolemia quanto a hipovolemia são deletérias para pacientes graves. A hipovolemia desencadeia acidose metabólica, coagulopatia e isquemia de órgãos. Por outro lado, a hipervolemia é responsável por coagulopatia dilucional, danos ao glicocálice, excesso de água extravascular pulmonar e outras consequências associadas a desfechos negativos, como aumento do tempo de internação.[11]

O uso do ácido tranexâmico é bem validado na literatura humana em casos de trauma grave com sangramento e em pacientes vítimas de TCE com Glasgow < 12 (excluindo casos graves). O ácido tranexâmico tem como mecanismo de ação a inibição da hiperfibrinólise descrita na fisiopatologia da coagulopatia do trauma. A literatura tem mostrado redução na transfusão alogênica e impacto na mortalidade da população traumatizada.[14,15]

A transfusão de concentrado de hemácias (consulte Capítulo 5 — Hemocomponentes em cães e gatos) pode ser considerada quando a hipotensão após sangramento for refratária à reposição volêmica e/ou quando o paciente mantém sinais de disóxia celular na gasometria. Quando a fonte do sangramento for resolvida, deve-se mensurar hematócrito e hemoglobina seriados e usar ferramentas como ultrassom *point-of-care* no diagnóstico diferencial do tipo de choque e na busca de sangramento ativo. Em caso de sangramento maciço (perda volêmica maior que 50% da volemia em até 3 horas ou 1,5 mL/kg/min em até 20 minutos), pode ser necessário iniciar o protocolo de transfusão maciça. Nesses casos, a aplicação de protocolos transfusionais, sejam baseados em testes viscoelásticos como a tromboelastometria, sejam baseados em razões fixas de hemocomponentes, é fundamental, pois trata-se de um paciente com altíssimo risco de óbito.[7]

Por fim, como mencionado anteriormente, é muito importante buscar condições de normotermia e pH normal; além disso, a normalização dos níveis séricos de cálcio se faz necessária, pois os fatores de coagulação se relacionam entre eles por meio de pontes de cálcio. O íon cálcio tende a reduzir por causa do citrato presente nos hemocomponentes e pela própria perda sanguínea, bem como pelo uso excessivo de soluções pobres em cálcio. O cloreto de cálcio é a solução preferencial para reposição segundo a literatura.

CONCLUSÕES

- A coagulopatia do trauma é multifatorial; logo, sua abordagem deve ocorrer em múltiplas "frentes" e inclui um trabalho multidisciplinar coordenado entre emergencistas, cirurgiões, anestesiologistas, intensivistas, equipe de enfermagem e banco de sangue.
- O melhor atendimento do trauma inclui protocolos de atendimento sistematizados que visam utilizar ferramentas que fazem diagnóstico precoce do local de sangramento e que objetivam corrigi-lo no menor tempo possível.
- É importante que serviços que atendam traumas graves mantenham suas equipes treinadas em habilidades técnicas (uso de ultrassom à beira-leito, uso de testes viscoelásticos, uso de dispositivos invasivos), bem como em habilidades não técnicas (comunicação assertiva, comunicação em alça fechada, controle emocional e tomada rápida de decisão com consciência situacional).
- Há uma necessidade do conhecimento e da implantação de protocolos transfusionais que identifiquem pacientes com e sem indicação de transfusão maciça; a transfusão maciça aplicada e pacientes sem indicação também está associada com piores desfechos clínicos (aumentos das taxas de infecções, do tempo de permanência hospitalar e dos custos).
- Monitorar a prática do uso de fluidos, controle de temperatura, pH, cálcio e prevenção de coagulopatia.

REFERÊNCIAS

1. Stein P, Kaserer A, Sprengel K, Wanner GA, Seifert B, Theusinger OM, Spahn DR. Change of transfusion and treatment paradigm in major trauma patients. Anaesthesia. 2017;72(11):1317-26.
2. Alharbi RJ, Lewis V, Shrestha S, Miller C. Efectiveness of trauma care systems at different stages of development in reducing mortality: a systematic review and meta-analysis protocol. BMJ Open. 2021;11(6):e047439.
3. Dufresne P, Moore L, Tardif P, Razek T, Omar M, Boutin A, Clément J. Impact of trauma centre designation level on outcomes following haemorrhagic shock: a multicentre cohort study. Can J Surg. 2017;60(1):45-52.
4. Bulger EM, Snyder D, Schoelles K, Gotschall C, Dawson D, Lang E, et al. An evidence-based prehospital guideline for external haemorrhage control: American College of Surgeons Committee on Trauma. Prehosp Emerg Care. 2014;18(2):163-73.
5. Crombie N, Doughty HA, Bishop JRB, Desai A, Dixon EF, Hancox JM, et al. Resuscitation with blood products in patients with trauma-related haemorrhagic shock receiving prehospital care (RePHILL): a multicentre, open-label, randomised, controlled, phase 3 trial. Lancet Haematol. 2022;9(4):e250-61.
6. Campos-Serra A, Montmany-Vioque S, Rebasa-Cladera P, Llaquet-Bayo H, Gràcia-Roman R, Colom-Gordillo A, Navarro-Soto S. The use of the shock index as a predictor of active bleeding in trauma patients. Cir Esp (Engl Ed). 2018;96(8):494-500.
7. Schroll R, Swift D, Tatum D, Couch S, Heaney JB, Llado-Farrulla M, et al. Accuracy of shock index versus ABC score to predict need for massive transfusion in trauma patients. Injury. 2018;49(1):15-9.

8. Palmer L, Martin L. Traumatic coagulopathy--part 1: pathophysiology and diagnosis. J Vet Emerg Crit Care (San Antonio). 2014;24(1):63-74.
9. Martini WZ. Coagulopathy by hypothermia and acidosis: mechanisms of thrombin generation and fibrinogen availability. J Trauma. 2009;67(1):202-8.
10. Doherty M, Buggy DJ. Intraoperative fluids: how much is too much? Br J Anaesth. 2012;109(1):69-79.
11. Annane D, Siami S, Jaber S, Martin C, Elatrous S, Declère AD, Preiser JC, et al; CRISTAL Investigators. Effects of fluid resuscitation with colloids vs crystalloids on mortality in critically ill patients presenting with hypovolemic shock: the CRISTAL Randomized Trial. JAMA. 2013;310(17):1809-17.
12. Kozek-Langenecker SA. Fluids and coagulation. Curr Opin Crit Care. 2015;21(4):285-91.
13. Ishikura H, Kitamura T. Trauma-induced coagulopathy and critical bleeding: the role of plasma and platelet transfusion. J Intensive Care. 2017;5:2.
14. CRASH-2 trial collaborators; Shakur H, Roberts I, Bautista R, Caballero J, Coats T, Dewan Y, et al. Effects of tranexamic acid on death, vascular occlusive events, and blood transfusion in trauma patients with significant haemorrhage (CRASH-2): a randomised, placebo-controlled trial. Lancet. 2010;376(9734):23-32.
15. CRASH-3 trial collaborators. Effects of tranexamic acid on death, disability, vascular occlusive events and other morbidities in patients with acute traumatic brain injury (CRASH-3): a randomised, placebo-controlled trial. Lancet. 2019;394(10210):1713-23.

11

Antifibrinolíticos

Ana Carolina Ruiz e Rodrigo Augusto da Cunha Furlan

INTRODUÇÃO

Os antifibrinolíticos são medicamentos que atuam inibindo a degradação de coágulos sanguíneos, promovendo a estabilização dos trombos. Eles são amplamente utilizados para o controle de hemorragias em cenários de risco, como cirurgias, traumas e coagulopatias adquiridas ou hereditárias.[1,2] Em medicina veterinária, seu uso é indicado em situações específicas, como controle de hemorragias pós-cirúrgicas e no manejo de coagulopatias que envolvem a fibrinólise exacerbada.[1,2]

FISIOLOGIA DA FIBRINÓLISE

A fibrinólise envolve a conversão do plasminogênio, uma zimogênica (proenzima) inativa, em plasmina, uma serina protease ativa que dissolve a fibrina do coágulo. A ativação do plasminogênio é mediada principalmente pelo ativador tecidual do plasminogênio (t-PA) e pelo ativador de plasminogênio do tipo uroquinase (u-PA). Uma vez ativada, a plasmina cliva a fibrina em fragmentos solúveis, desfazendo o coágulo. O equilíbrio entre ativadores e inibidores, como o inibidor do ativador de plasminogênio (PAI-1) e a α2-antiplasmina, regula a formação e degradação do coágulo.[3,4]

MECANISMO DE AÇÃO DOS ANTIFIBRINOLÍTICOS

Os antifibrinolíticos atuam diretamente no sistema fibrinolítico, bloqueando a degradação de coágulos sanguíneos. O sistema fibrinolítico é responsável por dissolver coágulos após sua formação, permitindo a restauração do fluxo sanguíneo quando necessário. A fibrinólise é mediada pela plasmina, uma enzima ativada a partir do plasminogênio, que cliva as moléculas de fibrina, desintegrando o coágulo. O controle dessa via é essencial para evitar a lise precoce de coágulos e o desenvolvimento de sangramentos.[1,5]

Os antifibrinolíticos, como o ácido tranexâmico (TXA) e o ácido ε-aminocaproico, atuam de maneira competitiva, inibindo a ligação do plasminogênio à fibrina. Esses fármacos se ligam ao domínio lisina presente no plasminogênio, prevenindo sua ativação em plasmina, impedindo, assim, a degradação da fibrina.[1,5] Ao bloquear a interação entre o plasminogênio e os ativadores teciduais, os antifibrinolíticos estabilizam o coágulo, preservando sua integridade e evitando sangramentos excessivos.[1]

O TXA tem uma afinidade muito alta pelo sítio de ligação da lisina no plasminogênio, e sua meia-vida de eliminação varia de 2 a 3 horas.[3] O ácido ε-aminocaproico, embora menos potente que o TXA, é utilizado em situações específicas para controlar hemorragias, particularmente em coagulopatias adquiridas.[6]

A aprotinina é um inibidor de protease de amplo espectro que age diretamente sobre a plasmina e outras enzimas proteolíticas envolvidas na cascata de coagulação, inibindo tanto a fibrinólise quanto a ativação de enzimas como a calicreína. A aprotinina é utilizada em cirurgias de grande porte, como as cardíacas, para reduzir a perda de sangue.[2,3]

INDICAÇÕES DE USO

Os antifibrinolíticos são indicados para o controle de hemorragias em várias condições clínicas, como:

- **Hemorragias pós-cirúrgicas:** usados profilática ou terapeuticamente para controlar sangramentos após cirurgias, especialmente em tecidos ricos em fibrina, como cirurgias ortopédicas, abdominais, cardíacas e neurocirurgias.[1,2,7.]
- **Coagulopatias adquiridas:** utilizados em cães e gatos com distúrbios de coagulação adquiridos, como coagulação intravascular disseminada (CVD) e hepatopatias, para limitar a destruição de coágulos e conter a perda de sangue, além do uso em coagulopatias adquiridas no período perioperatório.[2,8]
- **Traumas:** nos casos de traumas com perda sanguínea significativa, os antifibrinolíticos são parte do protocolo terapêutico para estabilização e controle da hemorragia.[1,2] Em humanos, o TXA é utilizado no trauma agudo em doses de 50 mg/kg, por via intravenosa (IV), geralmente administrado em dose única até 3 horas após o trauma, seguida por doses subsequentes, dependendo da resposta clínica e do controle do sangramento.[7]
- **Hemoperitônio:** o TXA também tem sido empregado no manejo de pacientes com hemoperitônio, uma condição frequentemente associada a trauma abdominal ou ruptura de neoplasias, em que há acúmulo de sangue na cavidade peritoneal. Nesses casos, a estabilização do paciente e o controle do sangramento são críticos, e o TXA, administrado em doses de 10-25 mg/kg a cada 8-12 h, além da dose de 10 mg/kg/h em infusão contínua, pode ser útil para limitar a fibrinólise exacerbada.[2,8,9] O TXA pode ser uma estratégia valiosa no manejo de hemoperitônio espontâneo em cães, particularmente quando há sinais de hiperfibrinólise. Em casos de distúrbios da coagulação associados a essa condição, a presença de hiperfibrinólise, que pode ser identificada por testes viscoelásticos, é um indicador importante para o tratamento. No entanto, a administração desses agentes deve ser cuidadosamente monitorada, pois é essencial

equilibrar o controle do sangramento com o risco potencial de eventos trombóticos. Portanto, o uso de antifibrinolíticos deve ser restrito a situações em que a hiperfibrinólise está claramente presente, para evitar complicações adicionais no quadro clínico do paciente.[10]

- **Coagulopatias hereditárias:** indicados em pacientes com hemofilia ou outras doenças hemorrágicas hereditárias para controlar episódios hemorrágicos espontâneos ou pós-traumáticos.[3]

FARMACOCINÉTICA E FARMACODINÂMICA

Ácido tranexâmico

O ácido tranexâmico é rapidamente absorvido por via intravenosa ou oral, com meia-vida de eliminação de aproximadamente 2-3 horas.[6] A excreção é predominantemente renal.[6] Em gatos, o ácido tranexâmico também apresenta boa biodisponibilidade oral, tornando-se uma opção viável para administração tanto intravenosa quanto oral.[4]

- Dose recomendada em cães: 10-25 mg/kg a cada 8-12 h, IV ou via oral (VO).[1,3,11]
- Dose recomendada em gatos: 10 mg/kg a cada 8-12 h, IV ou VO.[4]
- Dose para trauma agudo: 50 mg/kg, IV, dose única.[3]
- Dose para infusão contínua em cães e gatos: 10 mg/kg/h.[9]
- Estudos recentes demonstraram que a administração de TXA em cães pode ser eficaz para interromper a hiperfibrinólise, com doses de 20 mg/kg administradas por via intravenosa, seguidas por infusão contínua. Essa dosagem é consideravelmente mais alta do que a prática comum na medicina humana, em que a dose padrão é de 10 mg/kg. Essa diferença de dosagem entre as duas espécies levanta questões sobre como as características fisiológicas específicas de cada espécie podem influenciar as necessidades terapêuticas. Embora a dose mais alta de TXA em cães tenha mostrado bons resultados no controle da fibrinólise exacerbada, é crucial avaliar os possíveis efeitos adversos associados a doses maiores. A extrapolação direta de dosagens entre espécies pode não ser ideal, já que as diferenças farmacocinéticas entre os animais e os seres humanos podem impactar a eficácia e segurança do tratamento. Portanto, mais estudos são necessários para determinar a dosagem ideal de TXA em cães, a fim de maximizar os benefícios enquanto se minimizam os riscos.[11]

Ácido ε-aminocaproico

O ácido ε-aminocaproico é rapidamente absorvido por via oral ou intravenosa, com meia-vida de eliminação de cerca de 2 horas.[1] É eliminado principalmente pelos rins, exigindo ajuste de dose em pacientes com insuficiência renal.[1]

- **Dose recomendada em cães:** 33 mg/kg a cada 6 horas, IV.[1]
- **Dose recomendada em gatos:** 50 mg/kg a cada 6 horas, IV.[6]

EFEITOS ADVERSOS E CONTRAINDICAÇÕES

Embora eficazes, os antifibrinolíticos podem causar efeitos adversos, e seu uso deve ser monitorado cuidadosamente.

Efeitos adversos

Os principais efeitos adversos dos antifibrinolíticos incluem:

- **Distúrbios gastrintestinais:** náuseas, vômitos e diarreia são comuns, principalmente com o uso de TXA em doses elevadas.[3]
- **Convulsão e hipersalivação:** também observados em gatos.[11]
- **Tromboembolismo:** o uso de antifibrinolíticos pode aumentar o risco de trombose, especialmente em pacientes predispostos a estados de hipercoagulabilidade.[1,2]
- **Anafilaxia.**[12]

Contraindicações

Os antifibrinolíticos são contraindicados em pacientes com:

- **Tromboembolismo ativo:** como tromboembolismo venoso ou infarto do miocárdio.[7]
- **Insuficiência renal grave:** a excreção renal do TXA e do ácido ε-aminocaproico pode ser prejudicada, aumentando o risco de toxicidade.[1]
- O TXA tem um papel bem estabelecido no manejo de sangramentos perioperatórios e em diversas situações de hemorragias agudas. No entanto, seu uso em pacientes com hemorragia do trato gastrintestinal (GI) deve ser evitado. A falta de evidências científicas que comprovem a eficácia do TXA nesse contexto, junto ao risco aumentado de eventos trombóticos, torna essa prática contraindicada. A utilização do TXA em casos de hemorragia GI só seria recomendada se, por meio de testes viscoelásticos, fosse identificada uma hiperfibrinólise significativa, o que justificaria a intervenção. Dessa forma, é importante avaliar cuidadosamente o risco-benefício antes de sua administração nesses pacientes.[10]

Conclusão

Os antifibrinolíticos desempenham um papel importante no manejo de sangramentos em cães e gatos, oferecendo uma solução eficaz para controlar hemorragias e estabilizar coágulos em condições de risco. O TXA é o mais utilizado por sua eficácia e segurança, enquanto o ácido ε-aminocaproico e a aprotinina são opções valiosas em circunstâncias específicas. No entanto, seu uso deve ser feito com cautela, especialmente em pacientes com predisposição a tromboembolismos ou insuficiência renal, exigindo monitoramento contínuo.

REFERÊNCIAS

1. Yoo SH, Venn E, Sullivan LA, Olver CS. Thromboelastographic evidence of inhibition of fibrinolysis after ε-aminocaproic acid administration in a dog with suspected acute traumatic coagulopathy. J Vet Emerg Crit Care (San Antonio). 2016;26(5):737-42.
2. Burton AG, Jandrey KE. Use of thromboelastography in clinical practice. Vet Clin North Am Small Anim Pract. 2020;50(6):1365-78.
3. Aroch I, Epstein SE, Shilo-Beniamini Y, Kelmer E. Retrospective analysis of the use of tranexamic acid in critically ill dogs and cats (2018–2019): 266 dogs and 28 cats. J Vet Emerg Crit Care (San Antonio). 2022;32(6):791-9.
4. Aiello SE, Moses MA, editors. The Merck veterinary manual. 11. ed. Kenilworth, NJ: Merck & Co.; 2016.
5. Lynch A. Antifibrinolytic drugs in small animal medicine. Today's veterinary practice. 2024;14(5):32-8.
6. Wahldén L, Stanzani G, Cutler S, Barfield D, Manson KC, Wilson HE, Thomas EK. Evaluation of therapeutic use of antifibrinolytics in cats. J Am Anim Hosp Assoc. 2023;59(4):177-83.
7. Kietaibl S, Ahmed A, Afshari A, Albaladejo P, Aldecoa C, Barauskas G, et al. Management of severe peri-operative bleeding: guidelines from the European Society of Anaesthesiology and Intensive Care: Second update 2022. Eur J Anaesthesiol. 2023;40(4):226-304.
8. Thomason JD, Brainard BM. Antifibrinolytics and hemostasis in veterinary patients. Vet Clin North Am Small Anim Pract. 2020;50(6):1323-35.
9. Kelley M, Sinnott-Stutzman VB, Whelan M. Retrospective analysis of the use of tranexamic acid in critically ill dogs and cats (2018–2019): 266 dogs and 28 cats. J Vet Emerg Crit Care (San Antonio). 2022;32(6):791-9.
10. Bouras M, Bourdiol A, Dap F. Tranexamic acid: a narrative review of its current role in perioperative medicine and acute medical bleeding. Front Med. 2024;11:1416998.
11. Mays EL, Hansen B, Culbreth L, Hanel R, Majoy S, Rozanski E, deLaforcade A. Tranexamic acid stops hyperfibrinolyis in dogs with hemorrhagic shock: a randomized, controlled clinical trial. J Am Vet Med Assoc. 2024:1-9.
12. Choi JY, Kim JH, Han HJ. Suspected anaphylactic shock associated with administration of tranexamic acid in a dog. J Vet Med Sci. 2019;81(10):1522-6.

12

Hemodiluição normovolêmica aguda em cães

Denise Tabacchi Fantoni

INTRODUÇÃO

A transfusão de sangue é uma terapia crucial no período perioperatório, sendo essencial para pacientes em estado grave decorrente de choque hemorrágico e anemia. No entanto, apesar de sua importância, a transfusão não está isenta de riscos significativos, o que levou à produção de uma extensa literatura abordando os critérios e gatilhos transfusionais, sem um consenso definitivo. O objetivo principal é minimizar a necessidade de transfusão, destacando a importância da identificação precisa dos pacientes que seguramente se beneficiarão desse procedimento e dos que podem prescindir da transfusão. De maneira geral, tem-se que pacientes com valores de hemoglobina (Hb) acima de 9 g/dL geralmente não necessitam da transfusão. Por outro lado, aqueles com valores inferiores a 6-7 g/dL provavelmente necessitarão da transfusão, enquanto pacientes com Hb entre 7 e 9 g/dL encontram-se em um intervalo no qual há que se avaliar muito bem os benefícios ou as desvantagens da transfusão.[1,2]

Fatores como estado geral, idade, tipo de procedimento ao qual o animal será submetido, presença de comorbidades, neoplasias e sepse devem pesar na decisão de transfundir ou não um paciente. Ademais, a avaliação das funções vitais e dos parâmetros de perfusão (lactato, tempo de preenchimento capilar, diferença venoarterial de dióxido de carbono, saturação venosa mista, déficit de base) auxiliarão na decisão final. Por exemplo, um cão de 2 anos hígido atropelado, que apresenta fratura de fêmur simples e Hb de 7 g/dL, pode perfeitamente prescindir da transfusão se estiver com parâmetros vitais e de perfusão dentro da normalidade. Por outro lado, uma cadela de 15 anos com neoplasia em mama, com sangramento, Hb de 8 g/dL, que apresenta taquicardia, taquipneia e valor de lactato de 2,9 g/dL, mesmo sendo submetida a procedimento de retirada apenas da mama comprometida, poderá se beneficiar da transfusão no período perioperatório, uma vez que já apresenta sinais prévios de descompensação e é geriátrica.

Outro aspecto essencial para auxiliar na decisão de transfundir ou não um paciente são as que cercam toda a cadeia de obtenção do sangue e a possibilidade de reação transfusional, bem como até mesmo as questões religiosas.[3] Nesse sentido, condições locais inadequadas para exames de triagem, testes de compatibilidade, processamento e armazenamento do sangue são aspectos que devem ser considerados quando se enfrenta o dilema de transfundir um paciente. Em ocasiões limítrofes de Hb, especialmente nos pacientes idosos, com câncer, cardiopatas graves ou descompensados ou ainda naqueles em sepse, a transfusão pode ser uma boa opção para acelerar a recuperação do paciente. No entanto, se o sangue a ser transfundido não foi obtido e armazenado em condições ideais ou ultrapassa o tempo ideal de estocagem, devem ser buscadas alternativas.

ALTERNATIVAS PARA REDUZIR A TRANSFUSÃO ALOGÊNICA

Ao longo do último século, houve avanços significativos nas práticas de transfusão, mas ainda há uma busca contínua por alternativas viáveis para reduzir ou evitar o uso de sangue.

Dentre as diversas técnicas descritas na literatura mundial para minimizar a necessidade de transfusões sanguíneas no período perioperatório, a hemodiluição normovolêmica aguda (HNA) se destaca como uma opção acessível em termos de custo e facilidade relativa de ser executada. As outras técnicas de preservação de sangue no perioperatório seriam autotransfusão, recuperação de hemácias e hipotensão arterial permissiva, as quais também desempenham papéis importantes e devem ser consideradas de acordo com a situação clínica específica.[4]

A escolha da técnica adequada cabe ao anestesiologista e ao cirurgião, levando em consideração fatores como sangramento ativo, duração da cirurgia e condições pré-operatórias do paciente.

Hipotensão arterial permissiva

A hipotensão arterial permissiva é uma opção, por exemplo, em pacientes que chegam com sangramento ativo, como os vitimados de trauma, ou nos quais há a possibilidade de sangramento agudo de grande magnitude por causa de manobra ou procedimento cirúrgico com tempo limitado de realização.[5] Obviamente a hipotensão permissiva é contraindicada em algumas situações, como em pacientes com trauma craniencefálico e/ou aumento da pressão intracraniana por qualquer motivo. O valor da pressão arterial a ser mantido geralmente oscila em torno de 50 a 55 mmHg para a pressão arterial média (PAM). A hipotensão geralmente é obtida com o emprego de anestésico inalatório, bloqueios do neuroeixo e técnicas regionais, se possível.[4] No entanto, alguns pacientes requerem o emprego de nitroprussiato, nitroglicerina ou até mesmo de betabloqueadores. A escolha dependerá do paciente e de sua resposta inicial aos anestésicos gerais.

Recuperação de hemácias (*cell savage*)

Já em cirurgias ortopédicas de maior porte e duração, cirurgias cardíacas e para alguns procedimentos ginecológicos que cursam com sangramento importante, a recuperação de hemácias (*cell savage*) apresenta excelente resultado. Essa técnica consiste na aspiração e recuperação das hemácias do campo cirúrgico por meio de equipamento especial provido de filtro para debris celulares e outras macropartículas presentes no aspirado. Porém, o custo do equipamento e dos materiais descartáveis necessários para a execução da técnica limita seu emprego corriqueiro em nosso meio. É importante ressaltar que a técnica não deve ser realizada sem o equipamento adequado. Outra desvantagem dessa técnica seria seu emprego em pacientes com neoplasias, já que a retransfusão do sangue contendo células neoplásicas poderia implicar recorrência do tumor e metástases, embora haja controvérsia sobre esse tema. Para mais informações sobre essa técnica, consulte o Capítulo 13 — Autotransfusão e *cell saver* em cães e gatos.

Autotransfusão ou doação autóloga

A autotransfusão ou doação autóloga seria uma alternativa viável, que compreende a retirada prévia de uma ou mais bolsas de sangue do paciente e seu armazenamento para ser retransfundido posteriormente durante a cirurgia. Essa técnica requer uma janela de tempo razoável entre a realização da coleta de sangue do paciente e o tempo de recuperação dessa "doação", no qual o paciente apresentará anemia e precisará se recuperar até a data do procedimento. É uma técnica que se adéqua muito bem aos procedimentos que podem ser planejados com muita antecedência e quando há toda uma estrutura de suporte para coleta, fracionamento e armazenamento do sangue. O tempo entre a coleta e a reposição do sangue é fundamental para o paciente se recuperar da anemia. Essa técnica já foi amplamente empregada, porém atualmente suas indicações vêm diminuindo, especialmente porque o paciente deve ser vigorosamente tratado da anemia. Além disso, em algumas situações, o sangue armazenado é desprezado porque o paciente não necessita da transfusão durante a cirurgia. Outra complicação que pode ocorrer é a hipervolemia após retransfusão.[4]

CRITÉRIOS E PROCEDIMENTOS PARA A REALIZAÇÃO DA HEMODILUIÇÃO NORMOVOLÊMICA AGUDA

A HNA vem cobrir uma lacuna existente, tendo em vista que pode ser uma excelente opção para pacientes com valor de Hb pré-operatório normal e que serão submetidos a cirurgias de grande porte, mas que, por questões de custo, religiosas, indicações (neoplasias) ou tempo, não podem ser submetidos a outras modalidades de preservação de sangue. Ademais, tem vários benefícios, pois é uma técnica de baixo custo, segura e evita as várias intercorrências relacionadas à transfusão alogênica. A HNA comprovadamente cursa com menos infecção pós-operatória, menor recorrência de câncer, menor tempo de internação hospitalar, menor mortalidade e menor interferência no sistema imunológico do paciente.[6]

Critérios para execução da hemodiluição normovolêmica aguda

Para ser realizada de forma adequada e resultar em benefício para o doente, a HNA deve obedecer a alguns critérios e procedimentos importantes. O primeiro é a escolha do paciente. São fatores primordiais o estado de saúde do candidato e o valor de hematócrito (Ht)/Hb inicial. Geralmente, Ht em torno de 40% é o ideal. Entretanto, em estudo recente que comparou a HNA com tratamento padrão em pacientes humanos submetidos a cirurgias ortopédicas, o valor de inclusão de hemoglobina dos pacientes foi de ≥ 11 g/dL.[7]

Para surtir o efeito desejável — preservar o sangue do paciente e evitar a transfusão homóloga —, a HNA pressupõe a retirada de 40% ou mais do volume de sangue total do paciente antes do procedimento cirúrgico. Para tolerar essa retirada, o paciente deve ser capaz de apresentar uma resposta hemodinâmica adequada e sustentada durante todo o procedimento cirúrgico, com aumento do débito cardíaco (DC). Assim, portadores de cardiopatias não compensadas ou pacientes com doenças graves não toleram a hemodiluição. Para que esse aspecto fique claro, devemos relembrar a fisiologia e os parâmetros que definem o DC e o transporte de oxigênio (TO) (para mais informações, consulte o Capítulo 7 — Fisiopatologia e diagnóstico do choque hemorrágico).

A monitoração do paciente anestesiado durante a realização da técnica deve prever o emprego de pressão arterial invasiva, eletrocardiograma (ECG), saturação arterial periférica de oxigênio, temperatura e capnografia, além, obviamente, da avaliação do coagulograma (tempo de protrombina [TP], tempo de tromboplastina parcial ativada [TTPa] e fibrinogênio) antes do procedimento e mensurações seguidas de Ht/Hb ao longo da cirurgia. Avaliação do lactato e/ou de hemogasometria também são imprescindíveis para se certificar de que a reposição volêmica e a resposta compensatória do paciente são suficientes para contrabalançar a diminuição da Hb e para manter a perfusão adequada. Muitas vezes os parâmetros da macro-hemodinâmica estão adequados e a pressão arterial está normal, porém a micro-hemodinâmica apresenta alterações significativas. As pressões parciais arterial e venosa de oxigênio (PaO_2 e PvO_2) também devem ser avaliadas durante o procedimento, mas deve-se atentar ao fato de que o emprego de fração inspirada elevada de oxigênio (FiO_2) deve ser considerado nessa avaliação.

A saturação venosa mista seria outro parâmetro muito interessante para monitorar durante a hemodiluição no sentido de analisar como está a relação entre oferta e consumo de oxigênio nessa nova situação de uma redução importante da Hb.[8] Entretanto, durante a anestesia convencional, a saturação venosa de oxigênio (SvO_2) pode aumentar significativamente em decorrência da diminuição do consumo de oxigênio e da baixa extração; assim, a interpretação desses valores deve ser feita com muito cuidado. De qualquer forma, se durante o curso da HNA a SvO_2 estiver inferior a 70%, isso significará que realmente está ocorrendo uma alta extração de oxigênio, a despeito do baixo consumo, sinalizando que os valores de Hb estão excessivamente baixos nessa situação, ou que a reposição volêmica não está sendo suficiente para manter o débito cardíaco.[9] A literatura oferece alguns valores de PvO_2 e SvO_2 críticos para cães e humanos. No entanto, a disparidade de técnicas de anestesia empregadas nos diferentes estudos, bem como de frações inspiradas de oxigênio e Ht alcançados, torna essas análises pouco úteis. O mais importante é garantir que o paciente fique hemodinamicamente estável e que os parâmetros de perfusão tecidual estejam dentro da normalidade.[10]

O emprego de parâmetros de fluidorresponsividade, como a variação da pressão de pulso ou a do volume sistólico, também auxiliam na avaliação da adequação da reposição volêmica durante o curso da HNA. Esses parâmetros dinâmicos oferecem valores de corte objetivos para a administração de volume adicional caso o paciente se apresente hemodinamicamente instável.[11]

Outro ponto que não pode ser esquecido, como mencionado, é avaliar se o consumo de oxigênio no paciente anestesiado está baixo e se a tolerância para a diminuição da hemoglobina durante a anestesia é alta, já que a demanda metabólica está diminuída. Assim, o paciente anestesiado pode tolerar muito bem níveis bastante baixos de Hb, razão pela qual a HNA é factível. Entretanto, quando o indivíduo acorda e o metabolismo volta ao normal, o consumo de oxigênio volta a aumentar. Se a Hb ainda estiver muito baixa com um transporte de oxigênio aquém do necessário, haverá sinais de hipoperfusão. Essa situação é difícil de ocorrer na HNA, pois, ao término da fase de maior sangramento durante a cirurgia, o sangue já pode ser retornado, restituindo a Hb prontamente.

Assim, como critério, a disponibilidade de monitoração de qualidade é essencial. Levando em conta as cirurgias de grande porte para as quais a HNA teria utilidade, entende-se que esses requisitos de monitoração devem estar sempre presentes, a despeito da realização da HNA.

Como o sangue é restituído ao paciente sem qualquer manipulação, ele é mantido em sala, em temperatura ambiente, para que seus constituintes não sejam afetados. Portanto, a partir da retirada do sangue até sua reposição ao paciente, não se pode ultrapassar 6 horas. O Quadro 1 mostra os critérios para exclusão do procedimento.

QUADRO 1

Critérios de exclusão a serem observados na escolha do paciente
▪ Ht < 40%; Hb < 13 g/dL ▪ Pacientes com coagulopatias congênitas ou adquiridas ▪ Pacientes com prolongamento do TP e/ou TTPa e/ou redução do fibrinogênio e/ou redução das plaquetas ▪ Pacientes em uso de betabloqueador ▪ Pacientes idosos fisiologicamente velhos ▪ Cardiopatas classificados como C ou D segundo o Consenso do ACVIM de doença valvar mitral ▪ Cardiomiopatia dilatada ▪ Taquiarritmias supraventriculares e ventriculares ▪ Síndrome ou disfunção do nó doente ▪ Pacientes com disfunção neurológica ▪ Pacientes com pneumopatias

ACVIM: American College of Veterinary Internal Medicine; Hb: hemoglobina; Ht: hematócrito; TP: tempo de protrombina; TTPa: tempo de tromboplastina parcial ativada.

Mecanismos fisiológicos

Da mesma maneira que devemos conhecer os critérios para a escolha do paciente, também é importante entendermos quais os mecanismos fisiológicos que asseguram que a retirada do sangue será bem tolerada pelo paciente e que a técnica surtirá êxito. As respostas do organismo diante da hemodiluição também devem estar bem claras para o anestesiologista, já que deverá lidar com alterações de vários parâmetros durante o processo, sendo imprescindível que as interprete adequadamente e intervenha apenas quando necessário.

Quando se realiza a hemodiluição do paciente, altera-se primariamente a reologia do sangue. A reologia diz respeito à forma como o sangue se movimenta ao longo de todo o sistema circulatório e é influenciada por vários fatores. Um deles, e talvez o mais importante, é a viscosidade do sangue. Se imaginarmos que células sanguíneas, plaquetas, proteínas plasmáticas e outros constituintes determinam a viscosidade, ao retirarmos parte desses constituintes e repormos com um fluido acelular com baixa viscosidade, ela obviamente sofrerá uma diminuição significativa. Voltando ao conceito de reologia, fica fácil compreender que a diminuição da viscosidade certamente acarretará maior velocidade do fluxo sanguíneo, já que ela ocasiona diminuição da pós-carga e aumento de retorno venoso, da pré-carga e do volume sistólico.[12]

Em cães anestesiados com isofluorano e sevofluorano e hemodiluídos para um Ht final em torno de 25%, obtivemos incremento do DC de 90 e 120%, respectivamente.[9] Segundo alguns estudos das décadas de 1980 e 1990, o aumento do DC é resultado do aumento das pressões de enchimento, tanto da pressão venosa central quanto da pressão de oclusão da artéria pulmonar, e estariam relacionados à manutenção de normovolemia ou até mesmo a seu aumento por ocasião da reposição volêmica. Já a manutenção da frequência cardíaca em valores semelhantes aos basais também indicaria a presença de normovolemia. Assim, há que se refletir sobre o emprego de fármacos que causem bradicardia e consequente diminuição do DC durante a técnica. Como explanado, a resposta fisiológica à brusca diminuição da Hb depende do incremento do DC, e, se ele por algum motivo não aumentar, as repercussões da hemodiluição podem ser desfavoráveis ao paciente.

Técnica da hemodiluição normovolêmica aguda

A técnica de HNA é razoavelmente fácil de ser realizada e, certificando-se de que os critérios estão sendo respeitados, não irá cursar com eventos preocupantes para o anestesiologista preparado e que conheça bem a técnica e suas repercussões hemodinâmicas.

A primeira medida a ser tomada é a quantificação do volume de sangue que poderá ser retirado do paciente, facilmente calculado por meio da seguinte fórmula:[13]

$$V = VES \times (Hi\text{-}Hd)/Hm$$

Em que:

V: volume de sangue a ser retirado (mL).
VES: volume estimado de sangue (80 mL/kg para o cão adulto).
Hi: hematócrito inicial do paciente.
Hd: hematócrito desejado.
Hm: média entre Hi e Hd.

Geralmente se calcula um hematócrito desejado ao redor de 28%. No decorrer da hemodiluição esse valor eventualmente pode ficar em níveis inferiores por causa da própria reposição volêmica agressiva, mas, à medida que o fluido vai sendo redistribuído, o hematócrito seguirá aumentando.

A segunda medida é a escolha do fluido que será administrado para compensar a retirada de sangue. Diferentes estudos avaliaram o emprego dos fluidos cristaloides, isoladamente ou combinados com os coloides, para a reposição durante a HNA. Entre os cristaloides, o Ringer lactato foi amplamente empregado por apresentar valores de eletrólitos mais próximos ao plasma quando comparado à solução de cloreto de sódio a 0,9%. Esta tem valores de cloro extremamente altos, que causam acidose metabólica hiperclorêmica sustentada durante e após 2 horas da hemodiluição.[4] Em contrapartida, o emprego de Ringer lactato não é acompanhado de alterações de eletrólitos, tampouco do pH.[5] Pode-se pressupor que o Ringer acetato também se apresente como uma excelente solução de reposição volêmica na hemodiluição por suas características. Já o emprego de coloides está cercado de controvérsias. Em suínos submetidos à HNA, mostrou-se uma opção ruim, uma vez que os animais tratados com essas substâncias apresentaram importante inflamação pulmonar.[14] Em cães, a HNA realizada com Ringer lactato e amido hidroxietílico associados promoveu manutenção dos parâmetros metabólicos, de oxigenação e hemodinâmicos e nenhum dos cães apresentou qualquer efeito adverso relacionado à técnica[3] ou maior inflamação tecidual por causa do coloide.[4]

Feito o cálculo do volume de sangue a ser retirado e escolhida a solução de reposição, parte-se para o preparo e a anestesia do paciente. Estes devem atender às necessidades cirúrgicas no tocante a analgesia e relaxamento muscular, não havendo óbices quanto ao emprego de determinado anestésico ou técnica, excetuando-se a questão da bradicardia. Esta pode ser uma preocupação, pois pode prejudicar o aumento do DC necessário à manutenção da oferta de oxigênio aos tecidos.

Com o paciente anestesiado, faz-se a cateterização de uma artéria e a colocação de pelo menos mais um acesso venoso. A própria artéria que será utilizada para a monitoração da pressão arterial pode ser utilizada para a retirada do sangue. Acesso central, se factível, é uma excelente medida na HNA, pois vai permitir a monitoração da SvO_2 e infusão de fluidos e vasoativos.[8]

A retirada do sangue só deve ser iniciada quando a anestesia está bem estável e, como o procedimento não cursa com estímulo doloroso, normalmente o plano de anestesia não precisa estar profundo. A retirada de sangue é realizada preferencialmente em 30 minutos. A reposição volêmica é feita simultaneamente à retirada, calculando-se que o volume total a ser reposto deve ser administrado ao longo dos mesmos 30 minutos. O fluido empregado é o Ringer lactato, na proporção de 3:1 em relação ao volume de sangue retirado. Finda a hemodiluição, a cirurgia pode ser iniciada. O cirurgião deve estar ciente de que trabalhará em um campo cirúrgico com maior sangramento, já que os fatores de coagulação estão agora diluídos. E este é o mote da HNA: o sangramento cirúrgico acontecerá normalmente, e poderá ser até mais intenso que o normal, porém o sangue perdido está hemodiluído também e, assim, o montante da perda de hemácias é menor. Uma vez finalizada a cirurgia ou a parte que curse com a maior taxa de sangramento, o sangue guardado é retornado ao paciente.[13]

Nas situações em que houver instabilidade hemodinâmica durante a cirurgia ou sinais de hipoperfusão, o sangue poderá ser retornado ao paciente antes do previsto, ou a qualquer momento que o anestesista julgar pertinente.

CONCLUSÃO

A hemodiluição normovolêmica é uma técnica valiosa no manejo perioperatório, oferecendo benefícios significativos na conservação do sangue e na otimização da oxigenação tecidual. Ao reduzir a concentração de hemácias enquanto mantém o volume sanguíneo, essa abordagem pode minimizar a necessidade de transfusões alogênicas, diminuindo assim os riscos associados a essas práticas. No entanto, a aplicação bem-sucedida da hemodiluição normovolêmica requer uma compreensão aprofundada das condições clínicas do paciente, bem como uma monitorização cuidadosa para evitar complicações como a hipoperfusão tecidual. À medida que a pesquisa avança, espera-se que novas diretrizes e tecnologias aprimorem ainda mais a segurança e a eficácia dessa técnica, consolidando seu papel na prática clínica moderna. Em última análise, a hemodiluição normovolêmica destaca-se como uma estratégia promissora para melhorar os resultados cirúrgicos e a segurança do paciente.

REFERÊNCIAS

1. Rahimi-Levene N, Ziv-Baran T, Peer V, Golik A, Kornberg A, Zeidenstein R, Koren-Michowitz M. Hemoglobin transfusion trigger in an internal medicine department: A "real world" six year experience. PLoS One. 2018;13(3):e0193873.
2. Rahimi-Levene N, Koren-Michowitz M, Zeidenstein R, Peer V, Golik A, Ziv-Baran T. Lower hemoglobin transfusion trigger is associated with higher mortality in patients hospitalized with pneumonia. Medicine (Baltimore). 2018;97(12):e0192.
3. Maheta DK, Frishman WH, Aronow WS. Bloodless cardiac surgery in Jehovah's witness: a comprehensive review. Cardiol Rev. 2024.
4. Perini FV, Montano-Pedroso JC, Oliveira LC, Donizetti E, Rodrigues RDR, Rizzo SRCP, et al. Consensus of the Brazilian association of hematology, hemotherapy and cellular therapy on patient blood management: Acute normovolemic hemodilution and intraoperative autotransfusion. Hematol Transfus Cell Ther. 2024;46 Suppl 1(Suppl 1):S48-S52.
5. Ribeiro Junior MAF, Pacheco LS, Duchesne JC, Parreira JG, Mohseni S. Damage control resuscitation: how it's done and where we can improve. A view of the Brazilian reality according to trauma professionals. Rev Col Bras Cir. 2025;51:e20243785.
6. Li W, Li X, Chen Y, Li Y, Chen R, Kang Z, et al. Effects of acute normovolemic hemodilution and allogeneic blood transfusion on postoperative complications of oral and maxillofacial flap reconstruction: a retrospective study. BMC Oral Health. 2024;24(1):606.
7. Li J, Xia Y, Jin S, Dong H, Zhao P, Jiang H, Hu R. Effects of acute normovolemic hemodilution on allogeneic blood transfusion & coagulation in orthognathic surgery: a randomized study. Transfusion. 2023;63(1):125-33.
8. Divertie M, McMichan J. Continuous monitoring of mixed venous oxygen saturation. Chest. 1984;85(3):423-8.
9. Fantoni DT, Otsuki DA, Ambrósio AM, Tamura EY, Auler JOC. A comparative evaluation of inhaled halothane, isoflurane, and sevoflurane during acute normovolemic hemodilution in dogs. Anesth Analg. 2005;100(4):1014-9.
10. Tamura J, Itami T, Ishizuka T, Fukui S, Miyoshi K, Sano T, Yamashita K. Central venous blood gas and acid-base status in conscious dogs and cats. J Vet Med Sci. 2015;77(7):865-9.
11. Gonçalves L, Otsuki DA, Pereira MA, Nagashima JK, Ambrosio AM, Fantoni DT. Comparison of pulse pressure variation versus echocardiography-derived stroke volume variation for prediction of fluid responsiveness in mechanically ventilated anesthetized dogs. Vet Anaesth Analg. 2020;47(1):28-37.
12. Carey J. Determinants of cardiac output during experimental therapeutic hemodilution. Ann Surg. 1975;181(2):196-202.
13. Gross J. Estimating allowable blood loss. Anesthesiology. 1983;58(3):277-80.
14. Kahvegian M, Aya Otsuki D, Holms C, Oliveira Massoco C, Costa Auler Júnior JO, Tabacchi Fantoni D. Modulation of inflammation during acute normovolemic anemia with different fluid replacement. Minerva Anesthesiol. 2013;79(10):1113-25.

13

Autotransfusão e *cell saver* em cães e gatos

Danielly Roberta Penedo Rodrigues

INTRODUÇÃO

A transfusão de hemocomponentes, principalmente de concentrado de hemácias, é uma terapia frequente e muitas vezes limitada na medicina veterinária. A necessidade de banco de sangue com doadores selecionados e disponíveis, equipe qualificada e infraestrutura adequada restringe a oferta desse serviço em determinadas regiões. Dependendo do local ou em determinadas circunstâncias emergenciais, esse tratamento, crucial para a manutenção da vida, pode não estar disponível.[1]

A transfusão sanguínea se faz necessária na perda de sangue em situações crônicas e agudas, emergenciais ou programadas, como cirurgias de alta complexidade. Nesse sentido, a transfusão pode ser homóloga, autóloga ou xenotransfusão. O método mais comumente utilizado é a transfusão entre indivíduos da mesma espécie, ou seja, homóloga. Contudo, existem condições como reações transfusionais, inconveniências práticas associadas à coleta, armazenamento e transporte de sangue, disponibilidade ocasionalmente limitada e altos preços, sem contar as alterações de armazenamento que podem ocorrer nos produtos sanguíneos estocados.[2]

Além das condições citadas, há também os riscos inerentes à transfusão homóloga e à xenotransfusão, como incompatibilidade sanguínea, transmissão de doenças infecciosas, reações transfusionais hemolíticas ou não hemolíticas, imunossupressão, lesão pulmonar aguda e sepse. Somada a isso, a relação entre transfusão homóloga e morbidade e mortalidade aumenta o direcionamento para a transfusão autóloga em determinadas situações. As diversas lesões bioquímicas, biomecânicas e de armazenamento oxidativas no sangue armazenado, como aumento do lactato, diminuição do 2,3-difosfoglicerato, diminuição da deformabilidade da hemácia, oxidação e desnaturação da hemoglobina (Hb), e peroxidação lipídica, influenciam na qualidade do hemocomponente e nas reações indesejáveis.[3]

TRANSFUSÃO AUTÓLOGA

Na transfusão autóloga os doadores são os receptores de seu próprio sangue. A técnica tem se demonstrado útil e importante diante das limitações impostas pela transfusão homóloga e pela xenotransfusão, com três alternativas sendo possíveis: doação pré-operatória, hemodiluição normovolêmica aguda (HNA) e recuperação celular intra e pós-operatória. A doação pré-operatória consiste na coleta de sangue do próprio paciente semanas antes da cirurgia, para posterior transfusão no dia da cirurgia. Essa técnica tem limitações, pois não se faz útil em situações emergenciais. Outra restrição são pacientes pequenos ou debilitados que não podem ser doadores prévios, pois muitas vezes não recuperarão espontaneamente a hemoglobina e o hematócrito até a data do procedimento cirúrgico. Já a HNA pode ser realizada para pacientes com previsão de perda de 20% ou mais da volemia total, volume retirado imediatamente antes da cirurgia e reposto com coloide ou cristaloide para manter a volemia normal (para mais informações, consulte o Capítulo 12 — Hemodiluição normovolêmica aguda em cães). Outra opção é a recuperação intraoperatória de hemácias, que corresponde a coleta e reinfusão do sangue perdido durante a cirurgia, sendo aspirado para uma centrífuga específica, adicionado de heparina ou citrato, e o conteúdo é filtrado para remover coágulos e detritos. Essa centrifugação concentra glóbulos vermelhos que podem ser lavados com solução salina ou outras substâncias tamponadas para que possam ser reinfundidos.[4,5] Um resumo das indicações da transfusão autóloga pode ser visto na Figura 1.

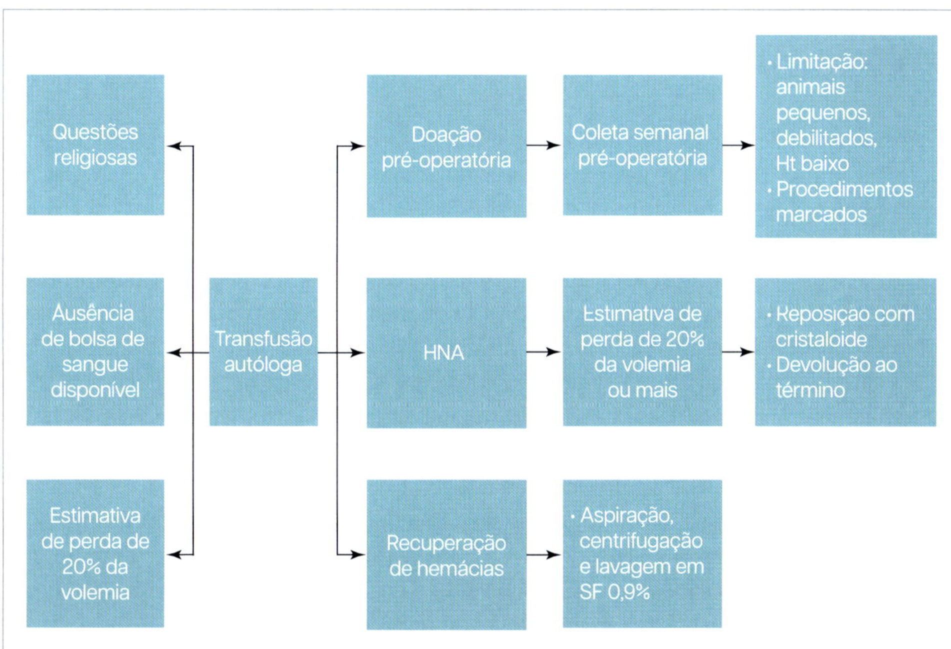

FIGURA 1 Algoritmo da transfusão autóloga.

HNA: hemodiluição normovolêmica aguda; Ht: hematócrito; SF: soro fisiológico.

RECUPERAÇÃO DE HEMÁCIAS

O principal objetivo da autotransfusão é reduzir ou evitar a necessidade de uso do sangue homólogo, juntamente com os riscos, custos e dificuldades de acesso a uma bolsa de sangue, como observado na medicina veterinária. O primeiro dispositivo, desenvolvido por Jack Latham em 1968 para filtrar as hemácias do campo cirúrgico, chamava-se tigela Latham e entregava um concentrado de hemácias livre de plasma e plaquetas e pronto para transfusão.[6] Antes disso, diversas técnicas e procedimentos foram testados por diferentes estudiosos, e nos primórdios as maiores dificuldades eram a anticoagulação falha, a contaminação, a falta de insumos adequados tanto para coleta quanto para reinfusão e a separação adequada das células.[7]

A recuperação de hemácias ocorre do campo cirúrgico ou mesmo das cavidades torácica e abdominal em situações emergenciais. Algumas dessas situações são lesão vascular causada por trauma, torção de órgão, coagulopatia e neoplasia, esta última um risco ainda discutido, mesmo com o uso de filtros de leucorredução. Os fatores de coagulação são perdidos no processo, e pacientes que já apresentam distúrbios de coagulação necessitam do manejo dessa coagulopatia além do produto celular recuperado.[8]

O risco de transfusões sanguíneas homólogas é maior do que com a transfusão autóloga, sendo esse mais um benefício dos dispositivos de salvamento celular (DSC).[2] As transfusões autólogas garantem a compatibilidade antigênica dos eritrócitos, aumentam a longevidade das células transfundidas, minimizam a inflamação decorrente das reações homólogas, eliminam o risco da transmissão de doenças infecciosas sistêmicas e estão associadas a menor grau de imunossupressão.[1]

TÉCNICA

As máquinas de recuperação celular (Figura 2) aspiram e bombeiam o sangue coletado de um reservatório para um dispositivo de centrifugação, onde as hemácias são separadas das proteínas plasmáticas e de outros elementos celulares. Os eritrócitos são lavados em solução fisiológica 0,9%, e esse sangue pode ser administrado ao paciente em até 6 horas depois da coleta. Esses sistemas de recuperação celular são preferíveis aos métodos antigos de autotransfusão direta (como aspiração simples por seringa), visto que ocorre a remoção de possíveis contaminantes e a alta concentração das hemácias diminui o volume necessário a ser transfundido.[1]

Na veterinária, a transfusão sanguínea autóloga, efetuada de maneira correta através do equipamento adequado, com coleta do sangue do campo cirúrgico, lavagem, filtração e concentração, seguidas de reinfusão dos eritrócitos caninos no mesmo paciente, ainda é uma técnica nova e pouco comum na rotina

A indicação para uma possível abordagem de recuperação celular seriam casos em que o paciente será submetido a procedimentos com grande potencial de sangramento, nos quais a perda de sangue prevista é maior que 20% da volemia, ausência de bolsa de sangue disponível, sangue compatível não disponível ou por questões religiosas.[9]

Com relação às células recuperadas, não existe lesão de armazenamento ou mesmo diminuição da adenosina trifosfato e do 2,3-DPG (difosfoglicerato). Essa diminuição ocorre em 95% das hemácias após 2 semanas de armazenamento, sendo a redução acentuada com

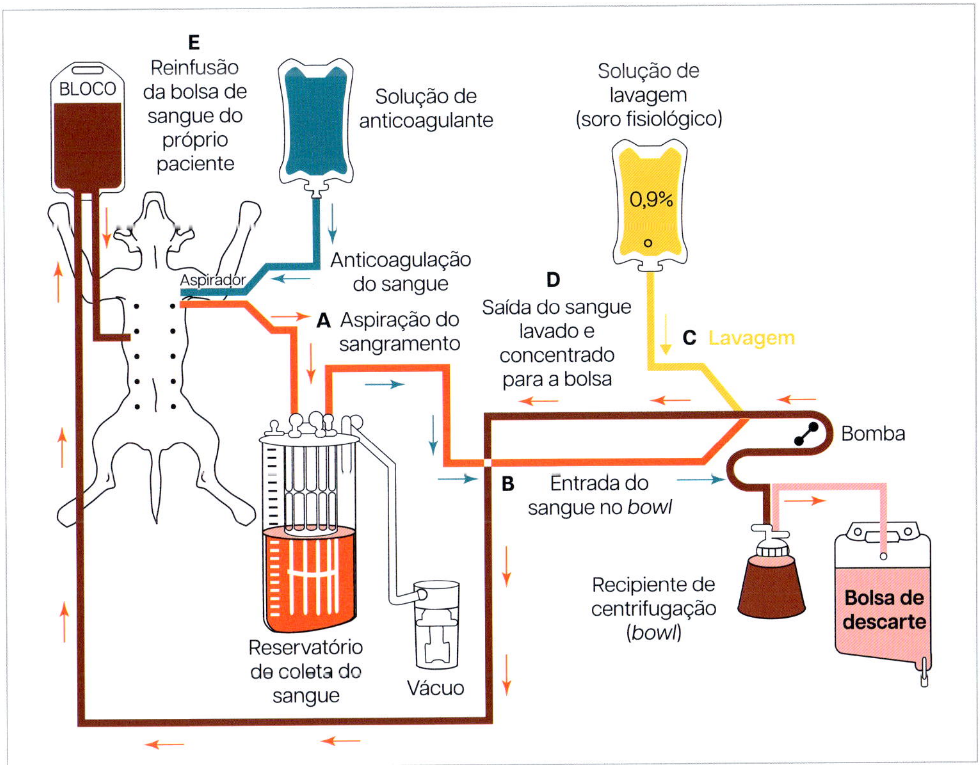

FIGURA 2 Diagrama esquemático do circuito de autotransfusão para recuperação celular. A: aspiração do sangramento cavitário; B: entrada do sangue no recipiente de centrifugação; C: lavagem com solução fisiológica 0,9%; D: saída do sangue lavado e concentrado para bolsa de reinfusão; E: reinfusão da bolsa de sangue do próprio paciente.

Fonte: adaptada de: https://youtu.be/4yWZYjAT1Ls?si=KMJLm0R-tgvqk1La.

o passar do tempo, reduzindo o transporte de oxigênio (DO_2) aos tecidos. Já nas hemácias recuperadas, as quais ficam fora da circulação por 2 a 3 horas, não ocorre a diminuição do 2,3-DPG, fato que poderia reduzir a oxigenação e perfusão tecidual. O grau de deformabilidade, que permite o fluxo das hemácias por capilares menores, diminui com o tempo de armazenamento, afetando também o DO_2. O armazenamento também está associado à hemólise e ao aumento da hemoglobina livre.

Na técnica de recuperação de hemácias, a hemólise do sangue recuperado pode ser controlada desde que as forças de sucção sejam limitadas a 150 mmHg, minimizando o cisalhamento na ponta do cateter de sucção.[6,10] Outras reações, como a hipocalcemia (que ocorre em transfusões maciças), hiperamonemia com bolsas armazenadas por 35 dias ou mais (um problema em pacientes hepatopatas) e reações hipotensivas, também podem ser vistas em transfusões homólogas de concentrado de hemácias.[11]

Em procedimentos com alto potencial de sangramento, como cirurgias cardíacas, vasculares e ortopédicas, a redução da necessidade de transfusões homólogas e suas possíveis complicações pode transpor os custos ainda elevados (equipamento e filtros) e sugerir um futuro promissor na medicina veterinária.[6,12]

Qualquer fator que resulte em hemólise é contraindicado. Logo, a mistura com qualquer solução, como água estéril ou qualquer solução hipotônica, induzirá lise e isso poderá causar alterações importantes em órgãos-alvo. Outra ressalva são substâncias vasoativas presentes no sangue recuperado e utilizado, que pode trazer alterações hemodinâmicas dependendo do tamanho da partícula e do filtro de transfusão utilizado.[9]

No início da utilização de dispositivos de recuperação celular e autotransfusãos, uma das contraindicações eram as cirurgias oncológicas, pela disseminação iatrogênica de células hematogênicas neoplásicas. Esse risco foi reduzido com o uso de filtros de leucorredução, mesmo em casos de hemangiossarcoma abdominal,[12] haja vista que a maioria dos pacientes oncológicos já tem células tumorais circulantes na corrente sanguínea e a imunossupressão associada à transfusão homóloga pode ser mais deletéria.[13] Uma opção para reduzir as chances de disseminação celular cancerígena através da recuperação celular e tornar o método factível para pacientes oncológicos seria a radiação do produto sanguíneo recuperado. Porém, a necessidade do equipamento, tempo e custo tornariam o benefício, que é a disponibilidade em curto prazo, distante do bloco cirúrgico, não atendendo à necessidade, muitas vezes emergencial.[14] Outra contraindicação hoje entendida como relativa são as cirurgias contaminadas, por exemplo, do trato gastrintestinal ou por trauma penetrante,[15] visto que as chances de contaminação também são reduzidas em 99% com o uso de filtros de leucorredução.[1] Reforçando a necessidade imprescindível de equipamento apropriado e específico para efetuar a coleta do sangue do campo cirúrgico, lavagem, filtração e concentração seguidas de reinfusão dos eritrócitos no paciente, mesmo com o uso de filtros de leucorredução, ainda são necessários trabalhos na medicina veterinária que corroborem e comprovem os benefícios no cenário oncológico e de trauma penetrante. Contudo, o risco de contaminação, reinfecção ou disseminação tumoral sempre deve ser esclarecido e comparado com o benefício e a necessidade da recuperação celular.[16]

As complicações mais comuns da recuperação celular são hipocalcemia, coagulopatias e hemólise.[17] A hipocalcemia pós-transfusão de células recuperadas pode ser observada em pacientes em razão da própria lavagem celular que acontece com as hemácias, do uso de heparina na linha de sucção do aparelho e de comorbidades preexistentes dos pacientes em questão. Outras anormalidades eletrolíticas, como diminuições séricas de magnésio, proteína total e pH, podem estar presentes e são equivalentes à porcentagem recuperada e transfundida no paciente, sendo mais proeminente quando ultrapassa 48% do volume transfundido. Esses parâmetros adicionais (pH, cálcio, magnésio, proteína e parâmetros de coagulação) devem ser monitorados e tratados, se necessário, durante o uso do salvamento celular.[18]

As complicações podem ser reduzidas com métodos de recuperação de hemácias ou "salvamento celular", nos quais equipamentos específicos e desenvolvidos para esse fim são empregados para drenar o sangue do campo cirúrgico e tratar adequadamente esse sangue recuperado. Por isso, são contraindicadas coleta e infusão sem equipamento e preparo adequados.[1]

SÍNDROME *CELL SAVER*

Um dos riscos existentes com a autotransfusão por recuperação celular é a síndrome do salvamento celular. É uma condição em que coagulopatias podem se desenvolver em decorrência de remoção de plaquetas e proteínas plasmáticas, lavagem inadequada e acúmulo de produtos de fibrina, citocinas inflamatórias, hemoglobina livre e fragmentos celulares. Essa condição pode levar a manifestações clínicas diversas, como coagulação intravascular disseminada, síndrome do desconforto respiratório agudo, lesão renal aguda e morte. Portanto, a qualidade do sangue deve ser avaliada e a equipe que utiliza o equipamento deve ser treinada e preparada para o diagnóstico precoce e tratamento rápido. Diante da coagulopatia adquirida nessa síndrome, exames laboratoriais e tromboelastografia devem ser realizados e a substituição de hemoderivados, considerada de acordo com os produtos disponíveis.[10]

CONCLUSÃO

A autotransfusão por recuperação celular é uma ferramenta que aumenta a segurança de procedimentos de alta complexidade em diferentes situações. A princípio, é uma técnica de alto custo na medicina veterinária pela não disponibilidade do equipamento e de insumos de maneira rotineira. Uma vez que estiverem disponíveis na rotina, esse tipo de transfusão sanguínea será mais acessível e seguro, diminuindo os riscos, pois reduz a necessidade dos componentes homólogos ou de grandes volumes, o que aumenta as chances de complicações e tempo de hospitalização.[19]

Contudo, recomenda-se fortemente que a recuperação celular só seja realizada com equipamentos e insumos corretos e com equipe treinada, minimizando os riscos e proporcionando os reais e máximos benefícios do procedimento.

REFERÊNCIAS

1. Kellett-Gregory LM, Seth M, Adamantos S, Chan DL. Autologous canine red blood cell transfusion using cell salvage devices. J Vet Emerg Crit Care (San Antonio). 2013;23(1):82-6.
2. Comas Collgros N, Zaprides V, Godolphin JD, Bacon N. Impact of a cell salvage device on blood transfusions to dogs undergoing surgery at a referral veterinary hospital. J Vet Emerg Crit Care (San Antonio). 2024;34(4): 376-86.
3. Hirst C, Adamantos S. Autologous blood transfusion following red blood cell salvage for the management of blood loss in 3 dogs with hemoperitoneum. J Vet Emerg Crit Care (San Antonio). 2012;22(3):355-60.
4. Huber D, Witt L, Sümpelmann R, Heinze L, Müller T, Lichtinghagen R, et al. Comparison of bicarbonate-buffered fluid and isotonic saline solution as Cell Saver washing fluids for packed red blood cells. Paediatr Anaesth. 2013;23(11):1021-6.
5. Vanderlinde ES, Heal JM, Blumberg N. Autologous transfusion. BMJ. 2002 Mar 30;324(7340):772-5.
6. Frank SM, Sikorski RA, Konig G, Tsilimigras DI, Hartmann J, Popovsky MA, et al. Clinical utility of autologous salvaged blood: a review. J Gastrointest Surg. 2020;24(2):464-72.
7. Roets M, Sturgess DJ, Wyssusek K, van Zundert AA. Intraoperative cell salvage: a technology built upon the failures, fads and fashions of blood transfusion. Anaesth Intensive Care. 2019;47(3S):17-30.
8. Adam EH, Funke M, Zacharowski K, Meybohm P, Keller H, Weber CF. Impact of intraoperative cell salvage on blood coagulation factor concentrations in patients undergoing cardiac surgery. Anesth Analg. 2020;130(5).
9. Esper SA, Waters JH. Intra-operative cell salvage: a fresh look at the indications and contraindications. Blood Transfus. 2011;9:139-47.
10. Ashworth A, Klein AA. Cell salvage as part of a blood conservation strategy in anaesthesia. Br J Anaesth. 2010;105:401-16.
11. Davidow EB, et al, Association of Veterinary Hematology and Transfusion Medicine (AVHTM) Transfusion Reaction Small Animal Consensus Statement (TRACS). Part 1: definitions and clinical signs. J Vet Emerg Crit Care. 2021;31:141-66.
12. Salaria ON, Barodka VM, Hogue CW. Impaired red blood cell deformability after transfusion of stored allogeneic blood but not autologous salvaged blood in cardiac surgery patients. Anesth Analg. 2014;118(6):1179-87.

13. Ciepluch B, Wilson-Robles H, Levine G, Smith R, Wright GA, Miller T, et al. Removal of hemangiosarcoma cells from canine blood with a cell salvage system and leukocyte reduction filter. Vet Surg. 2018;47(2):293-301.
14. Waters JH, Yazer M, Chen YF, Kloke J. Blood salvage and cancer surgery: a meta-analysis of available studies. Transfusion. 2012; 52(10):2167-73.
15. Klein AA, Bailey CR, Charlton AJ, Evans E, Guckian-Fisher M, McCrossan R, et al. Association of Anaesthetists guidelines: cell salvage for peri-operative blood conservation 2018. Anaesthesia. 2018;73:1141-50.
16. Wates JH, Donnenberg AD, Blood salvage and cancer surgery: should we do it? Transfusion. 2009;49(10):2016-8.
17. Higgs VA, Rudloff E, Kirby R, Linklater AKJ. Autologous blood transfusion in dogs with thoracic or abdominal hemorrhage: 25 cases (2007-2012). J Vet Emerg Crit Care (San Antonio). 2015;25(6):731-8.
18. Lamb JL, Thieman Mankin KM, Levine GJ, Thompson J. Electrolyte and acid/base changes in dogs undergoing autologous blood transfusion via a cell salvage device. Can Vet J. 2015;56(9):947-52.
19. Blunschi F, Gluding D, Hassdenteufel E, Schneider M, Lehmann H. Retrospective evaluation of autotransfusion using a cell saver device versus allotransfusion in the perioperative management of acute hemoperitoneum in 43 dogs (2017-2021). Front Vet Sci. 2025;12:1465988.

14

Trombose e tratamento do tromboembolismo

Márcia Kahvegian

INTRODUÇÃO

A trombose é definida como a formação patológica de um coágulo de sangue dentro de um vaso sanguíneo, podendo ocorrer em artérias ou veias. A etiologia da trombose começa com a hipercoagulabilidade, que pode ocorrer secundariamente ao excesso de fator protrombótico (p. ex., hiperfibrinogenemia), deficiência de fator antitrombótico (p. ex., deficiência de antitrombina) ou fibrinólise prejudicada.[1]

TROMBOS ARTERIAIS E VENOSOS

A patogênese da geração de um trombo arterial ou venoso é diferente.[1] Os trombos arteriais são formados principalmente como consequência da ativação plaquetária sob condições de alto fluxo sanguíneo nas artérias e arteríolas e são descritos como "trombos ricos em plaquetas".[2] A trombose arterial pode resultar em eventos isquêmicos e diminuição do transporte de oxigênio tecidual, ocasionando dor e necrose.[3]

A trombose arterial é uma condição com risco à vida, sendo comum em gatos e rara em cães. Geralmente ocorre nos membros posteriores com poucos casos relatados nos membros anteriores em felinos.[4] Em felinos, causa sintomas agudos, como paralisia dos membros, taquipneia, vocalização, hipotermia, azotemia e acidose metabólica.[3] Já em cães pode se estabelecer como uma condição crônica, apresentando sinais clínicos relativamente leves, incluindo anormalidade locomotora, déficits neurológicos e intolerância física.[5]

Já o tromboembolismo venoso é uma doença que envolve a trombose em veias e a embolia pulmonar.[6] Esses trombos são formados sob condições de estase de sangue em veias e vênulas, sendo ricos em fibrina pela ativação da coagulação.[2] Resulta da formação de coágulos em uma veia principal, normalmente em extremidades, e, enquanto os coágulos nas veias superficiais permanecem no lugar, os coágulos em veias principais podem se deslocar, alcançando pulmões e outros órgãos. Dessa maneira, os coágulos podem causar danos temporários ou permanentes, promovendo edema e dor. Muitas são as causas de trombo venoso, incluindo cirurgia, endocrinopatias, imobilização, doença cardíaca, deficiência dos fatores de anticoagulação, idade avançada, nefropatia e enteropatia perdedora de proteína, neoplasias, anemia hemolítica, estados inflamatórios, doenças inflamatórias crônicas, entre outros.[7] Outras condições contribuem para os eventos trombóticos, como a tríade de Virchow, condição que inclui hipercoagulabilidade (desequilíbrio entre fatores pró-coagulantes e anticoagulantes circulantes), lesão vascular e estase sanguínea.[8]

TRATAMENTO DO TROMBOEMBOLISMO

Em cães e gatos, a trombose é um fenômeno reconhecido, com um impacto significativo na morbidade e mortalidade. Apesar do crescente entendimento da trombose como uma manifestação de doenças na medicina veterinária, poucos estudos quantificando os riscos estão disponíveis para informar decisões relacionadas à anticoagulação, levando à aplicação inconsistente e anedótica da terapia antitrombótica. Muitas vezes, o princípio da analogia entre medicina e medicina veterinária não deve ser utilizado, uma vez que trombose venosa profunda (precursor da embolia pulmonar) e aterosclerose (precursor de trombose arterial) são condições comuns no homem e pouco descritas na medicina veterinária.[9]

De um modo geral, os medicamentos antitrombóticos impedem a formação de trombos inibindo as plaquetas (medicamentos antiplaquetários) ou a cascata de coagulação (medicamentos anticoagulantes).[1] Assim, primariamente, utilizam-se anticoagulantes para prevenção na trombose venosa e antiplaquetários na trombose arterial.[10] Mas, como o modelo de hemostasia postula que as plaquetas são essenciais para a hemostasia *in vivo*, justifica-se o uso de antiplaquetários na trombose venosa associados aos anticoagulantes.[11] Do mesmo modo, os anticoagulantes também podem ser associados aos antiplaquetários na trombose arterial,[12] uma vez que muitos estados hipercoaguláveis em pequenos animais podem resultar em trombose venosa ou arterial de maneira imprevisível.[13]

Doenças como anemia hemolítica imunomediada (AHIM) e nefropatia perdedora de proteína (NPP) são mais associadas a trombos venosos, os quais são ricos em fibrina e têm sua formação menos dependente do número e da função das plaquetas, indicando assim a utilização primária de anticoagulantes para prevenção.[14] Já as cardiopatias em felinos são associadas ao tromboembolismo arterial, rico em plaquetas, e, nesse sentido, devem-se utilizar os antiplaquetários inicialmente para limitar ativação, agregação e aderência plaquetária.[4]

Muitas vezes os antiplaquetários podem ser utilizados isoladamente para a prevenção de trombos, mas a anticoagulação dupla com dois medicamentos antiplaquetários ou um antiplaquetário e um anticoagulante deve ser empregada se o risco de formação de trombo for alto ou se já houver trombo instalado.[15]

O consenso CURATIVE sugere que os anticoagulantes podem ser mais eficazes do que agentes antiplaquetários para a prevenção da trombose venosa em cães em geral e na dirofilariose, especificamente. Para os trombos venosos, a heparina de baixo peso molecular (HBPM) ou inibidores do fator X são preferenciais à heparina não fracionada (HNF) na maioria das situações. HBPM, HNF e inibidores do fator X são preferenciais à varfarina. Já a prevenção de trombos arteriais em cães e gatos pode ser efetuada com o clopidogrel. A terapia combinada para pacientes com alto risco de trombo venoso ou arterial pode ser efetuada com clopidogrel associado a HBPM ou HNF com dose ajustada e individualizada, em que o risco causado pelo trombo supera o risco de sangramento em decorrência da terapia combinada.[13] A heparina pode ser substituída pelos inibidores diretos do FX, principalmente para uso domiciliar.

Existem três fases descritas no tratamento do tromboembolismo venoso: aguda, longo termo e estendida. Na fase aguda, deve-se utilizar a heparina e nas outras fases opta-se pela administração de antagonistas de vitamina K (não mais recomendados em medicina veterinária) ou inibidores diretos do fator X.[16]

Para a dissolução direta do coágulo, podem-se utilizar agentes que promovem trombólise, ou seja, fármacos que são ativadores do plasminogênio e convertem o plasminogênio em plasmina, clivando a fibrina. Com isso ocorre a lise do trombo e o fluxo de sangue é restaurado no vaso antes ocluído.[17]

INÍCIO DA ANTICOAGULAÇÃO

Os pilares do início da coagulação são uma avaliação apropriada do paciente, incluindo os riscos individuais de sangramento e de trombose, além de uma investigação diagnóstica adequada da etiologia da coagulopatia. Como o trombo é uma condição secundária a um processo e/ou condição, são fundamentais a investigação e o tratamento da etiologia para resolução do evento tromboembólico.[1]

Como o sangramento é a complicação mais fatal da anticoagulação, as contraindicações absolutas precisam ser descartadas antes do início da terapia. Isso inclui sangramento de qualquer ordem ou em qualquer local, incluindo sangramento em cavidades, gastrintestinal, epistaxe, hemoptise, cirurgia recente com possibilidade de sangramento iminente, trombocitopenia e grandes hematomas (Quadro 1). A coagulopatia de consumo também deve ser descartada, daí a importância de exames prévios como hemograma, tempo de protrombina (TP), tempo de tromboplastina parcial ativada (TTPa), fibrinogênio e teste viscoelástico, preferencialmente este último para avaliação da coagulação.

As alterações nos exames citados devem ser investigadas profundamente. Se, por exemplo, o paciente apresenta prolongamento de TTPa, antes de a anticoagulação ser iniciada devem-se considerar causas hereditárias ou adquiridas, como deficiências de fatores de coagulação. Para o início da anticoagulação, o ideal é que o número de plaquetas seja maior que 80.000 a 100.000/mm^3, mas algumas condições com alto risco de trombo (p. ex., AHIM)[18] permitem o início da anticoagulação com um número menor de plaquetas. Outro ponto importante é o conhecimento da função renal do paciente, uma vez que alguns anticoagulantes apresentam alta taxa de excreção renal. A observação desses aspectos é importante para prevenir eventos adversos da anticoagulação, os quais podem ser condições complicadoras em pacientes idosos, com disfunção renal e naqueles em estado grave.

Antes do início da anticoagulação, deve-se proceder a uma inspeção detalhada do paciente a fim de avaliar se o doente apresenta líquido livre em cavidades, hematoma, equimose, sulfusão ou petéquias. Dependendo da dificuldade de avaliação, deve-se efetuar a tricotomia principalmente das regiões torácica e abdominal do paciente. Essa condição é necessária, uma vez que a observação de grandes hematomas é de suma importância para manter ou suspender temporariamente a terapia, principalmente nos pacientes aos quais se administrarão doses mais altas e/ou intervalos menores de antitrombóticos (pacientes com alto risco de trombo ou trombo instalado).

Outra medida mandatória é evitar a administração de fármacos via intramuscular ou subcutânea, punção arterial ou mesmo coleta de sangue venoso desnecessárias em pacientes sob terapia anticoagulante e até mesmo antiplaquetária. Nos pacientes sob o uso de heparina subcutânea (SC), utiliza-se essa via apenas para aplicação do anticoagulante, evitando-se a administração de outros fármacos como antibióticos ou analgésicos por essa via. Quando tais procedimentos são clinicamente necessários, deve-se assegurar que seja aplicada pressão externa no local e/ou gelo no local após o procedimento. Caso a HNF esteja sendo administrada em infusão contínua, o acesso venoso onde o fármaco está sendo efetuado não deve ser utilizado para administração de outra medicação ou para coleta de exames.

Outro ponto importante é que as doses não devem ser extrapoladas de outras espécies, uma vez que a variação da doença e gravidade, o metabolismo do fármaco e a resposta individual são fatores consideráveis e multifatoriais.[19]

Por fim, é fundamental que o responsável seja informado acerca de riscos, benefícios e eventos adversos da anticoagulação, além de assinar os devidos termos.

QUADRO 1

Principais contraindicações para início da terapia antitrombótica

- Sangramento intracraniano, pericárdico, pleural, pulmonar, abdominal, retroperitoneal, intraocular, intra-articular ou intraespinal
- Sangramento ativo não reversível com intervenção cirúrgica
- Hematoquezia
- Hematoêmese
- Grandes hematomas
- Falência hepática
- Disfunção plaquetária
- Trombocitopenia importante
- Ulceração ativa do trato gastrintestinal
- Cirurgia recente com alto risco de sangramento pós-operatório

Fonte: modificado de Harter et al., 2015,[20] Key et al., 2020.[21]

REFERÊNCIAS

1. Turpie AGG, Esmon C. Venous and arterial thrombosis–pathogenesis and the rationale for anticoagulation. Thromb Haemost. 2011;105(4):586-96.
2. Mackman N, Becker RC. DVT: a new era in anticoagulant therapy. Arterioscler Thromb Vasc Biol. 2010;30(3):369-71.
3. Schoeman JP. Feline distal aortic thromboembolism: a review of 44 cases (1990-1998). J Feline Med Surg. 1999;1(4):221-31.
4. Borgeat K, Wright J, Garrod O, Payne JR, Fuentes VL. Arterial thromboembolism in 250 cats in general practice. 2004-2012. J Vet Intern Med. 2014;28(1):102-8.
5. Gonçalves R, Penderis J, Chang YP, Zoia A, Mosley J, Anderson TJ. Clinical and neurological characteristics of aortic thromboembolism in dogs. J Small Anim Pract. 2008;49(4):178-84.
6. Piazza G, Ridker PM. Is venous thromboembolism a chronic inflammatory disease? Clin Chem. 2015;61(2):313-6.
7. Wells PS, Forgie MA, Rodger MA. Treatment of venous thromboembolism. JAMA. 2014;311(7):717-28.
8. Green RA, Kabel AL. Hypercoagulable state in three dogs with nephrotic syndrome: role of acquired antithrombin III deficiency. J Am Vet Med Assoc. 1982;181(9):914-7.
9. deLaforcade A, Bacek L, Blais MC, Goggs R, Lynch A, Rozanski E. Consensus on the Rational Use of Antithrombotics in Veterinary Critical Care (CURATIVE): Domain 1-Defining populations at risk. J Vet Emerg Crit Care (San Antonio). 2019;29(1):37-48.

10. Merhi Y, Bernier J, Marois Y, Guidoin R. Acute thrombogenicity of arterial prostheses exposed to reduced blood flow in dogs: effects of heparin, aspirin, and prostacyclin. J Cardiovasc Pharmacol. 1995;26(1):1-5.
11. Lowe GDO. Common risk factors for both arterial and venous thrombosis. Br J Haematol. 2008;140(5):488-95.
12. Chiarito M, Cao D, Cannata F, Godino C, Lodigiani C, Ferrante G, et al. Direct oral anticoagulants in addition to antiplatelet therapy for secondary prevention after acute coronary syndromes: a systematic review and meta-analysis. JAMA Cardiol. 2018;3(3):234-41.
13. Goggs R, Bacek L, Bianco D, Koenigshof A, Li RHL. Consensus on the Rational Use of Antithrombotics in Veterinary Critical Care (CURATIVE): Domain 2-Defining rational therapeutic usage. J Vet Emerg Crit Care (San Antonio). 2019;29(1):49-59.
14. Aird WC. Vascular bed-specific thrombosis. J Thromb Haemost. 2007;5 Suppl 1:283-91.
15. Whelan MF, O'Toole TE. The use of thrombolytic agents. Compend Contin Educ Vet. 2007;29(8):476-82; quiz 482, 486.
16. Becattini C, Vedovati MC, Agnelli G. Old and new oral anticoagulants for venous thromboembolism and atrial fibrillation: a review of the literature. Thromb Res. 2012;129(3):392-400.
17. Sharp CR, Blais MC, Boyd CJ, Brainard BM, Chan DL, deLaforcade A, et al. 2022 Update of the Consensus on the Rational Use of Antithrombotics and Thrombolytics in Veterinary Critical Care (CURATIVE) Domain 6: Defining rational use of thrombolytics. J Vet Emerg Crit Care (San Antonio). 2022;32(4):446-70.
18. Swann, JW, Garden OA, Fellman CL, Glanemann B, Goggs R, LeVine DN, et al. ACVIM consensus statement on the treatment of immune-mediated hemolytic anemia in dogs. J Vet Intern Med. 2019;33(3):1141-72.
19. Fuster V, Bhatt DL, Califf RM, Michelson AD, Sabatine MS, Angiolillo DJ, et al. Guided antithrombotic therapy: current status and future research direction: report on a National Heart, Lung and Blood Institute working group. Circulation. 2012;126(13):1645-62.
20. Harter K, Levine M, Henderson SO. Anticoagulation drug therapy: a review. West J Emerg Med. 2015;16(1):11-7.
21. Key NS, Khorana AA, Kuderer NM, Bohlke K, Lee AYY, Arcelus JI, et al. Venous thromboembolism prophylaxis and treatment in patients with cancer: ASCO clinical practice guideline update. J Clin Oncol. 2020;38(5):496-520.

15

Antiplaquetários

Márcia Kahvegian

INTRODUÇÃO

Os antiplaquetários são medicamentos antitrombóticos utilizados para inibição plaquetária e prescritos para o tratamento de trombose confirmada ou como tromboprofilaxia em pacientes com fatores de risco protrombóticos. Clopidogrel, ticlopidina, prasugrel, ticagrelor, abciximabe e ácido acetilsalicílico (AAS) são agentes antiplaquetários disponíveis, mas o clopidogrel e o AAS são os fármacos mais utilizados em medicina veterinária. A terapia antiplaquetária é indicada principalmente para condições associadas à trombose arterial, pois a alta tensão de cisalhamento causa ativação plaquetária. Os antiplaquetários não são indicados isoladamente para prevenção na trombose venosa ou no tromboembolismo pulmonar.

ANTAGONISTAS DE RECEPTORES DE ADENOSINA DIFOSFATO

Clopidogrel, prasugrel e ticlopidina são derivados tienopiridínicos que atuam *in vivo* como antagonistas específicos de receptor P2Y12. São pró-drogas sem atividade antiplaquetária aparente, os quais necessitam de metabolismo dependente do citocromo P450 para produzir metabólitos ativos. O metabolismo pode induzir atraso significativo no início dos efeitos antiplaquetários. O metabólito ativo liga-se ao receptor P2Y12, inibindo irreversivelmente e seletivamente a agregação plaquetária dependente de adenosina difosfato (ADP).[1]

CLOPIDOGREL

O clopidogrel é uma tienopiridina que inibe o processo de agregação das plaquetas, com efeito inibidor plaquetário mais potente do que o do AAS.[2] O mecanismo de ação consiste na redução da agregação plaquetária por inibição dos receptores (P2Y1 e P2Y12) de ADP nas plaquetas. Com a utilização do fármaco, também ocorre a mudança conformacional induzida pelo ADP do complexo glicoproteína IIb/IIIa, reduzindo a ligação do fibrinogênio e do fator de von Willebrand.[3] A inibição plaquetária induzida pelo clopidogrel é irreversível e não atua na magnitude da trombocitose, mas sim na ativação plaquetária, fazendo com que o número de plaquetas se mantenha igual ao do início da terapia, mas com desempenho reduzido.

É um profármaco que requer as enzimas do citocromo P450 (CPY) para a biotransformação em seu metabólito ativo, e, no homem, há uma variabilidade em sua farmacodinâmica.[4] A metabolização do clopidogrel é prejudicada em humanos com polimorfismo dos genes que codificam enzimas, resultando na redução da atividade do CYP3A4. Esse fato faz com que os indivíduos sejam classificados como respondedores, pouco respondedores ou não respondedores. Até 30% dos pacientes são classificados como pouco respondedores ou não respondedores e apresentam um risco aumentado para eventos trombóticos futuros.[5] Em cães, não se sabe se ocorre resistência ao clopidogrel, mas a heterogeneidade da resposta plaquetária já foi observada em animais saudáveis.[6] Já foi demonstrado que, em sua maioria, os cães recebendo clopidogrel em dosagens padrão foram classificados como respondedores e que cães com nefropatia perdedora de proteína (NPP) parecem metabolizar o clopidogrel de forma semelhante aos cães saudáveis.[7]

Em felinos também podem ocorrer polimorfismos genéticos nos genes que codificam os receptores ADP plaquetários, responsáveis pela resistência ao clopidogrel em gatos com cardiomiopatia hipertrófica (CH). Ueda et al.[8] demonstraram que a inibição plaquetária por clopidogrel em gatos com a variante P2RY1:A236G foi diminuída, mostrando que múltiplos polimorfismos do gene do receptor de ADP contribuem para a resistência ao clopidogrel em felinos com CH. Esse estudo sugere que o genótipo pode se tornar um dos fatores que devem ser considerados ao selecionar a terapia antitrombótica em gatos com CH.

A administração simultânea de omeprazol (1 mg/kg 1 vez ao dia [SID]) e clopidogrel (1 mg/kg SID) em cães saudáveis foi associada a um aumento na concentração plasmática de um metabólito inativo do clopidogrel, sem alterar significativamente seus efeitos antiplaquetários.[9] Já em felinos, a administração conjunta a curto prazo (até 10 dias) de clopidogrel e omeprazol parece não alterar a função plaquetária.[10]

As necessidades de clopidogrel parecem mudar ao longo do tempo em cães, assim como em humanos, nos quais a responsividade ao fármaco varia durante a primeira semana de tratamento, após a qual se estabiliza.[11] Parece que a sensibilidade plaquetária à monoterapia com clopidogrel diminui ao longo do tempo, com resolução no dia 28 em 60% dos cães que tiveram respostas inicialmente excessivas.[12] Com isso, podem ocorrer diminuição dos benefícios tromboprofiláticos e aumento do risco trombótico com o tempo de uso, sendo necessários estudos adicionais e em cães doentes para comprovação dessa teoria.

Em humanos, o clopidogrel não inibe a produção de prostaglandinas, mas pode induzir gastrite, hemorragia gastrintestinal e úlceras.[13] O clopidogrel isoladamente não apresenta potencial de induzir lesões ulcerativas e hemorragia no trato gastrintestinal de cães saudáveis, situação diferente quando a prednisona é administrada em combinação com o clopidogrel.[14] Em estudo de fase I, a combinação do clopidogrel na dose de 1,8 mg/kg SID e apixabana em diferentes doses não induziu sangramento em cães saudáveis por uma semana.[15]

Um estudo farmacodinâmico em gatos saudáveis demonstrou que o clopidogrel resultou em inibição plaquetária significativa quando administrado na dose de 18,75 mg por gato a cada 24 horas. Os efeitos antiplaquetários máximos ocorreram 3 dias após a administração do medicamento e não foram mais observados em 7 dias após a descontinuação do medicamento.[16] Nenhum efeito adverso foi observado nesse estudo, mas há relatos empíricos de hipersalivação esporádica, vômitos e icterícia.

No estudo FAT CAT,[17] gatos que receberam clopidogrel demonstraram, aproximadamente, 30% menos chances de apresentar um evento de tromboembolismo arterial (TA) recorrente do que gatos que receberam AAS. Nesse estudo, o vômito não foi um efeito adverso relatado, mas um gato recebendo clopidogrel foi removido precocemente pelo desenvolvimento de icterícia. Já o estudo SUPERCAT[18] avaliou felinos que receberam clopidogrel (18,75 mg/gato) ou rivaroxabana (2,5 mg/gato) e demonstrou porcentagem de recorrência semelhante de TA nos dois grupos, sendo o tempo de recorrência de 663 dias para clopidogrel e de 513 dias para rivaroxabana.

O clopidogrel é indicado para cães (dose 1,1-3 mg/kg SID) e gatos (18,75 mg/gato SID) via oral para prevenção de TA e como adjuvante de anticoagulantes no tromboembolismo venoso, com doses de ataque de 4 a 10 mg/kg em cães e de 37,5 mg em gatos, no primeiro dia, na tentativa de atingir concentrações plasmáticas mais rapidamente. Os efeitos adversos incluem sangramento, vômito, diarreia e anemia aplástica.[1]

ÁCIDO ACETILSALICÍLICO

O tromboxano A2 (TXA2) é uma potente molécula pró-agregante e vasoconstritora, produzida pelas plaquetas de maneira dependente da ciclo-oxigenase-1 (COX-1). O AAS é um inibidor irreversível da ciclo-oxigenase, e doses ultrabaixas inibem a produção de TXA2 enquanto preserva a prostaciclina dependente de COX-1 (que é antitrombótica), produzida pelas células endoteliais.[19]

A dose em cães varia de 0,5 mg/kg a 2 mg/kg a cada 12 ou 24 horas. Doses mais altas de AAS em cães (10 mg/kg a cada 12 h) inibem de maneira confiável a síntese de TXA2 e a função plaquetária,[20] mas causam ulceração gástrica e disfunção renal.[21] Doses mais baixas de AAS em cães saudáveis apresentam inibição plaquetária confiável em apenas um terço dos casos.[22] Nesse sentido, doses "baixas" estabelecidas de AAS inibem inconsistentemente a função plaquetária em cães, enquanto doses mais altas inibem consistentemente a função plaquetária, mas estão associadas a efeitos adversos.

O AAS parece ser seguro em cães saudáveis, mas, em animais doentes, com comorbidades e recebendo outras medicações, a segurança do fármaco é questionável.[23] A administração de AAS na dose de 2 mg/kg a cada 24 horas com prednisona está associada a chances marcadamente mais altas de sangramento gastrintestinal em comparação com a administração de prednisona ou placebo isoladamente.[14]

Em felinos a dose também é variável, sendo normalmente iniciada com 5 mg/gato a cada 72 horas. Um relato retrospectivo de terapia de longo prazo em 24 gatos com TA prévio mostrou que AAS (5 mg/gato a cada 72 h) foi associado a taxas semelhantes ou menores de recorrência de TA, quando comparado com outras terapias tromboprofiláticas, com raros efeitos adversos.[24] Já o estudo FATCAT[17] utilizou a dose de 81 mg/gato a cada 72 horas e concluiu que, apesar de o fármaco ser bem tolerado, o clopidogrel reduziu significativamente a possibilidade de recorrência de TA em felinos quando comparado ao AAS. Segundo Blais et al.,[23] o AAS pode ser utilizado para prevenção de trombo arterial em cães, mas não deve ser empregado como agente isolado em felinos, principalmente nos animais com tromboembolismo cardiogênico.

Os efeitos adversos são tipicamente gastrintestinais, incluindo anorexia e vômito. A administração em cápsula de gelatina pode reduzir a incidência desses efeitos.[24]

MONITORAÇÃO DA TERAPIA ANTIPLAQUETÁRIA

A monitoração da terapia com clopidogrel, assim como do AAS, é efetuada por meio da agregometria (óptica ou impedância) ou com um analisador de função plaquetária de sangue total (Platelet Function Analyzer — PFA-100) em cães[25] e em felinos.[26] Quando desejado, deve ser efetuada antes da administração do antiplaquetário e uma semana após o início da administração do medicamento.[27]

A tromboelastografia (TEG) simples não é indicada para monitorar os efeitos dos antiplaquetários. Para esse fim, tem sido proposto o mapeamento plaquetário por tromboelastometria (TEG-MP), o qual avalia os efeitos desses fármacos na coagulação global. Griebsch et al.[28] mostraram que o TEG-MP foi útil para monitorar a tromboprofilaxia, detectando não respondedores e permitindo ajustes de doses. Em felinos, embora a agregometria continue sendo o padrão-ouro de monitoramento do tratamento com clopidogrel, o parâmetro R na TEG tem o potencial de servir como uma ferramenta de monitoramento alternativa.[29]

Para detalhamento da suspensão de antiplaquetários e efeitos adversos, consulte os Capítulos 18 e 19 — Descontinuação temporária e permanente da terapia antitrombótica e Efeitos adversos e manejo do sangramento relacionado ao uso de antitrombóticos.

REFERÊNCIAS

1. Smith SA. Antithrombotic therapy. Top Companion Anim Med. 2012;27(2):88-94.
2. Bhatt DL, Chew DP, Hirsch AT, Ringleb PA, Hacke W, Topol EJ. Superiority of clopidogrel versus aspirin in patients with prior cardiac surgery. Circulation. 2001;103(3):363-8.
3. Caplain H, Donat F, Gaud C, Necciari J. Pharmacokinetics of clopidogrel. Semin Thromb Hemost. 1999;25 Suppl 2:25-8.
4. Angiolillo DJ, Fernandez-Ortiz A, Bernardo E, Alfonso F, Macaya C, Bass TA, et al. Variability in individual responsiveness to clopidogrel: clinical implications, management, and future perspectives. J Am Coll Cardiol. 2007;49(14):1505-16.
5. Mega JL, Close SL, Wiviott SD, Shen L, Hockett RD, Brandt JT, et al. Cytochrome p-450 polymorphisms and response to clopidogrel. N Engl J Med. 2009;360(4):354-62.
6. Brainard BM, Kleine SA, Papich MG, Budsberg SC. Pharmacodynamic and pharmacokinetic evaluation of clopidogrel and the carboxylic acid metabolite SR 26334 in healthy dogs. Am J Vet Res. 2010;71(7):822-30.
7. Shropshire S, Johnson T, Olver C. Platelet aggregometry testing during aspirin or clopidogrel treatment and measurement of clopidogrel metabolite concentrations in dogs with protein-losing nephropathy. J Vet Intern Med. 2020;34(2):710-8.
8. Ueda Y, Li RHL, Nguyen N, Ontiveros ES, Kovacs SL, Oldach MS, et al. A genetic polymorphism in P2RY1 impacts response to clopidogrel in cats with hypertrophic cardiomyopathy. Sci Rep. 2021;11(1):12522.
9. Thames BE, Lovvorn J, Papich MG, Wills R, Archer T, Mackin A, et al. The effects of clopidogrel and omeprazole on platelet function in normal dogs. J Vet Pharmacol Ther. 2017;40(2):130-9.
10. Plante C, Lee PM, Haines JM, Nelson OL, Martinez SE, Court MH. The effect of concurrent clopidogrel and omeprazole administration on clopidogrel metabolism and platelet function in healthy cats. J Vet Intern Med. 2024;38(6):3206-14.
11. Khanna V, Mikael R, Thayalasamy K, Sambu N, Dimitrov BD, Englyst N, et al. Does the response to aspirin and clopidogrel vary over 6 months in patients with ischemic heart disease? J Thromb Haemost. 2015;13(6):920-30.
12. Thomason J, Mooney AP, Price JM, Whittemore JC. Effects of clopidogrel and prednisone on platelet function in healthy dogs. J Vet Intern Med. 2020;34(3):1198-205.

13. Hallas J, Dall M, Andries A, Andersen BS, Aalykke C, Hansen JM, et al. Use of single and combined antithrombotic therapy and risk of serious upper gastrointestinal bleeding: population based case-control study. BMJ. 2006;333(7571):726.
14. Whittemore JC, Mooney AP, Price JM, Thomason J. Clinical, clinicopathologic, and gastrointestinal changes from aspirin, prednisone, or combination treatment in healthy research dogs: a double-blind randomized trial. J Vet Intern Med. 2019;33(5):1977-87.
15. Gagnon AL, Scansen BA, Olver C, Shropshire S, Hess A, Orton EC. Phase I clinical trial of an antithrombotic drug protocol combining apixaban and clopidogrel in dogs. J Vet Cardiol. 2021;36:105-14.
16. Hogan DF, Andrews DA, Green HW, Talbott KK, Ward MP, Calloway BM. Antiplatelet effects and pharmacodynamics of clopidogrel in cats. J Am Vet Med Assoc. 2004;225(9):1406-11.
17. Hogan DF, Fox PR, Jacob K, Keene B, Laste NJ, Rosenthal S, et al. Secondary prevention of cardiogenic arterial thromboembolism in the cat: the double-blind, randomized, positive-controlled feline arterial thromboembolism; clopidogrel vs. aspirin trial (FAT CAT). J Vet Cardiol. 2015;17 Suppl 1:S306-317.
18. Brainard BM, Coleman AE, Kurosawa A, Rush JE, Hogan DF, Brooks MB, et al. Therapy with clopidogrel or rivaroxaban has equivalent impacts on recurrence of thromboembolism and survival in cats following cardiogenic thromboembolism: the SUPERCAT study. J Am Vet Med Assoc. 2024;1-10.
19. Kidd L, Mackman N. Prothrombotic mechanisms and anticoagulant therapy in dogs with immune-mediated hemolytic anemia. J Vet Emerg Crit Care (San Antonio). 2013;23(1):3-13.
20. Thomason J, Lunsford K, Mullins K, Stokes J, Pinchuk L, Wills R, et al. Platelet cyclooxygenase expression in normal dogs. J Vet Intern Med. 2011;25(5):1106-12.
21. Johnston SA, Leib MS, Forrester SD, Marini M. The effect of misoprostol on aspirin-induced gastroduodenal lesions in dogs. J Vet Intern Med. 1995;9(1):32-8.
22. Haines JM, Thomason JM, Seage EC, Wills RW, Bulla C, Lunsford KV, et al. In vitro and in vivo assessment of platelet function in healthy dogs during administration of a low-dose aspirin regimen. Am J Vet Res. 2016;77(2):174-85.
23. Blais MC, Bianco D, Goggs R, Lynch AM, Palmer L, Ralph A, et al. Consensus on the Rational Use of Antithrombotics in Veterinary Critical Care (CURATIVE): domain 3-defining antithrombotic protocols. J Vet Emerg Crit Care (San Antonio). 2019;29(1):60-74.
24. Smith SA, Tobias AH, Jacob KA, Fine DM, Grumbles PL. Arterial thromboembolism in cats: acute crisis in 127 cases (1992-2001) and long-term management with low-dose aspirin in 24 cases. J Vet Intern Med. 2003;17(1):73-83.
25. Callan MB, Giger U. Assessment of a point-of-care instrument for identification of primary hemostatic disorders in dogs. Am J Vet Res. 2001;62(5):652-8.
26. Ho KK, Abrams-Ogg AC, Wood RD, O'Sullivan ML, Kirby GM, Blois SL. Assessment of platelet function in healthy cats in response to commonly prescribed antiplatelet drugs using three point-of-care platelet function tests. J Feline Med Surg. 2017;19(6):638-47.
27. Hogan DF. Feline cardiogenic arterial thromboembolism: prevention and therapy. Vet Clin North Am Small Anim Pract. 2017;47(5):1065-82.
28. Griebsch C, Hall E, Barrs VR. Effectiveness of aspirin vs. clopidogrel in dogs with immune mediated haemolytic anaemia evaluated by serial thromboelastography and platelet mapping. Vet J. 2022;287:105882.
29. Rosati T, Jandrey KE, Stern JA, Nguyen N, Li RHL. Evaluation of clopidogrel response in healthy cats using a novel viscoelastic test and thromboelastography. Front Vet Sci. 2024;11:1371781.

16

Anticoagulantes – heparinas

Márcia Kahvegian

INTRODUÇÃO

Os anticoagulantes são prescritos para o tratamento de trombose confirmada ou como tromboprofilaxia em pacientes com fatores de risco protrombóticos. Alguns fatores devem ser considerados na escolha do anticoagulante, como doença de base, suspeita de trombose venosa ou arterial, custo do medicamento, frequência e via de administração, assim como necessidade de monitoramento. Fazem parte dos anticoagulantes as heparinas, os inibidores diretos do fator de coagulação e antagonistas de vitamina K. As heparinas incluem heparina não fracionada (HNF), heparina de baixo peso molecular (HBPM) e heparina de ultrabaixo peso molecular (HUBPM).

HEPARINAS

Em condições fisiológicas, os proteoglicanos sulfatados de heparina (PSH) são polissacarídeos produzidos pelas células endoteliais e mastócitos, os quais se ligam à antitrombina (AT).[1] Enquanto a HNF é extraída e purificada de tecidos animais, a HBPM é produzida por meio da despolimerização da HNF. A HUBPM é um pentassacarídeo sintético semelhante à estrutura da HNF e da HBPM.[2] A atividade anticoagulante do fármaco se dá pela sua capacidade de inibir múltiplos fatores na cascata de coagulação. A heparina se liga à AT e tem como alvo proteínas de coagulação, incluindo fator Xa (FXa) e fator IIa (trombina).[3] Os fatores IXa, XIa e XIIa também são inibidos por esse complexo, além do sistema complemento.[4]

As moléculas grandes de heparina (HNF) conseguem inativar a trombina, enquanto as cadeias mais curtas de heparina com baixo peso molecular médio (como as HBPM) apresentam razões anti-Xa/anti-IIa mais altas, ou seja, bloqueiam mais o FXa do que a trombina. A HUBPM atua com a AT para inativar exclusivamente o FXa. Portanto, os efeitos da heparina são variáveis e dependem do tamanho das moléculas largas o suficiente para bloquear a trombina.[5]

A heparina é eliminada através do metabolismo rápido nas células endoteliais e fígado, assim como pela depuração renal mais lenta. O peso molecular de uma heparina tem impacto na sua eliminação e pode limitar o uso em pacientes com insuficiência renal, uma vez que a porção de alto peso molecular é eliminada rapidamente, enquanto moléculas pequenas sofrem *clearance* renal lento.[6] O tamanho da cadeia de heparina determina se haverá ou não depuração hepática do fármaco. Dessa forma, a maioria das cadeias da HNF atende a esse requisito do tamanho da cadeia e muitas das cadeias da HBPM não atendem a esse requisito, ao passo que nenhuma das cadeias da HUBPM tem tamanho suficiente para a depuração hepática.[7]

As vias de administração também podem variar. Enquanto a HNF pode ser utilizada pelas vias subcutânea (SC) e intravenosa (IV), as outras devem ser utilizadas estritamente por via SC. A heparina, primariamente, é utilizada para prevenir o aumento do trombo instalado e/ou prevenir trombose venosa, tromboembolismo pulmonar e como adjuvante em doenças relacionadas à hipercoagulabilidade. Dependendo do objetivo, da gravidade da doença e das comorbidades, a heparina pode ser administrada em diferentes doses e intervalos. Pode-se iniciar a heparina no ambiente hospitalar (3-5 dias), e, para a alta hospitalar, pode-se fazer a transição para os anticoagulantes orais mais recentes, continuando durante o período latente da etiologia do trombo ou até que o risco de trombose seja reduzido.[8]

Um dos fatores que contribuem para a resistência à heparina são os níveis reduzidos de AT, uma vez que o efeito da heparina é dependente dela. Deve-se ter cuidado adicional em algumas doenças nas quais ocorre diminuição da atividade da AT, como em cães com anemia hemolítica imunomediada (AHIM) e nefropatia perdedora de proteína (NPP), alterando assim a eficácia da heparina como anticoagulante.[9]

Para informações sobre efeitos adversos e desmame das heparinas, consulte os Capítulos 18 e 19 — Descontinuação temporária e permanente da terapia antitrombótica e Efeitos adversos e manejo do sangramento relacionado ao uso de antitrombóticos.

HEPARINA NÃO FRACIONADA

O peso molecular da HNF varia de 3.000 a 30.000 daltons (média 15.000 daltons com 45 unidades de monossacarídeos).[4] Depois de administrada, a HNF liga-se a AT, proteínas plasmáticas, macrófagos e células endoteliais, reduzindo sua atividade anticoagulante. Em decorrência desse fato, a HNF tem alto grau de variabilidade farmacocinética e biológica, dificuldade de predição de ação, e deve ser monitorada para evitar sangramento ou ausência de efeito. As doses fixas cursam com alta variabilidade de anticoagulação.[10] Doenças inflamatórias resultam em redução da biodisponibilidade da HNF pela presença de muitos mediadores inflamatórios.[11] Principalmente em pacientes graves e/ou com doenças que cursam com importante inflamação sistêmica, deve-se individualizar a dose na tentativa de maximizar o efeito antitrombótico e minimizar o risco de hemorragia quando se utiliza a HNF.[12] A Tabela 1 demonstra a sugestão de doses de HNF em cães e gatos.

A heparina em *bolus* intravenoso (IV) e em infusão contínua é utilizada em ambiente hospitalar e em condições catastróficas de trombo instalado com risco de vida, por exemplo,

TABELA 1 Doses de heparina não fracionada em cães e gatos

HNF	Cão	Gato
Dose	150-300 U/kg QID SC* 50-100 U/kg em *bolus* IV + IC 18-37,5 U/kg/hora (TEP)	50-300 U/kg TID-QID SC# 50-250 U/kg IV + IC 12-25 U/kg/h

* Doses mais altas (até 500 U/kg) podem ser necessárias na anemia hemolítica imunomediada.
# Doses mais altas (até 475 U/kg) podem ser necessárias no tromboembolismo arterial.
IC: infusão contínua; IV: intravenoso; QID: quatro vezes ao dia; SC: subcutâneo; TEP: tromboembolismo pulmonar; TID: três vezes ao dia.
Fonte: modificada de Goggs et al., 2009;[13] Weinkle et al., 2005;[14] Pfaff et al., 2020.[15]

TEP com manifestações clínicas. Caso a HNF seja administrada em infusão contínua, deve ser diluída em solução de cloreto de sódio 0,9%. A seringa da heparina para infusão deve ser trocada a cada 12 horas e homogeneizada a cada 4 horas, em decorrência da estabilidade da solução.

HEPARINA DE BAIXO PESO MOLECULAR

A HBPM tem moléculas pequenas, com peso molecular médio entre 3.000 e 6.000 daltons, sendo a enoxaparina sua principal representante.[6] Apresenta meia-vida plasmática maior, maior duração de ação e melhor biodisponibilidade em baixas doses, bem como uma dose resposta mais previsível quando comparada à HNF. A HBPM contém cadeias menores que a HNF e maiores que a HUBPM, apresentando, dessa maneira, atividade intermediária. A ligação reduzida a proteínas plasmáticas (excluindo-se a AT), macrófagos, células endoteliais e plaquetas é responsável por sua relação dose-resposta mais previsível.[11] Esses fatos explicam a meia-vida mais longa e a redução de efeitos adversos.[4] Como tem efeito previsível, requer menos monitoração quando utilizada em doses-padrão.[16]

Essas moléculas pequenas inibem minimamente a trombina, mas mantêm uma sequência de peptídeos que permite forte inibição da forma ativada do FX.[17] As HBPM são descritas em uma razão de sua capacidade de inibir FXa *versus* a trombina.[11] A dalteparina tem uma proporção de anti-FXa:antitrombina de 2.0, enquanto a enoxaparina tem uma razão anti-FXa:antitrombina de 3.3.[18]

A eliminação da HBPM depende mais da excreção renal em comparação à HNF. A HBPM tem menor incidência de efeitos adversos que a HNF, e o mais comum é o sangramento.[19] O risco de sangramento é maior em pacientes com insuficiência renal, e dados limitados sugerem que a HBPM pode se acumular quando doses terapêuticas são administradas a pacientes com depuração diminuída da creatinina, e o risco de sangramento nesses pacientes é pelo menos duas vezes maior que nos pacientes com depuração normal da creatinina. A mensuração do fator anti-Xa (se disponível) é recomendada se a HBPM for usada em pacientes com insuficiência renal moderada a grave. Caso não esteja disponível, a HNF é uma opção mais segura para tratamento inicial em doentes renais.[20]

A dose da HBPM é variável, e, em casos de prevenção, deve-se iniciar a dose mais baixa ou intervalo maior, e doses mais altas podem ser utilizadas em condições de alto risco ou mesmo confirmação de trombo. A Tabela 2 apresenta as doses sugeridas das heparinas de baixo peso molecular disponíveis, e a Tabela 3 apresenta um comparativo entre HNF e HBPM.

TABELA 2 Doses de enoxaparina e dalteparina em cães e gatos

HBPM	Cão	Gato
Enoxaparina	0,8-1 mg/kg TID-QID SC*	0,75-1 mg/kg BID-QID SC*
Dalteparina	100-175 U/kg TID SC	75 U/kg QID SC

QID: quatro vezes ao dia; SC: subcutâneo; TID: três vezes ao dia.
Fonte: adaptada de Blais et al., 2019[11] e Mischke et al., 2014.[21]

TABELA 3 Comparação entre heparina não fracionada e heparina de baixo peso molecular

Efeitos	HNF	HBPM
Inibição	FXa e trombina	Mais FXa do que trombina
Proporção anti-Xa:anti-IIa	1:1	Inicia em 2:1
Chance de alterar função plaquetária mediada por trombina	Maior	Menor
Via de administração	SC e IV	Apenas SC
Ligação a proteínas	Alta	Baixa
Biodisponibilidade	Pouco previsível	Previsível
Farmacocinética	Pouco previsível	Previsível
Variação individual do efeito	Extensa	Mínima
Eliminação	Hepática e renal	Renal
Utilização na insuficiência renal	Pode ser usada	Ajuste de dose individual com monitoração anti-FXa
Possibilidade de efeitos colaterais incluindo sangramento	Maior que HBPM	Menor que HNF
Monitoração	TTPa	Não tem necessidade na maioria dos pacientes (exceto nefropatas)
Desmame	Sim	Não

FXa: fator Xa; HBPM: heparina de baixo peso molecular; HNF: heparina não fracionada; IV: intravenoso; SC: subcutâneo; TTPa: tempo de tromboplastina parcial ativada.

HEPARINA DE ULTRABAIXO PESO MOLECULAR

O fondaparinux, uma heparina de ultrabaixo peso molecular administrada via SC, apresenta cadeias menores que a HNF e a HBPM, com tamanho variando de 1.500 a 3.500 daltons. A HUBPM inibe o FXa, com alta atividade anti-Xa e alta afinidade pela AT, mas nenhuma atividade anti-IIa.[5] Sua atividade anti-Xa (1 mg neutraliza 700 unidades de anti-Xa) específica é maior que a enoxaparina (1 mg neutraliza 100 unidades de anti-Xa).[22]

Esse fármaco apresenta afinidade muito menor para as proteínas plasmáticas de ligação à heparina, apresentando meia-vida ainda mais longa que HNF e HBPM, aproximadamente 17 a 21 horas,[23] o que justifica a administração a cada 24 horas. Apresenta vantagens como maior grau de biodisponibilidade e menor risco de sangramento.[24] Depende completamente da depuração renal para eliminação,[5] tornando muito cautelosa ou proibitiva a administração do fármaco em pacientes nefropatas. Até a presente data não existem estudos sobre a utilização desse medicamento em cães. Já para felinos, a dose de 0,06 ou 0,20 mg/kg, duas vezes ao dia, SC, foi eficiente para alcançar atividade anti-FXa.[25]

MONITORAÇÃO DAS HEPARINAS

O método mais fidedigno para monitoração da ação das heparinas é a análise cromogênica do anti-FXa. Em teoria, a HNF requer monitoramento individual para cada paciente com a mensuração da atividade do anti-FXa, efetuando os ajustes de doses (escalonamento e deescalonamento) de acordo com a mensuração plasmática. Desse modo, a concentração plasmática coletada 2 horas após a administração para obter níveis terapêuticos varia entre 0,35 e 0,7 U/mL. Apesar de mais segura, as HBPM (enoxaparina e dalteparina) também podem ter seu efeito avaliado por meio da atividade do anti-FXa, obtendo-se uma concentração plasmática terapêutica entre 0,5 e 1 U/mL, coletada de 2 a 4 horas após a administração.[26,27]

Em caso de não disponibilidade do monitoramento do anti-FXa, deve-se considerar mensurar o tempo de coagulação ativado, tempo de tromboplastina parcial ativada (TTPa), geração de trombina ou testes viscoelásticos na tentativa de monitorar o tratamento com HNF.[28,29] Basicamente, o objetivo é prolongar o TTPa em 1,5 a 2,5 vezes o valor basal do paciente,[30] condição relacionada à inibição da atividade da trombina. O valor do TTPa pode ser afetado por fatores adicionais em algumas doenças. O alto nível de fibrinogênio (observado em pacientes com AHIM e doenças com importante inflamação) interfere na análise, requerendo doses altas de HNF para prolongar o TTPa.[31]

A HBPM não é monitorada adequadamente pela mensuração do TTPa, pois seu efeito essencial tem como alvo o FXa, com poucos efeitos na trombina.[11] A monitoração da terapia com HBPM geralmente não é realizada porque os ensaios hemostáticos comuns, como TP, TTPa e tromboelastografia, não são alterados pela HBPM em doses prescritas. O TTPa pode aumentar sob o uso de HBPM, mas principalmente em sobredoses. A mensuração da atividade anti-Xa é utilizada para documentar o efeito hemostático da HBPM.[32] Hogan[33] não recomenda mensurar a atividade anti-Xa para monitoramento terapêutico da HBPM em gatos, mas, se realizado, deve ser limitado aos níveis de pico de anti-Xa estimados, 2 ou 4 horas após a administração. Em humanos está postulado que a HBPM não necessita de monitoração na maioria dos pacientes, sendo necessária apenas nos mais graves.[11]

Para avaliação da atividade do fondaparinux, deve-se proceder também à análise cromogênica anti-Xa, mas calibrada para o fondaparinux, pois a análise convencional que utiliza a calibração para HNF e HBPM não provém informação com acurácia para o fondaparinux.[34]

Para as heparinas, principalmente HNF, no caso do ROTEM deve-se obter o prolongamento do tempo do coágulo no canal INTEM e, no caso da tromboelastografia (TEG), deve-se obter o prolongamento da variável R no mesmo canal e nos modos de ativação CTF-100 e RapidTEG.[35]

REVERSÃO DA HEPARINA

A protamina é o agente que antagoniza a heparina, reverte os efeitos da HNF, mas não neutraliza completamente a HBPM em decorrência de o fármaco apresentar pequenas cadeias em sua estrutura. Um miligrama de sulfato de protamina neutraliza aproximadamente 100 unidades de heparina.[36,37] Então, por exemplo, um cão de 10 kg que apresenta sangramento imediatamente após receber *bolus* IV de 100 U/kg (1.000 U) de heparina deve receber cerca de 10 mg de sulfato de protamina. Há um estudo veterinário com a dose de 4 mg/kg de protamina em cães,[38] sendo essa considerada uma dose alta, levando em consideração que o efeito adverso do fármaco é dose-dependente.

Quando a heparina é administrada como infusão contínua IV, apenas a heparina administrada nas 2 últimas horas precisa ser considerada no cálculo da dose de protamina que deve ser administrada.[37] Portanto, um cão de 10 kg recebendo uma infusão de 30 U/kg/h de heparina requer aproximadamente 6 mg de sulfato de protamina. As doses de protamina não devem exceder 50 mg. Para reversão da administração SC de heparina, é importante avaliar o TTPa a fim de avaliar a eficácia da neutralização.

No caso da HBPM, não existe um método comprovado para neutralizá-la. A protamina neutraliza a atividade anti-IIa da HBPM, normalizando o TTPa, mas, em relação à atividade anti-Xa, apenas uma porção variável é neutralizada e isso resulta em apenas cerca de 60% de reversão dos efeitos da HBPM.[39] Na tentativa de reversão da enoxaparina em humanos, Garcia et al.[37] recomendam o seguinte esquema para neutralização: a protamina deve ser administrada em uma dose de 1 mg por 100 unidades anti-Xa de HBPM (1 mg de enoxaparina é igual a aproximadamente 100 unidades anti-Xa, ou seja, 1 mg de protamina para cada 1 mg de enoxaparina), até uma dose máxima de 50 mg. Uma segunda dose de 0,5 mg de sulfato de protamina por 100 unidades de enoxaparina deve ser administrada se o sangramento persistir ou se o TTPa continuar prolongado de 2 a 4 horas após a primeira dose de protamina.[40]

Deve-se administrar 1 mg de protamina para cada 100 U de dalteparina. Uma segunda dose de 0,5 mg de sulfato de protamina por 100 unidades de dalteparina deve ser administrada se o sangramento persistir ou se o TTPa continuar prolongado de 2 a 4 horas após a primeira dose de protamina.[40]

O fondaparinux não apresenta ligação ao sulfato de protamina. Na medicina, quando ocorre sangramento incontrolável com fondaparinux, o fator VIIa recombinante é utilizado.[41]

A protamina pode induzir instabilidade hemodinâmica,[36] uma vez que sua administração está associada à bradicardia, à hipotensão dose-dependente e ao inotropismo negativo,[42] devendo ser administrada diluída e lentamente (infusão de 30 e 120 minutos). A protamina produziu instabilidade hemodinâmica grave em 14,3% dos cães submetidos à valvoplastia mitral, induzindo a necessidade de vasopressores. A dose utilizada nesse estudo para reverter a heparina foi de 4 mg/kg em 30 minutos. A hipotensão ocorreu nos primeiros 10 minutos de infusão.[38]

REFERÊNCIAS

1. Liu J, Pedersen LC. Anticoagulant heparan sulfate: structural specificity and biosynthesis. Appl Microbiol Biotechnol. 2007;74(2):263-72.
2. Fu L, Li G, Yang B, Onishi A, Li L, Sun P, et al. Structural characterization of pharmaceutical heparins prepared from different animal tissues. J Pharm Sci. 2013;102(5):1447-57.
3. Lane DA, Denton J, Flynn AM, Thunberg L, Lindahl U. Anticoagulant activities of heparin oligosaccharides and their neutralization by platelet factor 4. Biochem J. 1984;218(3):725-32.
4. Hirsh J, Anand SS, Halperin JL, Fuster V, American Heart Association. Guide to anticoagulant therapy: Heparin: a statement for healthcare professionals from the American Heart Association. Circulation. 2001;103(24):2994-3018.
5. Onishi A, St Ange K, Dordick JS, Linhardt RJ. Heparin and anticoagulation. Front Biosci (Landmark Ed). 2016;21(7):1372-92.
6. Linhardt RJ. 2003 Claude S. Hudson Award address in carbohydrate chemistry. Heparin: structure and activity. J Med Chem. 2003;46(13):2551-64.

7. Xu Y, Cai C, Chandarajoti K, Hsieh PH, Li L, Pham TQ, et al. Homogeneous low-molecular-weight heparins with reversible anticoagulant activity. Nat Chem Biol. 2014;10(4):248-50.
8. Cohen AT, Dobromirski M, Gurwith MMP. Managing pulmonary embolism from presentation to extended treatment. Thromb Res. 2014;133(2):139-48.
9. Kuzi S, Segev G, Haruvi E, Aroch I. Plasma antithrombin activity as a diagnostic and prognostic indicator in dogs: a retrospective study of 149 dogs. J Vet Intern Med. 2010;24(3):587-96.
10. Fries D. Thrombosis prophylaxis in critically ill patients. Wien Med Wochenschr. 2011;161(3-4):68-72.
11. Hirsh J, Warkentin TE, Shaughnessy SG, Anand SS, Halperin JL, Raschke R, et al. Heparin and low-molecular-weight heparin: mechanisms of action, pharmacokinetics, dosing, monitoring, efficacy and safety. Chest. 2001;119(1 Suppl):64S-94S.
12. Blais MC, Bianco D, Goggs R, Lynch AM, Palmer L, Ralph A, et al. Consensus on the Rational Use of Antithrombotics in Veterinary Critical Care (CURATIVE): Domain 3-Defining antithrombotic protocols. J Vet Emerg Crit Care (San Antonio). 2019;29(1):60-74.
13. Goggs R, Bacek L, Bianco D, Koenigshof A, Li RHL. Consensus on the Rational Use of Antithrombotics in Veterinary Critical Care (CURATIVE): Domain 2-Defining rational therapeutic usage. J Vet Emerg Crit Care (San Antonio). 2019;29(1):49-59.
14. Weinkle TK, Center SA, Randolph JF, Warner KL, Barr SC, Erb HN. Evaluation of prognostic factors, survival rates, and treatment protocols for immune-mediated hemolytic anemia in dogs: 151 cases (1993-2002). J Am Vet Med Assoc. 2005;226(11):1869-80.
15. Pfaff A, de Laforcade AM, Rozanski EA. The use of antithrombotics in critical illness. Vet Clin North Am Small Anim Pract. 2020;50(6):1351-70.
16. Mischke R, Grebe S, Jacobs C, Kietzmann M. Amidolytic heparin activity and values for several hemostatic variables after repeated subcutaneous administration of high doses of a low molecular weight heparin in healthy dogs. Am J Vet Res. 2001;62(4):595-8.
17. Armstrong PW. Heparin in acute coronary disease–requiem for a heavyweight? N Engl J Med. 1997;337(7):492-4.
18. Smith SA. Antithrombotic therapy. Top Companion Anim Med. 2012;27(2):88-94.
19. Samama MM, Cohen AT, Darmon JY, Desjardins L, Eldor A, Janbon C, et al. A comparison of enoxaparin with placebo for the prevention of venous thromboembolism in acutely ill medical patients. Prophylaxis in Medical Patients with Enoxaparin Study Group. N Engl J Med. 1999;341(11):793-800.
20. Key NS, Khorana AA, Kuderer NM, Bohlke K, Lee AYY, Arcelus JI, et al. Venous thromboembolism prophylaxis and treatment in patients with cancer: ASCO Clinical Practice Guideline Update. J Clin Oncol. 2020;38(5):496-520.
21. Mischke R, Schönig J, Döderlein E, Wolken S, Böhm C, Kietzmann M. Enoxaparin: pharmacokinetics and treatment schedule for cats. Vet J. 2014;200(3):375-81.
22. Depasse F, Gilbert M, Goret V, Rolland N, Samama MM. Anti-Xa monitoring: inter-assay variability. Thromb Haemost. 2000;84(6):1122-3.
23. Donat F, Duret JP, Santoni A, Cariou R, Necciari J, Magnani H, et al. The pharmacokinetics of fondaparinux sodium in healthy volunteers. Clin Pharmacokinet. 2002;41 Suppl 2:1-9.
24. Liu Z, Ji S, Sheng J, Wang F. Pharmacological effects and clinical applications of ultra low molecular weight heparins. Drug Discov Ther. 2014;8(1):1-10.
25. Fiakpui NN, Hogan DF, Whittem T, Green HW, Shipley EA, Sederquist KA. Dose determination of fondaparinux in healthy cats. Am J Vet Res. 2012;73(4):556-61.
26. Swann JW, Garden OA, Fellman CL, Glanemann B, Goggs R, LeVine DN, et al. ACVIM consensus statement on the treatment of immune-mediated hemolytic anemia in dogs. J Vet Intern Med. 2019;33(3):1141-72.
27. Sharp CR, Goggs R, Blais MC, Brainard BM, Chan DL, deLaforcade AM, et al. Clinical application of the American College of Veterinary Emergency and Critical Care (ACVECC) Consensus on the Rational Use of Antithrombotics in Veterinary Critical Care (CURATIVE) guidelines to small animal cases. J Vet Emerg Crit Care (San Antonio). 2019;29(2):121-31.
28. Mischke R, Jacobs C. The monitoring of heparin administration by screening tests in experimental dogs. Res Vet Sci. 2001;70(2):101-8.
29. Allegret V, Dunn M, Bédard C. Monitoring unfractionated heparin therapy in dogs by measuring thrombin generation. Vet Clin Pathol. 2011;40(1):24-31.
30. Hirsh J, Raschke R. Heparin and low-molecular-weight heparin: the Seventh ACCP Conference on Antithrombotic and Thrombolytic Therapy. Chest. 2004;126(3 Suppl):188S-203S.
31. Brooks MB. Evaluation of a chromogenic assay to measure the factor Xa inhibitory activity of unfractionated heparin in canine plasma. Vet Clin Pathol. 2004;33(4):208-14.
32. Walenga JM, Hoppensteadt D, Fareed J. Laboratory monitoring of the clinical effects of low molecular weight heparins. Thromb Res Suppl. 1991;14:49-62.
33. Hogan DF. Feline cardiogenic arterial thromboembolism: prevention and therapy. Vet Clin North Am Small Anim Pract. 2017;47(5):1065-82.

34. Sharathkumar AA. Fondaparinux for treatment of venous thromboembolism: will it survive a test of time? Pediatr Blood Cancer. 2020;67(8):e28356.
35. McLaughlin CM, Marks SL, Dorman DC, Motsinger-Reif A, Hanel RM. Thromboelastographic monitoring of the effect of unfractionated heparin in healthy dogs. J Vet Emerg Crit Care (San Antonio). 2017;27(1):71-81.
36. Mizutani T, Takahashi S, Kihara S, Toyooka H. Repeated administration of protamine does not attenuate circulatory changes caused by protamine reversal of heparin in dogs. J Cardiothorac Vasc Anesth. 2001;15(3):346-51.
37. Garcia DA, Baglin TP, Weitz JI, Samama MM. Parenteral anticoagulants: Antithrombotic Therapy and Prevention of Thrombosis, 9th ed: American College of Chest Physicians Evidence-Based Clinical Practice Guidelines. Chest. 2012;141(2 Suppl):e24S-e43S.
38. Yoshida T, Matsuura K, Mandour AS, Aboshi Y, Yamada S, Yotsuida H, et al. Hemodynamic effects of protamine infusion in dogs with myxomatous mitral valve disease undergoing mitral valvuloplasty. Vet Sci. 2022;9(4):178.
39. Wolzt M, Weltermann A, Nieszpaur-Los M, Schneider B, Fassolt A, Lechner K, et al. Studies on the neutralizing effects of protamine on unfractionated and low molecular weight heparin (Fragmin) at the site of activation of the coagulation system in man. Thromb Haemost. 1995;73(3):439-43.
40. Yee J, Kaide CG. Emergency reversal of anticoagulation. West J Emerg Med. 2019;20(5):770-83.
41. Bijsterveld NR, Moons AH, Boekholdt SM, van Aken BE, Fennema H, Peters RJG, et al. Ability of recombinant factor VIIa to reverse the anticoagulant effect of the pentasaccharide fondaparinux in healthy volunteers. Circulation. 2002;106(20):2550-4.
42. Leung LWM, Gallagher MM, Evranos B, Bolten J, Madden BP, Wright S, et al. Cardiac arrest following protamine administration: a case series. Europace. 2019;21(6):886-92.

17

Anticoagulantes inibidores orais diretos

Márcia Kahvegian

INTRODUÇÃO

Os anticoagulantes são prescritos para o tratamento de trombose confirmada ou como tromboprofilaxia, interferindo na função da cascata de coagulação, limitando a geração de trombina e, portanto, a formação de fibrina.[1]

Os inibidores orais diretos (conhecidos como DOAC, do inglês *direct oral anticoagulants*) são a mais nova classe de anticoagulantes, incluindo rivaroxabana, apixabana e edoxabana, os quais são inibidores diretos de fator X, enquanto a dabigatrana inibe diretamente a trombina.[2] Rivaroxabana e apixabana são inibidores potentes, diretos, orais, reversíveis e altamente seletivos do fator X ativado (FXa), que não requer antitrombina (AT) III para exercer a atividade antitrombótica. Os fármacos inibem tanto o FXa livre e ligado ao coágulo quanto a atividade da protrombinase, que limita o crescimento do coágulo.[3] Ao inibir o FXa, diminuem a geração de trombina, inibem indiretamente a agregação plaquetária induzida pela trombina e o desenvolvimento de trombos.[4]

São fármacos administrados via oral, uma ou duas vezes ao dia, e que têm sido utilizados na medicina veterinária em cães doentes.[5-7] Esses fármacos têm substituído as heparinas para tratamento domiciliar, justamente pela facilidade de administração e pela ausência de hematomas por aplicação subcutânea. Além disso, estudos em humanos têm mostrado uma eficácia similar ou superior comparada à heparina e antagonistas da vitamina K.[8]

Não existe indicação para a combinação de anticoagulantes orais diretos e outros anticoagulantes como as heparinas, inibidores diretos de trombina. Se associados, poderá ocorrer sangramento grave. Já a associação com agentes como clopidogrel e ácido acetilsalicílico parece não aumentar a chance de sangramento no homem.[9]

RIVAROXABANA

A rivaroxabana tem sido utilizada tanto para tratamento (impedir o aumento de um trombo instalado) como para prevenção de trombos arteriais e venosos. Pode ser de grande utilidade em situações clínicas nas quais a varfarina era utilizada no passado.

Em seres humanos, esse fármaco é utilizado para profilaxia e tratamento da trombose venosa profunda e do tromboembolismo pulmonar, assim como para reduzir o risco de acidente vascular cerebral e embolia sistêmica em pacientes com fibrilação atrial (FA).[10]

O fármaco parece suprimir a geração de trombina de forma mais eficiente que a heparina em pacientes com baixos níveis de AT, uma vez que a heparina requer AT para inativar o fator Xa, o que não ocorre com a rivaroxabana.[11] Apresenta alta ligação a proteínas plasmáticas e alta biodisponibilidade (60-86%) quando administrada por via oral em cães, com meia-vida de eliminação curta (1 hora). Após a absorção, o fármaco é excretado pelas vias renal e biliar.[12,13] Nesse sentido, é necessário cautela em cães com insuficiência renal, uma vez que 52% do fármaco é excretado pelos rins em cães,[12] e atenção especial deve ser dada no caso de cães com colestase.[7]

Na medicina veterinária, sua eficácia para tromboembolismo foi explorada em quatro cães, e a redução do tamanho do trombo foi documentada em dois deles. A dose inicial em todos os cães foi de aproximadamente 0,5 mg/kg 1 vez ao dia (SID), via oral (VO), e em dois casos a dose foi aumentada para 1 mg/kg SID com base no monitoramento inicial do tempo de protrombina (TP). Os autores concluíram que o fármaco pode ser um anticoagulante útil para o gerenciamento de trombose pulmonar e arterial em cães, sem a observação de eventos hemorrágicos.[7]

A dose de 1,94 mg/kg em cães saudáveis atinge picos de concentração plasmática entre 1,5 e 2 horas, e a administração 2 vezes ao dia (BID) prolonga o efeito do fármaco por 8 a 10 horas quando comparada à administração SID, sem aumentar a magnitude do efeito.[6] Diferentes doses de rivaroxabana (0,5, 1, 2 e 4 mg/kg SID por 3 dias) em cães saudáveis aumentam as concentrações médias de anti-FXa no plasma 3 horas após a administração do fármaco, sem diferenças entre as doses e sem eventos hemorrágicos.[14] Também foi postulado que a rivaroxabana (0,8 mg/kg SID) pode substituir a dalteparina em cães com anemia hemolítica imunomediada (AHIM) e tromboembolismo venoso.[15]

Em teoria, a rivoraxabana não é um fármaco trombolítico, mas existem esses relatos demonstrando a redução do tamanho do trombo. A dose de 0,62-1,58 mg/kg/dia de rivaroxabana em cães com trombose induziu a resolução do trombo em 67% dos pacientes.[16] Outro estudo[15] relatou melhora de edema de membros e da ascite 14 dias do início da terapia em um caso, e, em outro caso, o desaparecimento do trombo esplênico ocorreu 98 dias depois do início da terapia. A dose de 1 mg/kg SID VO, associada ao clopidogrel, induziu a resolução de trombo intracardíaco em 3 cães após 68 dias, 65 dias e 90 dias do diagnóstico, sem efeitos adversos.[17]

A associação de rivaroxabana (1,3 mg/kg SID VO) e clopidogrel (1,25-2,5 mg/kg SID VO) resolveu as manifestações clínicas relacionadas a um trombo em artéria braquial, 42 dias após o início do tratamento.[18] Em um cão com trombose e síndrome da veia cava após implantação de marca-passo transvenoso, a rivaroxabana (0,68 mg/kg SID VO) foi associada ao clopidogrel (2,5 mg/kg SID VO) e resultou na redução do trombo 2 meses após o início da terapia.[19]

Parece que a rivaroxabana induz taxa de sangramento semelhante à varfarina,[20] com uma redução no risco de sangramento intracraniano, mas um aumento no risco de sangramento gastrintestinal (GI).[21] O mecanismo responsável por esse maior risco de sangramento GI não é claro, mas foi postulado um efeito tópico anticoagulante desses medicamentos por sua absorção incompleta no sistema GI.[22] A dose de 0,8 mg/kg SID de rivaroxabana em um cão induziu hematoma, hematoquezia e hematúria, com melhora do quadro após a redução da dose para 0,4 mg/kg SID.[15]

O uso desses fármacos deve ser cauteloso em pacientes com fatores de risco adicionais para sangramento, como uso de antiplaquetários, comprometimento renal ou hepático, trombocitopenia ou histórico prévio de sangramento GI. Pacientes com tumores em mucosas tendem a apresentar mais sangramentos com DOAC do que com heparina de baixo peso molecular. Insuficiência renal e hepática moderada a grave são contraindicações para a utilização de DOAC.[23]

No homem, com o uso de qualquer DOAC, existe o potencial de interação medicamentosa, por exemplo, uso de agentes quimioterápicos, terapia hormonal e imunoterapia. Os inibidores ou indutores potentes da glicoproteína P podem interagir com edoxabana e rivaroxabana, e inibidores ou indutores potentes do citocromo P450 34A podem interagir com a rivaroxabana.[24] Em relação a horários, dietas ou gastroproteção, até o momento não existe uma recomendação especial. Parece que cães tratados com rivaroxabana não requerem modificação especial na dieta ou administração de medicamentos gastroprotetores.[25]

Muitas vezes a rivaroxabana é utilizada como terapia anticoagulante no lugar das heparinas na terapia domiciliar, principalmente pela facilidade de administração via oral, o que aumenta a aderência do responsável ao protocolo. Diante dessa condição, quando se decide trocar a heparina por rivaroxabana, deve-se respeitar o período de 12 horas de *washout*,[26] ou, em situação de alto risco de trombose ou confirmação, a rivoraxabana pode ser administrada no próximo horário no qual a heparina seria administrada.

A rivaroxabana parece ser bem tolerada por cães saudáveis e apresenta efeitos previsíveis em humanos; nesse sentido, a literatura relata não ser necessária a monitoração do fármaco. No entanto, a variabilidade interindividual ainda é um fator importante (51,8% com a dose de 1 mg/kg cães segundo Bae et al., 2019),[14] indicando a necessidade de monitoração dos efeitos do fármaco. Essa variação pode ser explicada pelas diferenças de absorção GI e polimorfismo genético no metabolismo do fármaco.

Seu efeito pode ser avaliado por meio da atividade do fator Xa. O teste cromogênico anti-Xa específico para rivaroxabana mensura a quantidade de Xa ativo usando um substrato cromogênico, e a absorbância é inversamente proporcional à concentração de rivaroxabana. Esse teste é considerado o método adequado para monitorar o efeito do fármaco.[27]

A mensuração do TP tem sido recomendada pela Sociedade Internacional de Hemostasia e Trombose para monitorar o grau relativo de anticoagulação com o uso de rivaroxabana na ausência do teste cromogênico. É uma estratégia mais precisa para avaliar a rivaroxabana do que o tempo de tromboplastina parcial ativada (TTPa), por exemplo.[28] O TP se correlacionou fortemente com o teste anti-FXa específico para rivaroxabana em cães saudáveis nos quais o fármaco foi administrado na dose de 1,8 mg/kg SID.[29] A monitoração deve ser efetuada de 1 a 4 horas, preferencialmente 3 horas (horário de pico) após a administração da rivaroxabana, e tanto TP quanto o parâmetro R da tromboelastografia (ou tempo de coagulação do ROTEM) demonstram uma forte correlação com a atividade de anti-Xa, sendo sugerido, como efetividade do tratamento, um prolongamento de 1,5 a 1,9 vez nesses parâmetros (quando comparado ao basal).[6,14] Apesar disso, um estudo[15] não observou aumento de TP com a dose de 0,8 mg/kg SID em um cão com AHIM. A rivaroxabana tem efeitos anticoagulantes previsíveis, mas com alta variabilidade interindividual, fato que justifica a não alteração do TP em alguns casos,[14] além de diferenças na metodologia de aferição do TP. A mudança no TP da rivaroxabana provavelmente será de curta duração e variará ao longo do dia como resultado da meia-vida relativamente curta do fármaco.[30]

Em caso de eventos hemorrágicos, a atividade do anti-Xa deve ser monitorada, se disponível, por ser um exame mais sensível que o TP no caso desse medicamento.[6] O parâmetro R da tromboelastografia ou tempo de coagulação do ROTEM também pode ser avaliado.[6] Caso ocorra uma overdose, deve-se interromper a medicação e administrar carvão ativado. No caso de sangramento maior, deve ser administrada terapia de suporte (fluido) e provisionar a necessidade de hemoderivados.[23] Para mais detalhes, consulte o Capítulo 19 — Efeitos adversos e manejo do sangramento relacionado ao uso de antitrombóticos.

As doses de rivaroxabana variam de 1 a 2 mg/kg/dia para cães e de 0,5 a 1 mg/kg/dia no gato.[31] Outra consideração é a hipercoagulabilidade rebote, que pode ocorrer ou não, caso a medicação seja interrompida abruptamente.[23] Para informações sobre desmame, consulte o Capítulo 18 — Descontinuação temporária e permanente da terapia antitrombótica.

APIXABANA

A apixabana parece apresentar melhor perfil de segurança e eficácia que a rivaroxabana, com menor risco de sangramento grave do que outros DOAC.[32] O fármaco tem propriedades farmacocinéticas e farmacodinâmicas previsíveis, sendo utilizada em pacientes humanos, incluindo idosos e aqueles com insuficiência renal moderada. Em humanos, tem como vantagens o rápido início de ação, baixo potencial para interação medicamentosa e a não necessidade de monitoramento de rotina durante o uso clínico.[33]

Em cães saudáveis, a apixabana (0,2 mg/kg) apresenta alta ligação às proteínas (98,6%), biodisponibilidade média de 28,4%, tempo de latência de 2 horas, tempo até concentração plasmática máxima de 5 horas e meia-vida de eliminação de 3,1 horas. A apixabana oral prolonga significativamente o TP em 4, 6 e 8 horas, mas o TTPa e a tromboelastografia não foram afetados pela apixabana oral.[34]

A dose de 0,5 mg/kg BID a 1 mg/kg 3 vezes ao dia (TID) VO associada ao clopidogrel (1,8 mg/kg SID VO) não causou sangramento em cães saudáveis durante uma semana de observação.[35] Existem poucos estudos em cães com esse fármaco. Em um deles, a apixabana (dose de 1,25 mg BID) foi associada ao clopidogrel no pós-operatório de implantação de um dispositivo em valva mitral (a dose em cães varia de 0,2 a 0,5 mg/kg SID/BID).[36]

DABIGATRANA

A dabigatrana também é classificada como um inibidor direto e atua inibindo diretamente a trombina livre e ligada à fibrina. Foi aprovada em 2010 pela Food and Drug Administration (FDA) para prevenir eventos embólicos em humanos com FA.[37] Em humanos apresenta boa tolerância, farmacocinética previsível, efeitos anticoagulantes eficazes e ausência de necessidade de monitoramento da coagulação. Esse fármaco parece ser tão eficaz quanto a varfarina, tendo sido utilizado como alternativa a ela e na prevenção de eventos embólicos em humanos com acidente vascular cerebral não hemorrágico e FA.[38]

Os principais eventos adversos são sangramento e sangramento GI; este último parece ser mais importante do que o provocado pela varfarina.[37] Os efeitos adversos no trato GI podem ocorrer pela formulação da dabigatrana, que contém grânulos de ácido tartárico e proporciona um ambiente ácido. Um pH mais baixo está associado à dispepsia e desempenha um papel no aumento do risco de sangramento GI.[39]

Até o momento, não estão disponíveis estudos em animais para justificar a utilização desse fármaco, sendo considerado uma possibilidade futura.

REFERÊNCIAS

1. Fuster V, Bhatt DL, Califf RM, Michelson AD, Sabatine MS, Angiolillo DJ, et al. Guided antithrombotic therapy: current status and future research direction: report on a National Heart, Lung and Blood Institute working group. Circulation. 2012;126(13):1645-62.
2. Gonsalves WI, Pruthi RK, Patnaik MM. The new oral anticoagulants in clinical practice. Mayo Clin Proc. 2013;88(5):495-511.
3. Jiang X, Crain EJ, Luettgen JM, Schumacher WA, Wong PC. Apixaban, an oral direct factor Xa inhibitor, inhibits human clot-bound factor Xa activity in vitro. Thromb Haemost. 2009;101(4):780-2.
4. Wong PC, Pinto DJP, Zhang D. Preclinical discovery of apixaban, a direct and orally bioavailable factor Xa inhibitor. J Thromb Thrombolysis. 2011;31(4):478-92.
5. Morassi A, Bianco D, Park E, Nakamura RK, White GA. Evaluation of the safety and tolerability of rivaroxaban in dogs with presumed primary immune-mediated hemolytic anemia. J Vet Emerg Crit Care (San Antonio). 2016;26(4):488-94.
6. Conversy B, Blais MC, Dunn M, Gara-Boivin C, Del Castillo JRE. Anticoagulant activity of oral rivaroxaban in healthy dogs. Vet J. 2017;223:5-11.
7. Yang VK, Cunningham SM, Rush JE, de Laforcade A. The use of rivaroxaban for the treatment of thrombotic complications in four dogs. J Vet Emerg Crit Care (San Antonio). 2016;26(5):729-36.
8. Hernandez I, Zhang Y, Saba S. Comparison of the effectiveness and safety of apixaban, dabigatran, rivaroxaban, and warfarin in newly diagnosed atrial fibrillation. Am J Cardiol. 2017;120(10):1813-9.
9. Martinez-Sanchez J, Castrillo L, Jerez D, Torramade-Moix S, Palomo M, Mendieta G, et al. Antithrombotic and prohemorrhagic actions of different concentrations of apixaban in patients exposed to single and dual antiplatelet regimens. Sci Rep. 2023;13(1):22909.
10. Young AM, Marshall A, Thirlwall J, Chapman O, Lokare A, Hill C, et al. Comparison of an oral factor Xa inhibitor with low molecular weight heparin in patients with cancer with venous thromboembolism: results of a randomized trial (SELECT-D). J Clin Oncol. 2018;36(20):2017-23.
11. Zhang L, Zhang H, Zhang J, Tian H, Liang J, Liu Z. Rivaroxaban for the treatment of venous thromboembolism in patients with nephrotic syndrome and low AT-III: a pilot study. Exp Ther Med. 2018;15(1):739-44.
12. Weinz C, Schwarz T, Kubitza D, Mueck W, Lang D. Metabolism and excretion of rivaroxaban, an oral, direct factor Xa inhibitor, in rats, dogs, and humans. Drug Metab Dispos. 2009;37(5):1056-64.
13. Weinz C, Buetehorn U, Daehler HP, Kohlsdorfer C, Pleiss U, Sandmann S, et al. Pharmacokinetics of BAY 59-7939–an oral, direct Factor Xa inhibitor–in rats and dogs. Xenobiotica. 2005;35(9):891-910.
14. Bae J, Kim H, Kim W, Kim S, Park J, Jung DI, et al. Therapeutic monitoring of rivaroxaban in dogs using thromboelastography and prothrombin time. J Vet Intern Med. 2019;33(3):1322-30.
15. Uchida M, Ohmi A, Fujiwara R, Fukushima K, Doi A, Azuma K, et al. Treatment with rivaroxaban and monitoring of coagulation profiles in two dogs with venous thromboembolism. J Vet Med Sci. 2020;82(9):1271-6.
16. Tracy AL, Goggs R, Brooks MB, Lynch AM. Clinical features and posttreatment monitoring of dogs administered rivaroxaban (2018-2020): 19 cases. J Vet Emerg Crit Care (San Antonio). 2022;32(5):629-36.
17. Yoshida T, Uemura A, Tanaka R, Farag A, Mandour AS, Hamabe L, et al. Secondary right atrial thrombosis in three dogs: antithrombotics therapy and echocardiographic follow-up. Vet Med Sci. 2023;9(5):1973-9.
18. Andruzzi MN, Voges AK, Russell KE, Jeffery ND. Brachial artery thrombosis in a dog causing monoparesis mimicking nerve sheath tumor. J Vet Intern Med. 2021;35(5):2415-20.
19. Lozada Miranda B, Walton R, LeVine DN, Blong A, Ware W, Ward J. Use of rivaroxaban for treatment of cranial vena cava syndrome secondary to transvenous pacemaker lead thrombosis in a dog. J Vet Cardiol. 2019;25:7-13.
20. Mega JL, Braunwald E, Wiviott SD, Bassand JP, Bhatt DL, Bode C, et al. Rivaroxaban in patients with a recent acute coronary syndrome. N Engl J Med. 2012;366(1):9-19.
21. Paikin JS, Manolakos JJ, Eikelboom JW. Rivaroxaban for stroke prevention in atrial fibrillation: a critical review of the ROCKET AF trial. Expert Rev Cardiovasc Ther. 2012;10(8):965-72.

22. Key NS, Khorana AA, Kuderer NM, Bohlke K, Lee AYY, Arcelus JI, et al. Venous thromboembolism prophylaxis and treatment in patients with cancer: ASCO clinical practice guideline update. J Clin Oncol. 2020;38(5):496-520.
23. Turpie AGG, Kreutz R, Llau J, Norrving B, Haas S. Management consensus guidance for the use of rivaroxaban: an oral, direct factor Xa inhibitor. Thromb Haemost. 2012;108(5):876-86.
24. Bellesoeur A, Thomas-Schoemann A, Allard M, Smadja D, Vidal M, Alexandre J, et al. Pharmacokinetic variability of anticoagulants in patients with cancer-associated thrombosis: clinical consequences. Crit Rev Oncol Hematol. 2018;129:102-12.
25. Lynch AM, Ruterbories LK, Griffith E, Hanel RM, Stablein AP, Brooks MB. The influence of feeding and gastroprotectant medications on the Factor Xa inhibitory activity of orally administered rivaroxaban in normal dogs. J Vet Emerg Crit Care (San Antonio). 2021;31(1):59-65.
26. Tracy AL, Goggs R, Brooks MB, Lynch AM. Clinical features and posttreatment monitoring of dogs administered rivaroxaban (2018-2020): 19 cases. J Vet Emerg Crit Care (San Antonio). 2022;32(5):629-36.
27. Cuker A, Siegal DM, Crowther MA, Garcia DA. Laboratory measurement of the anticoagulant activity of the non-vitamin K oral anticoagulants. J Am Coll Cardiol. 2014;64(11):1128-39.
28. Baglin T, Hillarp A, Tripodi A, Elalamy I, Buller H, Ageno W. Measuring Oral Direct Inhibitors (ODIs) of thrombin and factor Xa: a recommendation from the Subcommittee on Control of Anticoagulation of the Scientific and Standardisation Committee of the International Society on Thrombosis and Haemostasis. J Thromb Haemost. 2013.
29. Lynch AM, Ruterbories LK, Griffith EH, Hanel RM, Stablein AP, Brooks MB. Evaluation of point-of-care coagulation tests as alternatives to anti-Xa activity for monitoring the anticoagulant effects of rivaroxaban in healthy dogs. J Vet Emerg Crit Care (San Antonio). 2021;31(1):18-24.
30. Conversy B, Blais MC, Dunn M, Gara-Boivin C, Carioto L, del Castillo JRE. Rivaroxaban demonstrates in vitro anticoagulant effects in canine plasma. Vet J. 2013;198(2):437-43.
31. Sharp CR, Goggs R, Blais MC, Brainard BM, Chan DL, deLaforcade AM, et al. Clinical application of the American College of Veterinary Emergency and Critical Care (ACVECC) Consensus on the Rational Use of Antithrombotics in Veterinary Critical Care (CURATIVE) guidelines to small animal cases. J Vet Emerg Crit Care (San Antonio). 2019;29(2):121-31.
32. Giustozzi M, Franco L, Vedovati MC, Becattini C, Agnelli G. Safety of direct oral anticoagulants versus traditional anticoagulants in venous thromboembolism. J Thromb Thrombolysis. 2019;48(3):439-53.
33. Byon W, Garonzik S, Boyd RA, Frost CE. Apixaban: a clinical pharmacokinetic and pharmacodynamic review. Clin Pharmacokinet. 2019;58(10):1265-79.
34. Herrera ND, Birschmann I, Wolny M, Papich MG, Brooks MB, Goggs R. Pharmacokinetics and biologic activity of apixaban in healthy dogs. Front Vet Sci. 2021;8:702821.
35. Gagnon AL, Scansen BA, Olver C, Shropshire S, Hess A, Orton EC. Phase I clinical trial of an antithrombotic drug protocol combining apixaban and clopidogrel in dogs. J Vet Cardiol. 2021;36:105-14.
36. Borgarelli M, Lanz O, Pavlisko N, Abbott JA, Menciotti G, Aherne M, et al. Mitral valve repair in dogs using an ePTFE chordal implantation device: a pilot study. J Vet Cardiol. 2017;19(3):256-67.
37. Connolly SJ, Ezekowitz MD, Yusuf S, Eikelboom J, Oldgren J, Parekh A, et al. Dabigatran versus warfarin in patients with atrial fibrillation. N Engl J Med. 2009;361(12):1139-51.
38. Gómez-Outes A, Terleira-Fernández AI, Calvo-Rojas G, Suárez-Gea ML, Vargas-Castrillón E. Dabigatran, rivaroxaban, or apixaban versus warfarin in patients with nonvalvular atrial fibrillation: a systematic review and meta-analysis of subgroups. Thrombosis. 2013;2013:640723.
39. Blommel ML, Blommel AL. Dabigatran etexilate: a novel oral direct thrombin inhibitor. Am J Health Syst Pharm. 2011;68(16):1506-19.

18

Descontinuação temporária e permanente da terapia antitrombótica

Márcia Kahvegian

INTRODUÇÃO

Com a crescente utilização da terapia antitrombótica em medicina veterinária, também se faz necessária a discussão sobre desmame, descontinuação temporária e permanente desses fármacos. A terapia antitrombótica pode ser descontinuada em caso de resolução do trombo e da doença de base (descontinuação permanente), antes de um procedimento cirúrgico, ou mesmo em casos de eventos adversos relacionados à terapia antitrombótica (descontinuação temporária). A interrupção do tratamento anticoagulante representa um período vulnerável, com risco aumentado de eventos tromboembólicos em alguns pacientes.

DESCONTINUAÇÃO TEMPORÁRIA DA TERAPIA ANTITROMBÓTICA

A decisão da suspensão da terapia antitrombótica antes de uma cirurgia deve ser baseada no entendimento da complexidade da cirurgia e na possibilidade de sangramento importante, além da experiência da equipe cirúrgica sobre o risco de sangramento associado ao procedimento. Portanto, é uma decisão que deve ser individualizada, requerendo a concordância de cirurgião, anestesista, clínico, especialistas envolvidos no caso e responsáveis, uma vez que a decisão pode aumentar o risco de sangramento ou trombose.

Diante de um procedimento cirúrgico, a manutenção da terapia antitrombótica minimizará o risco de eventos trombóticos, mas pode aumentar o risco de complicações hemorrágicas e requerimento de transfusões. Por outro lado, a suspensão da terapia para reduzir o risco de sangramento pode aumentar o risco de trombose. Além disso, em teoria, no caso de um paciente com alto risco de tromboembolismo pulmonar (TEP), tratar uma complicação hemorrágica em uma cirurgia cuja terapia não foi descontinuada pode ser mais simples que tratar o TEP. A decisão é desafiadora, e é fundamental balancear as consequências clínicas desses riscos para evitar complicações, reduzir a morbidade e a mortalidade.[1]

O primeiro ponto é determinar o risco tromboembólico caso os agentes antitrombóticos sejam descontinuados. Na medicina existem escores que estratificam esse risco, considerando fatores como falência cardíaca congestiva, hipertensão, idade avançada, diabetes, acidente vascular cerebral (AVC) prévio e doença vascular.[2] Na veterinária não existe essa estratificação, mas devem-se considerar os fatores de risco para trombose no paciente e o risco de sangramento na cirurgia. A possibilidade de hemorragia deve ser baseada na invasividade da cirurgia, no histórico do paciente, nas comorbidades que afetam a hemostasia e/ou coagulação e nas consequências do sangramento se ele ocorrer.[1] Comorbidades como hipertensão, disfunção hepática ou renal, histórico de sangramento prévio espontâneo ou em cirurgias, idade avançada, tempo de protrombina (TP), tempo de tromboplastina parcial ativada (TTPa) prolongados e testes viscoelásticos podem ser utilizados como ferramentas na tentativa de predizer sangramento maior em pacientes sob o uso de antitrombótico.[3]

Pacientes com alto risco de trombose ou trombo instalado submetidos a procedimentos cirúrgicos como endoscopia, excisão de tumores de superfície, facoemulsificação e tratamento periodontal (apresentam baixo risco de sangramento), na maioria das vezes, não requerem a descontinuação da terapia antitrombótica.[4,5] As exceções são estabelecidas para pacientes submetidos a procedimentos com provisionamento de perda sanguínea importante, rápida (p. ex., aortotomia, cavotomia) ou sangramento difuso. O CURATIVE (consenso para uso racional de antitrombóticos em medicina veterinária) determina que, em pacientes com alto risco de trombo, normalmente a terapia antitrombótica não deve ser descontinuada, mas, nos casos com alto potencial de sangramento (cirurgias hepáticas, torácicas, craniotomias), deve-se balancear o risco-benefício da não descontinuação.[6] Em casos de alto risco trombótico e de sangramento, deve-se avaliar se o risco de sangramento é relacionado a um sequestro importante de sangue (p. ex., um grande tumor esplênico) ou se o sangramento pode ser difuso e maciço (p. ex., tumores hepáticos, craniotomia, biópsia renal percutânea). Nas situações de possibilidade de hemorragia difusa, importante ou catastrófica, suspender a terapia antes do procedimento agendado é uma estratégia sensata.

Em outras situações e em casos de dúvidas, o cirurgião deve informar sua experiência sobre o sangramento naquele determinado procedimento, para a tomada de decisão. Se a terapia for mantida, o(s) fármaco(s) não deve(m) ser administrado(s) no dia da cirurgia, ou o procedimento deve ser realizado fora do horário de pico da medicação (aproximadamente 2 a 8 horas após a administração para a maioria dos medicamentos). O CURATIVE propõe que, em casos de baixo a moderado risco de trombo, a terapia deve ser descontinuada previamente ao procedimento. Já em procedimentos mais simples ou naqueles em que a hemorragia é facilmente controlada através da hemostasia, a terapia antitrombótica pode ser mantida, não se fazendo necessária a administração apenas no dia do procedimento.

Se a decisão for pela suspensão do antiplaquetário, este deve ser suspenso de 5 a 7 dias antes da cirurgia, sem a necessidade de desmame. Em casos de alto risco trombótico, em que o paciente faz uso de dois antiplaquetários (clopidogrel e ácido acetilsalicílico), pode-se pensar em descontinuar apenas um antiplaquetário antes da cirurgia.[6]

Para as heparinas, em caso de descontinuação, esta deve ser efetuada 24 horas da cirurgia e, em caso de manutenção, a cirurgia deve ser agendada fora do nadir do fármaco (3-6 horas após a dose subcutânea).[1,6]

O efeito anticoagulante mais previsível e a meia-vida mais curta (se função renal normal) dos inibidores orais diretos (DOAC, do inglês *direct oral anticoagulants*), quando comparados à varfarina, simplificam o manejo perioperatório.[7] Se o paciente apresenta alto risco de trombo e a cirurgia tem baixo potencial de sangramento, o DOAC deve ser descontinuado 24 horas antes da cirurgia. Se existe um alto potencial de sangramento, o DOAC deve ser suspenso de 4 a 5 dias antes da cirurgia, caso a função renal seja normal.[1,8]

No caso de uso crônico de varfarina, o fármaco deve ser descontinuado de 5 a 7 dias antes do procedimento cirúrgico. No homem, mensuram-se o TP e a razão normalizada internacional (RNI — a qual deve ser < 1,5 para a cirurgia) antes do agendamento.[9,10]

Se a cirurgia for uma emergência e não puder ser adiada, a terapia deve ser imediatamente descontinuada e devem ser implementadas medidas de suporte em caso de sangramento excessivo. O Quadro 1 exibe o provisionamento para a descontinuação da terapia, se for esse o caso, antes da cirurgia.

QUADRO 1

Sugestão de descontinuação ou não de terapia antitrombótica antes do procedimento cirúrgico

Fármacos	Alto risco trombótico com baixo risco de sangramento	Alto risco trombótico com alto risco de sangramento importante a catastrófico*	Baixo/moderado risco trombótico
Antiplaquetários	Manter o antiplaquetário, não administrar no dia da cirurgia. Se o paciente faz uso de dois antiplaquetários, manter apenas 1 deles.	Suspender o fármaco 5 dias antes da cirurgia	Suspender o fármaco 5-7 dias antes da cirurgia
HNF	Manter a HNF. Marcar procedimento fora do nadir da heparina (3-6 h após administração).	Suspender o fármaco 24 horas antes da cirurgia#	Suspender o fármaco 24-48 horas antes da cirurgia#
HBPM e HUBPM	Manter a HBPM. Marcar procedimento fora do nadir da heparina (3-6 h após administração).	Suspender o fármaco 24 horas antes da cirurgia	Suspender o fármaco 24-48 horas antes da cirurgia
DOAC	Suspender o fármaco 24 horas antes do procedimento#	Suspender o fármaco 4-5 dias antes da cirurgia#	Suspender o fármaco 4-5 dias antes da cirurgia#
Varfarina	Suspensão 5 a 7 dias antes do procedimento, mas dependente da RNI para definir o momento ideal da cirurgia (ver a seção "Terapia de ponte")*	Suspensão 7 dias antes do procedimento, mas dependente da RNI para definir o momento ideal da cirurgia (ver a seção "Terapia de ponte")*	Suspensão 7 dias antes do procedimento, mas dependente da RNI para definir o momento ideal da cirurgia*

* Hemocomponentes devem ser provisionados; se o paciente apresentar insuficiência renal, o tempo deve ser maior (7 dias);
# Exige desmame dependendo do tempo administrado (consulte o item a seguir: "Descontinuação permanente e desmame da terapia antitrombótica").
DOAC: inibidores orais diretos; HBPM: heparina de baixo peso molecular; HNF: heparina não fracionada; HUBPM: heparina de ultrabaixo peso molecular; RNI: razão normalizada internacional.
Fonte: adaptado de Hornor et al., 2018,[1] Goggs et al., 2019,[6] Rossini et al., 2018,[11] Brainard et al., 2019.[12]

REINTRODUÇÃO DA TERAPIA ANTITROMBÓTICA APÓS PROCEDIMENTO INVASIVO

Após a hemostasia ser alcançada em um procedimento cirúrgico, ou após suspensão temporária, a terapia anticoagulante deve ser reiniciada na maioria dos pacientes, com algumas considerações. Em casos de alto risco trombótico, a terapia anticoagulante deve ser prontamente reiniciada, assim que a hemostasia for alcançada e o paciente estiver clinicamente estável, com monitoramento contínuo realizado. A exceção é quando condições particulares se aplicam, como sangramento em um local crítico ou alto risco de ressangramento.[13] Na medicina veterinária, existe essa mesma recomendação, com adição de: "pacientes que desenvolverem trombose no período trans ou pós-operatório devem ter a terapia anticoagulante reiniciada prontamente na ausência de sangramento contínuo. Para pacientes com risco baixo ou moderado, as diretrizes sugerem que a terapia antitrombótica deve ser reiniciada assim que não houver evidência de sangramento contínuo".[12]

O intervalo entre um procedimento cirúrgico e a retomada "segura" do tratamento anticoagulante pode variar e deve ser definido individualmente. A retomada da medicação deve ser feita nas primeiras 24 até 48 horas após o procedimento, na ausência de sangramento ou de outras manifestações clínicas relacionadas a distúrbios de coagulação.[14] Em caso de alto risco tromboembólico no pós-operatório, o paciente deve estar sob cuidados intensivos para reintroduzir a terapia antitrombótica precocemente em até 4 a 6 horas de pós-operatório. Nesse sentido, deve ser utilizado ultrassom à beira-leito para confirmação da ausência de líquido livre em cavidades. O paciente também deve ser examinado para observação de hematomas, assim como sangramento da ferida cirúrgica ou qualquer outro tipo de sangramento, antes e durante a retomada dos antitrombóticos. Se o paciente apresenta alto risco de sangramento pós-operatório, a retomada da terapia deve ser feita em 48 a 72 horas após o procedimento cirúrgico.

DESCONTINUAÇÃO PERMANENTE E DESMAME DA TERAPIA ANTITROMBÓTICA

A hipercoagulabilidade de rebote é definida como um aumento transitório na frequência de eventos trombóticos ou marcadores bioquímicos de geração de trombina após a retirada de terapia anticoagulante.[15] Em caso de descontinuação permanente de terapia antitrombótica, após a administração prolongada dos anticoagulantes, é importante proceder ao desmame da HNF e DOAC na tentativa de evitar a hipercoagulabilidade de rebote. Deve-se sempre considerar esse risco ao planejar a descontinuação completa ou temporária da terapia.[6]

Foi demonstrado um aumento transitório da geração de trombina em cães saudáveis 12 horas após interrupção abrupta da terapia com heparina.[16] A HNF exige desmame na sua descontinuação se foi administrada por mais de 5 dias. O desmame pode ser efetuado inicialmente pela redução das doses diárias em 10 a 20% por 2 a 3 dias seguida do aumento do intervalo entre as administrações a cada 2 dias até a retirada completa do fármaco. Em um relato de uma cadela labradora com TEP, piotórax e dispneia aguda, foi administrada HNF na dose de 270 U/kg 3 vezes ao dia (TID) (tentativa de atingir 1,5 vez o TTPa basal) após a confirmação de TEP por angiotomografia. Após 5 dias de HNF, o desmame da heparina foi efetuado e organizado da seguinte maneira: 243 U/kg TID por 3 dias; 189 U/kg TID por 3 dias; 189 U/kg BID por 3 dias, com retirada completa após essa dose.[17] Se a HNF foi administrada em infusão contínua, a taxa de infusão deve ser reduzida gradualmente e não interrompida abruptamente, para evitar hipercoagulabilidade de rebote.[12] Já heparinas de baixo peso molecular (HBPM) e ultrabaixo peso molecular (HUBPM) não necessitam de desmame[12] e podem ser interrompidas abruptamente.

Para os inibidores diretos e antagonistas da vitamina K, pode ser utilizado um esquema semelhante de desmame da HNF, inicialmente com a redução da dose (metade da dose por 2 dias) e, depois, aumento do intervalo de administração (2 vezes para 1 vez ao dia) por 2 dias.

Um estudo publicado com administração de apixabana e rivaroxabana por 7 dias em cães saudáveis concluiu que não existe a necessidade de desmame desses DOACS, mas são necessários estudos em cães doentes que apresentam quadro de hipercoagulabilidade antes da introdução do fármaco.[18]

MUDANÇA DE TERAPIA ANTICOAGULANTE

Muitas vezes, a HNF ou HBPM é iniciada no ambiente hospitalar e, se o paciente apresentar a necessidade de terapia prolongada, a heparina pode ser mantida em casa ou trocada por um DOAC. O grande benefício do DOAC (p. ex., rivaroxabana) é decorrente da administração oral, 1 ou 2 vezes ao dia, o que aumenta a aderência do responsável ao protocolo.

Na condição de administração subcutânea da HNF ou HBPM, quando se pretende fazer a transição para a rivaroxabana, esta última pode ser administrada no próximo horário no qual seria administrada a heparina. O contrário é verdadeiro. Se a rivaroxabana estiver sendo administrada, o início de qualquer heparina deve ser no próximo horário em que o inibidor direto seria administrado. Em caso de infusão contínua de HNF, o DOAC pode ser iniciado de 0 a 2 horas após a suspensão da infusão, nos pacientes com suspeita ou confirmação de trombo.

TERAPIA DE PONTE

A terapia de ponte é considerada no momento pré-operatório para substituição de anticoagulantes de longa ação por fármacos de curta ação para preparação pré-operatória. O objetivo da terapia de ponte é minimizar o alto risco de tromboembolismo enquanto também se minimiza o alto risco de sangramento em um procedimento com potencial hemorrágico.

Guidelines na medicina indicam a continuação do ácido acetilsalicílico em doses baixas no período perioperatório e a suspensão do clopidogrel 5 dias antes da cirurgia. No caso da utilização de clopidogrel, efetua-se a introdução do cangrelor de 2 a 3 dias após a descontinuação do clopidogrel e, 1 a 6 horas antes da cirurgia, efetua-se a descontinuação do cangrelor. Após a cirurgia, o clopidogrel deve ser retomado com uma dose de ataque, assim que a administração oral for possível e o risco de sangramento for mínimo.[11] Reforçando que esse esquema é realizado no homem e ainda não existem estudos clínicos disponíveis com esse tipo de terapia de ponte na medicina veterinária.

Em humanos, a terapia de ponte com heparina é empregada para pacientes com alto risco de trombose e em uso de terapia crônica com varfarina; não existe diretriz sobre terapia de ponte para cães ou gatos sob o uso de varfarina. No homem, a varfarina é descontinuada de 5 a 7 dias antes da cirurgia e, quando a RNI reduzir para um valor menor do intervalo terapêutico do paciente (ou RNI < 1,5), inicia-se a HBPM, a qual é mantida até 24 horas antes da cirurgia. A RNI deve ser repetida no dia da cirurgia, e, se esse parâmetro estiver acima de 1,5, deve-se administrar a vitamina K até a melhora do parâmetro.[1] Em casos de alto risco trombótico e alto risco de sangramento e, na situação que o DOAC deva ser suspenso, pode-se pensar na terapia ponte com a transição do DOAC para HBPM e suspensão da HBPM 24 horas antes da cirurgia.

REFERÊNCIAS

1. Hornor MA, Duane TM, Ehlers AP, Jensen EH, Brown PS, Pohl D, et al. American College of Surgeons' guidelines for the perioperative management of antithrombotic medication. J Am Coll Surg. 2018;227(5):521-36.e1.
2. Roldán V, Marín F, Manzano-Fernández S, Gallego P, Vílchez JA, Valdés M, et al. The HAS-BLED score has better prediction accuracy for major bleeding than CHADS2 or CHA2DS2-VASc scores in anticoagulated patients with atrial fibrillation. J Am Coll Cardiol. 2013;62(23):2199-204.
3. Omran H, Bauersachs R, Rübenacker S, Goss F, Hammerstingl C. The HAS-BLED score predicts bleedings during bridging of chronic oral anticoagulation. Results from the national multicentre BNK Online bRiDging REgistRy (BORDER). Thromb Haemost. 2012;108(1):65-73.
4. Mauprivez C, Khonsari RH, Razouk O, Goudot P, Lesclous P, Descroix V. Management of dental extraction in patients undergoing anticoagulant oral direct treatment: a pilot study. Oral Surg Oral Med Oral Pathol Oral Radiol. 2016;122(5):e146-55.
5. Feagins LA. Management of anticoagulants and antiplatelet agents during colonoscopy. Am J Med. 2017;130(7):786-95.
6. Goggs R, Blais MC, Brainard BM, Chan DL, deLaforcade AM, Rozanski E, et al. American College of Veterinary Emergency and Critical Care (ACVECC) Consensus on the Rational Use of Antithrombotics in Veterinary Critical Care (CURATIVE) guidelines: small animal. J Vet Emerg Crit Care (San Antonio). 2019;29(1):12-36.
7. Schulman S, Crowther MA. How I treat with anticoagulants in 2012: new and old anticoagulants, and when and how to switch. Blood. 2012;119(13):3016-23.
8. Bell BR, Spyropoulos AC, Douketis JD. Perioperative management of the direct oral anticoagulants: a case-based review. Hematol Oncol Clin North Am. 2016;30(5):1073-84.
9. European Heart Rhythm Association; European Association for Cardio-Thoracic Surgery; Camm AJ, Kirchhof P, Lip GYH, Schotten U, Savelieva I, Ernst S, Van Gelder IC, et al. Guidelines for the management of atrial fibrillation: the Task Force for the Management of Atrial Fibrillation of the European Society of Cardiology (ESC). Eur Heart J. 2010;31(19):2369-429.
10. Bhatia M, Talawadekar G, Parihar S, Smith A. An audit of the role of vitamin K in the reversal of International Normalised Ratio (INR) in patients undergoing surgery for hip fracture. Ann R Coll Surg Engl. 2010;92(6): 473-6.
11. Rossini R, Tarantini G, Musumeci G, Masiero G, Barbato E, Calabrò P, et al. A Multidisciplinary approach on the perioperative antithrombotic management of patients with coronary stents undergoing surgery: surgery after stenting 2. JACC Cardiovasc Interv. 2018;11(5):417-34.
12. Brainard BM, Buriko Y, Good J, Ralph AG, Rozanski EA. Consensus on the Rational Use of Antithrombotics in Veterinary Critical Care (CURATIVE): Domain 5-Discontinuation of anticoagulant therapy in small animals. J Vet Emerg Crit Care (San Antonio). 2019;29(1):88-97.
13. Tomaselli GF, Mahaffey KW, Cuker A, Dobesh PP, Doherty JU, Eikelboom JW, et al. 2017 ACC Expert Consensus Decision Pathway on Management of Bleeding in Patients on Oral Anticoagulants: a report of the American College of Cardiology Task Force on Expert Consensus Decision Pathways. J Am Coll Cardiol. 2017;70(24): 3042-67.
14. Kristensen SD, Knuuti J, Saraste A, Anker S, Bøtker HE, Hert SD, et al. 2014 ESC/ESA Guidelines on non-cardiac surgery: cardiovascular assessment and management: the Joint Task Force on non-cardiac surgery: cardiovascular assessment and management of the European Society of Cardiology (ESC) and the European Society of Anaesthesiology (ESA). Eur Heart J. 2014;35(35):2383-431.

15. Granger CB, Miller JM, Bovill EG, Gruber A, Tracy RP, Krucoff MW, et al. Rebound increase in thrombin generation and activity after cessation of intravenous heparin in patients with acute coronary syndromes. Circulation. 1995;91(7):1929-35.
16. Mays EM, Dorman DC, McKendry C, Hanel RM. A pilot study documenting increased thrombin generation following abrupt withdrawal of heparin therapy in healthy dogs. J Vet Emerg Crit Care (San Antonio). 2018;28(6): 518-26.
17. Ngwenyama TR, Herring JM, O'Brien M, Hartman SK, Galloway KA, O'Brien RT. Contrast-enhanced multidetector computed tomography to diagnose pulmonary thromboembolism in an awake dog with pyothorax. J Vet Emerg Crit Care (San Antonio). 2014;24(6):731-8.
18. Lynch AM, Ruterbories LK, Zhu Y, Fialkiewicz F, Papich MG, Brooks MB, et al. Comparison of the pharmacokinetics and pharmacodynamics of apixaban and rivaroxaban in dogs. J Vet Intern Med. 2024 Oct 17;38(6): 3242–54.

19

Efeitos adversos e manejo do sangramento relacionados à terapia antitrombótica

Márcia Kahvegian

INTRODUÇÃO

Com a crescente utilização dos fármacos antitrombóticos na medicina veterinária (MV), aumenta o risco de eventos adversos. Este capítulo visa descrever esses efeitos, assim como o manejo do sangramento induzido pela terapia antitrombótica.

SANGRAMENTO

O sangramento é o efeito adverso mais comum da terapia com anticoagulantes. O risco aumenta por cirurgia recente, trauma, procedimentos invasivos ou distúrbios hemostáticos concomitantes.[1] O risco associado ao uso da heparina aumenta de acordo com a dose do fármaco e a administração concomitante de agentes fibrinolíticos ou antiplaquetários. Em humanos, a heparina de baixo peso molecular (HBPM) está associada a menor incidência de sangramento pela farmacocinética, mais previsível que a heparina não fracionada (HNF).[2] Especificamente com a HNF, o sangramento parece estar associado ao tipo de doença, uma vez que cães com anemia hemolítica imunomediada (AHIM) apresentaram menor probabilidade de ocorrência desse evento adverso com doses de até 500 U/kg 2 vezes ao dia (BID), quando comparados a cães saudáveis.[3]

Os critérios da Sociedade Internacional de Trombose e Hemostasia definem a hemorragia grave como aquela que ocorre em abdome, tórax, sítio intracraniano e/ou que cause instabilidade hemodinâmica (pressão arterial sistólica [PAS] menor que 90 mmHg; pressão arterial média [PAM] menor que 60 mmHg).[4] O sangramento também pode acontecer em trato gastrintestinal (TGI) ou geniturinário.[5] O sangramento classificado como "maior" é aquele associado com instabilidade hemodinâmica, queda da hemoglobina (Hb) maior que 5 g/dL ou hematócrito (Ht) maior que 15% ou necessidade de transfusão de concentrado de hemácias. O sangramento classificado como "menor" é relacionado ao sangramento leve sem instabilidade hemodinâmica, com queda da Hb menor que 3 g/dL ou Ht menor que 10%, o qual não requer transfusão de concentrado de hemácias. As duas condições (sangramento menor e maior) exigem observação contínua, uma vez que o sangramento menor pode tornar-se maior e o sangramento maior é altamente associado à morte.[6]

Em humanos, alguns fatores de risco aumentam a possibilidade de sangramento em pacientes sob anticoagulação, como doença hepática ou renal, idade avançada, tumores malignos, contagem ou função plaquetária reduzida, sangramento prévio, hipertensão não controlada, anemia e fatores genéticos.[7]

Quando um paciente sob uso de terapia antitrombótica é admitido com sangramento decorrente do tratamento, é imprescindível uma avaliação completa e rápida na emergência, incluindo parâmetros hemodinâmicos, respiratórios, hemogasométricos e laboratoriais, assim como temperatura e ultrassonografia à beira-leito (com coleta e avaliação do hematócrito e proteína do líquido livre coletado em cavidades, se for o caso). Independentemente de outras razões para o sangramento, as premissas básicas da hemostasia são pH, temperatura e cálcio normais, uma vez que hipotermia, acidose e hipocalcemia aumentam a magnitude do sangramento.[8] O risco do paciente com sangramento por antitrombóticos deve ser baseado em instabilidade hemodinâmica, tempo desde a última dose do fármaco, fonte e quantidade de sangue perdido.[9]

O manejo do sangramento pode requerer desde a simples suspensão da terapia até estabilização volêmica, transfusão de hemocomponentes, utilização de adjuvantes e monitoração intensiva. Em caso de sangramento menor sem risco de vida ao paciente, a simples suspensão temporária da medicação e medidas de suporte podem ser efetivas para o manejo. Em casos de sangramento moderado a importante, com risco de vida ao doente, é necessária a reversão dos medicamentos com agentes específicos ou inespecíficos, levando-se em consideração o efeito protrombótico. A transfusão deve ser efetuada diante de sangramento importante e/ou caso seja necessário um procedimento cirúrgico emergencial com sangramento profuso.[10]

Em caso de hemorragia decorrente do uso das heparinas, o ideal é a reversão do fármaco (consulte reversão da heparina no Capítulo 16 — Anticoagulantes — heparinas) com protamina. Se esta não estiver disponível ou não for suficiente para antagonizar os efeitos da heparina (p. ex., no caso da HBPM), deve-se utilizar a transfusão de plasma fresco congelado (PFC)[11] (consulte o Capítulo 5 — Hemocomponentes em cães e gatos).

Em humanos, para reversão dos efeitos dos inibidores diretos do FXa e da trombina (DOAC, do inglês *direct oral anticoagulants*) em situações catastróficas (sangramento decorrente da anticoagulação com risco à vida), opta-se pelos reversores alvo-específicos, como o idarucizumabe para a dabigatrana e andexanet alfa para os inibidores de FXa (apixabana e rivaroxabana).[11] Na ausência desses fármacos, utiliza-se o complexo protrombínico em humanos e, na MV, a administração de transfusão de PFC.[12] Em caso de sangramento em qualquer local e de TGI ou geniturinário relacionado aos DOAC, o carvão ativado pode ser administrado se a ingestão oral do anticoagulante foi recente (2-4 horas), uma vez que aumenta a eliminação desses fármacos. A orientação do *guideline* de terapia antitrombótica afirma que a maioria dos sangramentos associados aos DOAC pode ser tratada com descontinuação temporária dos fármacos e medidas de suporte para aumentar a excreção renal, com agentes de reversão usados apenas em casos de sangramento grave ou com risco à vida.[13] O ácido tranexâmico também pode ser utilizado como adjuvante no caso de sangramento por DOAC.[14]

Em humanos, para pacientes que tomam varfarina, em casos de sangramento com risco à vida ou que necessitem de cirurgia de emergência com razão normalizada internacional (RNI) acima de 2,5, opta-se pela administração de vitamina K (não tem efeito imediato) e concentrado de complexo protrombínico[15] ou PFC (na ausência do complexo protrombínico).[13]

O sangramento de TGI é uma das principais complicações do tratamento tromboprofilático em humanos, embora a etiologia do sangramento seja diferente entre as opções terapêuticas.[16] Acredita-se que os anticoagulantes induzam sangramento gastrintestinal por meio de efeitos anticoagulantes diretos em locais de lesão ou sensibilidade prévia.[17] No entanto, o risco varia entre heparina, varfarina e DOAC,[12,17] sugerindo fatores etiopatogênicos adicionais. Nas pessoas, os anticoagulantes estão associados a taxas semelhantes ou mais altas de eventos adversos do que os antiplaquetários.[18] A incidência de sangramento, incluindo o de TGI, em cães sob terapia antitrombótica é desconhecida.

Em caso de sangramento de TGI e/ou geniturinário em cães e gatos sob terapia anticoagulante, a primeira medida é a suspensão do tratamento, instalação de terapia de suporte e avaliação da queda do Ht ao longo do período. Por fim, é necessária a observação do paciente, inclusive para avaliar a possibilidade de sangramento em outros locais e a necessidade de transfusão de hemocomponentes.

O clopidogrel pode induzir sangramento gastrintestinal decorrente da redução da angiogênese mediada por plaquetas em locais de dano preexistente e diminuição da liberação de fatores de crescimento derivados de plaquetas envolvidos na cicatrização da mucosa do TGI.[19] Um estudo em cães demonstrou que o clopidogrel não foi associado a sangramento gastrintestinal, e os escores de sangramento não diferiram entre os cães que receberam a terapia combinada (prednisona/clopidogrel) *versus* a prednisona isolada.[20]

O ácido acetilsalicílico (AAS) pode causar ulceração gástrica por inibição não seletiva da COX e aumento da permeabilidade intestinal, além de diminuição da recuperação da função de barreira gastrintestinal após insulto isquêmico.[21,22] O AAS induz sangramento de TGI em cães saudáveis e com doses anti-inflamatórias.[21] A administração na dose antiplaquetária atualmente recomendada (2 mg/kg a cada 24 h) mostrou induzir erosões e ulceração de TGI em cães saudáveis.[20]

Há alguma controvérsia sobre como tratar pacientes com AAS, clopidogrel e outros medicamentos antiplaquetários com sangramento maior na medicina, uma vez que não há diretrizes para a reversão de agentes antiplaquetários. Na MV, também não há uma diretriz e, se o paciente apresenta sangramento maior com risco à vida em decorrência de AAS ou clopidogrel, ou se for submetido a um procedimento cirúrgico de emergência e apresenta sangramento difuso possivelmente relacionado ao antiplaquetário, deve-se proceder à transfusão de concentrado de plaquetas (consulte o Capítulo 5 — Hemocomponentes em cães e gatos). A desmopressina (1 mcg/kg/SC ou intranasal — 1 *pump* para cada 10 kg em cães) aumenta a liberação endotelial de fatores de von Willebrand e VIII, promovendo a aderência plaquetária. Pode ser usado na tentativa de reduzir o sangramento maior induzido pelo AAS ou clopidogrel.[23]

O Quadro 1 demonstra os fármacos, o efeito adverso, a ação diante do efeito e o alvo.

QUADRO 1

Fármacos, tipo de sangramento, sugestão de tomada de ação e alvo

Antitrombótico	Sangramento	Ação	Alvo
HNF	Sangramento	Suspensão da medicação, administração de protamina e observação contínua	Normalização do TTPa (se aumentado)
HBPM	Sangramento	Suspensão da medicação, administração de protamina e observação contínua. Pode ser necessária administração de PFC*	Normalização do TTPa (se aumentado)
DOAC	Sangramento menor*	Interrupção da medicação e observação contínua	
	Sangramento maior* com risco à vida	Interrupção da medicação, administração de carvão ativado (2-4 horas da ingestão), administração de PFC* (já que concentrado protrombínico e reversores específicos não estão disponíveis na MV) e observação contínua Ácido tranexâmico* pode ser usado como adjuvante	Normalização do TP (se aumentado)
Varfarina	Sangramento menor*	Interrupção da medicação, administração de vitamina K* e observação contínua	
	Sangramento maior* com risco à vida	Interrupção da medicação, administração de PFC,* administração de vitamina K* e observação contínua	Normalização do TP (se aumentado) ou RNI < 2,5
AAS/clopidogrel	Sangramento menor	Interrupção da medicação, observação contínua, administração de desmopressina	
	Sangramento maior com risco à vida	Interrupção da medicação, administração de concentrado de plaquetas isoladamente ou associado à desmopressina* e observação contínua	Não se aplica

*Verificar a classificação de sangramento maior e menor no texto. A dose de PFC é altamente variável (10-20 mL/kg). Além disso, o consumo, a perda ou a diluição em pacientes com coagulopatias e sangramento precisam ser considerados no planejamento dos intervalos de transfusão. Em pacientes com insuficiência cardíaca, hepática ou renal, a dose é limitada pelo risco de hipervolemia.[10] O ácido tranexâmico pode ser utilizado em *bolus* de 25 mg/kg IV, seguido ou não de infusão contínua na dose de 10 mg/kg/h. A dose da vitamina K varia de 1,5-2 mg/kg para gatos e 2-2,5 mg/kg para cães, via SC.
AAS: ácido acetilsalicílico; DOAC: anticoagulantes orais diretos; HBPM: heparina de baixo peso molecular; HNF: heparina não fracionada; MV: medicina veterinária; PFC: plasma fresco congelado; RNI: razão normalizada internacional; TP: tempo de protrombina; TTPa: tempo de tromboplastina parcial ativada.

HEMATOMA

O hematoma é o acúmulo de sangue fora dos vasos sanguíneos, que pode acontecer em qualquer local. Quando o sangue extravasa, ele fica acumulado nesse local e gera um hematoma. Apesar de causas variáveis, no paciente sob terapia antitrombótica, os hematomas espontâneos podem ocorrer com doses terapêuticas ou excessivas, principalmente de anticoagulantes. No homem, os hematomas espontâneos são uma complicação comum e grave do tratamento anticoagulante. Os hematomas são mais frequentes em pacientes graves e estão relacionados não apenas à anticoagulação, mas também a processos como vasculite, fragilidade e ruptura de capilares. Pacientes com comorbidades como insuficiência cardíaca ou renal, hipertensão, *diabetes mellitus*, distúrbios de coagulação e terapia de anticoagulação, são mais propensos a desenvolverem hematomas espontâneos.[24]

Os hematomas musculares espontâneos são definidos pela ocorrência de extravasamento de sangue em um grupo muscular, mais frequentemente no abdome. Podem permanecer localizados no músculo quando contidos pela fáscia, ou podem se difundir para o espaço peritoneal ou retroperitoneal.[24] Os pequenos hematomas são encontrados na região intra ou extramuscular, mas permanecem contidos na fáscia. Os hematomas volumosos são menos frequentes e podem resultar em anemia e instabilidade hemodinâmica.[25]

Diante de um hematoma no paciente sob anticoagulação, a primeira medida é proceder à tricotomia para acompanhamento do desenvolvimento do hematoma. Dependendo do tamanho do hematoma, dos dados laboratoriais (tempo de protrombina [TP], tempo de tromboplastina parcial ativada [TTPa], hemograma, fibrinogênio, testes viscoelásticos), do estado clínico do paciente e da alta possibilidade de trombo, devem-se pesar risco e benefício da suspensão ou não da terapia anticoagulante. Se o paciente apresenta um pequeno hematoma que está sendo monitorado, mas tem um alto risco de trombo ou trombo já instalado, a manutenção da terapia, mesmo que em doses mais baixas ou intervalos maiores, pode ser importante. Mas se o paciente apresenta um amplo hematoma, principalmente com redução da hemoglobina, deve-se proceder à suspensão temporária da medicação antitrombótica, suspender medicações relacionadas a coagulopatias (p. ex., anti-inflamatório não esteroidal), monitorar periodicamente Ht, TP, TTPa e fibrinogênio, além de manter repouso. A Figura 1 mostra um paciente com trombo instalado e hematoma volumoso após o início da terapia com rivaroxabana e clopidogrel, em que a terapia anticoagulante foi suspensa temporariamente por 2 dias e depois reintroduzida em doses menores.

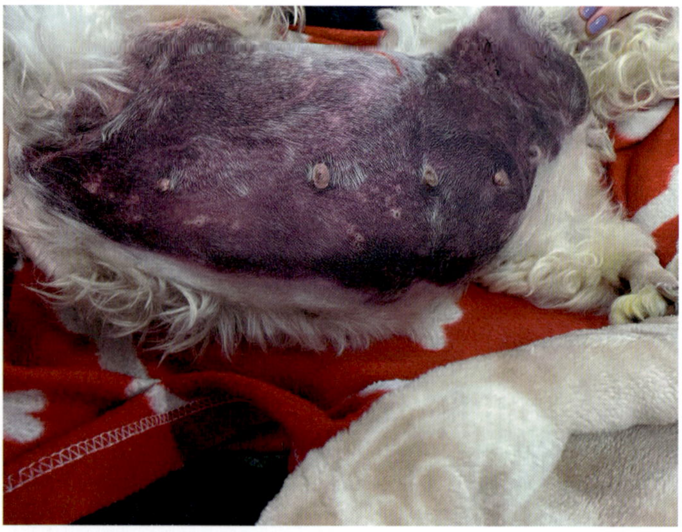

FIGURA 1 Grande hematoma relacionado à introdução da terapia antitrombótica.
Fonte: arquivo pessoal da autora.

A utilização tópica de polissulfato de mucopolissacarídeo e *Arnica montana* é anedótica. Em caso de instabilidade hemodinâmica e/ou anemia, o paciente deve ser internado para monitoração contínua e tratamento dos efeitos adversos das medicações anticoagulantes (ver Quadro 1). Se o paciente estiver estável, com condições de ser mantido em domicílio, o veterinário deve acompanhar diariamente (por fotos ou presencialmente) a evolução do quadro. Estão disponíveis em diferentes plataformas (Google Play, Apple Store) aplicativos para monitoração de feridas que podem ser usados para acompanhamento de hematomas. Um desses é o imitoMeasure (imito AG), que mensura comprimento, largura, área e circunferência para acompanhamento. A Figura 2 mostra a utilização do aplicativo durante a monitoração de um grande hematoma em membro pélvico direito relacionado à coleta de sangue em artéria femoral.

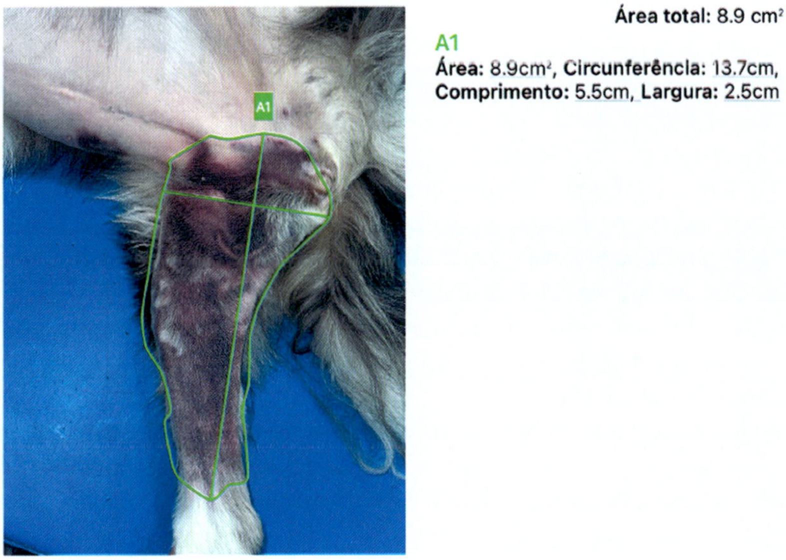

FIGURA 2 Hematoma em membro pélvico relacionado à punção da artéria femoral em paciente sob o uso de terapia antitrombótica.
Fonte: arquivo pessoal da autora.

TROMBOCITOPENIA INDUZIDA PELA HEPARINA E OSTEOPOROSE

Outro efeito adverso é consequência da capacidade de a heparina ligar-se a proteínas, induzindo trombocitopenia induzida por heparina (TIH) e/ou osteoporose. Em humanos, esses efeitos adversos são mais comuns com o uso da HNF do que com a HBPM.[2] A forma mais grave de TIH é a imunomediada, e ocorre pela formação de anticorpos contra um complexo entre a heparina e o fator plaquetário.[26] Essa condição está associada a trombocitopenia profunda e trombose com morbidade e mortalidade em humanos.

Já a osteoporose é um problema com a terapia com heparina de muito longo prazo em humanos.[2] Na literatura veterinária, Smith[27] observou fratura patológica com perda de densidade óssea em um gato que recebeu heparina por 18 meses.

RESISTÊNCIA À HEPARINA

A resistência à heparina é um termo usado para descrever a situação em que os pacientes requerem doses excepcionalmente altas de heparina para atingir um TTPa terapêutico. Vários mecanismos explicam a resistência à heparina, incluindo deficiência de AT, aumento da depuração de heparina, elevações nos níveis de proteínas de ligação à heparina e altos níveis de fator VIII e/ou fibrinogênio.[28] Cuidado adicional deve ser observado em algumas doenças nas quais ocorre diminuição da atividade da AT, como em cães com anemia hemolítica imunomediada,[29] nefropatia e enteropatia perdedora de proteína, as quais podem alterar a eficácia da heparina como anticoagulante.[30]

PREVENÇÃO DE SANGRAMENTO E HEMATOMA

A prevenção de sangramento e hematoma mediante o uso de terapia antitrombótica é fundamental. Nesse sentido, deve-se evitar, no paciente sob uso de terapia antitrombótica (principalmente terapia mista com dois antitrombóticos), a punção ou coleta de sangue de artérias e veias de grande calibre, como a artéria femoral e a veia jugular. Se, por exemplo, num paciente sob uso de clopidogrel e rivaroxabana, a coleta de sangue arterial for imprescindível, sugere-se que seja efetuada através da artéria dorsal podal ou artéria da orelha. O local puncionado deve ser mantido sob pressão por mais de 5 minutos e depois de aliviada a pressão, se possível, o paciente deve ser estimulado a andar, por exemplo, para verificação de que não há sangramento. Medicamentos administrados por via subcutânea ou intramuscular também devem ser evitados, principalmente quando se trata de terapia mista em doses de tratamento.

Em caso de cistocentese, deve-se pesar o custo-benefício da punção no paciente com terapia antitrombótica, principalmente mista, uma vez que existe a possibilidade de hematúria e formação de coágulos intravesicais. Nos casos de toracocentese e pericardiocentese, por se tratar de procedimentos emergenciais na maioria das vezes, devem ser efetuados, com tratamento dos efeitos adversos.

REFERÊNCIAS

1. Garcia DA, Baglin TP, Weitz JI, Samama MM. Parenteral anticoagulants: Antithrombotic Therapy and Prevention of Thrombosis, 9th ed: American College of Chest Physicians Evidence-Based Clinical Practice Guidelines. Chest. 2012;141(2 Suppl):e24S-e43S.
2. Hirsh J, Bauer KA, Donati MB, Gould M, Samama MM, Weitz JI. Parenteral anticoagulants: American College of Chest Physicians Evidence-Based Clinical Practice Guidelines (8th Edition). Chest. 2008;133(6 Suppl):141S-159S.
3. Helmond SE, Polzin DJ, Armstrong PJ, Finke M, Smith SA. Treatment of immune-mediated hemolytic anemia with individually adjusted heparin dosing in dogs. J Vet Intern Med. 2010;24(3):597-605.
4. Schulman S, Kearon C, Subcommittee on Control of Anticoagulation of the Scientific and Standardization Committee of the International Society on Thrombosis and Haemostasis. Definition of major bleeding in clinical investigations of antihemostatic medicinal products in non-surgical patients. J Thromb Haemost. 2005;3(4):692-4.
5. Tracy AL, Goggs R, Brooks MB, Lynch AM. Clinical features and posttreatment monitoring of dogs administered rivaroxaban (2018-2020): 19 cases. J Vet Emerg Crit Care (San Antonio). 2022;32(5):629-36.
6. Piran S, Schulman S. Treatment of bleeding complications in patients on anticoagulant therapy. Blood. 2019;133(5):425-35.
7. Gage BF, Yan Y, Milligan PE, Waterman AD, Culverhouse R, Rich MW, et al. Clinical classification schemes for predicting hemorrhage: results from the National Registry of Atrial Fibrillation (NRAF). Am Heart J. 2006;151(3):713-9.

8. Shah A, Kerner V, Stanworth SJ, Agarwal S. Major haemorrhage: past, present and future. Anaesthesia. 2023;78(1):93-104.
9. Dhakal P, Rayamajhi S, Verma V, Gundabolu K, Bhatt VR. Reversal of anticoagulation and management of bleeding in patients on anticoagulants. Clin Appl Thromb Hemost. 2017;23(5):410-5.
10. Neuenfeldt FS, Weigand MA, Fischer D. Coagulopathies in intensive care medicine: balancing act between thrombosis and bleeding. J Clin Med. 2021;10(22):5369.
11. Milling TJ, Refaai MA, Sengupta N. Anticoagulant reversal in gastrointestinal bleeding: review of treatment guidelines. Dig Dis Sci. 2021;66(11):3698-714.
12. Miller CS, Dorreen A, Martel M, Huynh T, Barkun AN. Risk of gastrointestinal bleeding in patients taking non-vitamin K antagonist oral anticoagulants: a systematic review and meta-analysis. Clin Gastroenterol Hepatol. 2017;15(11):1674-1683.e3.
13. Lip GYH, Banerjee A, Boriani G, Chiang CE, Fargo R, Freedman B, et al. Antithrombotic therapy for atrial fibrillation: CHEST guideline and expert panel report. Chest. 2018;154(5):1121-201.
14. Heidbuchel H, Verhamme P, Alings M, Antz M, Diener HC, Hacke W, et al. Updated European Heart Rhythm Association Practical Guide on the use of non-vitamin K antagonist anticoagulants in patients with non-valvular atrial fibrillation. Europace. 2015;17(10):1467-507.
15. Tomaselli GF, Mahaffey KW, Cuker A, Dobesh PP, Doherty JU, Eikelboom JW, et al. 2017 ACC Expert Consensus Decision Pathway on Management of Bleeding in Patients on Oral Anticoagulants: a report of the American College of Cardiology Task Force on Expert Consensus Decision Pathways. J Am Coll Cardiol. 2017;70(24):3042-67.
16. Nielen JTH, Dagnelie PC, Emans PJ, Veldhorst-Janssen N, Lalmohamed A, van Staa TP, et al. Safety and efficacy of new oral anticoagulants and low-molecular-weight heparins compared with aspirin in patients undergoing total knee and hip replacements. Pharmacoepidemiol Drug Saf. 2016;25(11):124552.
17. Tao DL, Bien JY, DeLoughery TG, Shatzel JJ. Extended thromboprophylaxis with direct oral anticoagulants for medical patients: a systematic review and meta-analysis. Blood. 2017;129(5):653-5.
18. Mistry DA, Chandratreya A, Lee PYF. A systematic review on the use of aspirin in the prevention of deep vein thrombosis in major elective lower limb orthopedic surgery: an update from the past 3 years. Surg J (N Y). 2017;3(4):e191-6.
19. Abraham NS, Hlatky MA, Antman EM, Bhatt DL, Bjorkman DJ, Clark CB, et al. ACCF/ACG/AHA 2010 Expert Consensus Document on the concomitant use of proton pump inhibitors and thienopyridines: a focused update of the ACCF/ACG/AHA 2008 expert consensus document on reducing the gastrointestinal risks of antiplatelet therapy and NSAID use: a report of the American College of Cardiology Foundation Task Force on Expert Consensus Documents. Circulation. 2010;122(24):2619-33.
20. Whittemore JC, Mooney AP, Price JM, Thomason J. Clinical, clinicopathologic, and gastrointestinal changes from administration of clopidogrel, prednisone, or combination in healthy dogs: A double-blind randomized trial. J Vet Intern Med. 2019;33(6):2618-27.
21. Reimer ME, Johnston SA, Leib MS, Duncan RB, Reimer DC, Marini M, et al. The gastroduodenal effects of buffered aspirin, carprofen, and etodolac in healthy dogs. J Vet Intern Med. 1999;13(5):472-7.
22. Little D, Jones SL, Blikslager AT. Cyclooxygenase (COX) inhibitors and the intestine. J Vet Intern Med. 2007;21(3):367-77.
23. Yee J, Kaide CG. Emergency Reversal of Anticoagulation. West J Emerg Med. 2019;20(5):770-83.
24. Dohan A, Darnige L, Sapoval M, Pellerin O. Spontaneous soft tissue hematomas. Diagn Interv Imaging. 2015;96(7-8):789-96.
25. Cherry WB, Mueller PS. Rectus sheath hematoma: review of 126 cases at a single institution. Medicine (Baltimore). 2006;85(2):105-10.
26. Ostergaard P, Nordfang O, Petersen LC, Valentin S, Kristensen H. Is tissue factor pathway inhibitor involved in the antithrombotic effect of heparins? Biochemical considerations. Haemostasis. 1993;23 Suppl 1.107-11.
27. Smith SA. Antithrombotic therapy. Top Companion Anim Med. 2012;27(2):88-94.
28. Green D, Hirsh J, Heit J, Prins M, Davidson B, Lensing AW. Low molecular weight heparin: a critical analysis of clinical trials. Pharmacol Rev. 1994;46(1):89-109.
29. Scott-Moncrieff JC, Treadwell NG, McCullough SM, Brooks MB. Hemostatic abnormalities in dogs with primary immune-mediated hemolytic anemia. J Am Anim Hosp Assoc. 2001;37(3):220-7.
30. Kuzi S, Segev G, Haruvi E, Aroch I. Plasma antithrombin activity as a diagnostic and prognostic indicator in dogs: a retrospective study of 149 dogs. J Vet Intern Med. 2010;24(3):587-96.

20

Tromboprofilaxia na anemia hemolítica imunomediada em cães

Márcia Kahvegian e Simone Gonçalves Rodrigues Gomes

INTRODUÇÃO

A anemia hemolítica imunomediada (AHIM) é caracterizada por uma destruição acelerada das hemácias por mecanismos imunomediados extra ou intravasculares. Essa condição pode ser associada a alguma causa (infecção, fármacos, neoplasia) ou não associada, quando não há a identificação de algum fator desencadeante, também denominada idiopática primária. A AHIM é caracterizada por uma anemia regenerativa com a presença de pelo menos dois sinais de destruição imunomediada (esferocitose, autoaglutinação, Coombs positivo e detecção de anticorpos por citometria de fluxo) e um sinal de hemólise (bilirrubinemia/bilirrubinúria, icterícia, hemoglobinemia/hemoglobinúria e presença de hemácias fantasmas).[1] O tratamento envolve imunossupressores e a tromboprofilaxia com anticoagulantes e antiplaquetários.

FISIOPATOLOGIA

A AHIM é uma enfermidade fortemente associada ao tromboembolismo, com estudos demonstrando essa associação em animais e humanos, os quais sugerem que o endotélio ativado tem uma ação central na formação de trombo na doença hemolítica imunomediada.[2] A expressão do fator tecidual (FT) na superfície de monócitos ativados e células endoteliais pode iniciar a coagulação intravascular disseminada (CID), em estados patológicos associados à formação de trombos na AHIM.[3] Nesse sentido, as citocinas têm um papel importante, induzindo a expressão de FT na superfície endotelial. Um estudo demonstrou níveis elevados de citocinas associados à ativação de macrófagos e monócitos em cães com AHIM, os quais morreram em comparação com os sobreviventes.[4] É possível que, além das citocinas, os mediadores inflamatórios, monócitos ativados e a hemoglobina livre induzam a expressão do FT da célula endotelial, e que micropartículas que expressam FT derivadas de monócitos se conectem ao endotélio, contribuindo para trombose em cães com esse distúrbio.[5]

Na AHIM, a trombose predominante é a venosa, incluindo tromboembolismo pulmonar (TEP) e trombose da veia porta e esplênica. O TEP, que ocorre pela liberação de êmbolos venosos, é muito comum em cães com AHIM,[6] sendo um achado de necrópsia em 32,2% dos casos com a doença.[7] Além disso, AHIM é uma doença de base comum em cães com trombose em veias cava cranial, hepática, portal, cefálica e esplênica.[8] Embora os trombos venosos pareçam ser comuns em cães com AHIM, também foram observados trombos em artérias mesentérica, esplênica, renal e ilíaca.[6] Nesse sentido, a AHIM pode causar doença tromboembólica generalizada em veias e artérias, deposição generalizada de fibrina, TEP, infarto renal, cardíaco e esplênico, além de hemorragia por consumo de componentes da coagulação.

A tromboelastografia de cães com AHIM demonstra um estado hipercoagulável generalizado[9] e, ainda, cães que não apresentavam esse padrão apresentavam um fator prognóstico negativo. Os animais com AHIM exibem ativação plaquetária excessiva, nível de antitrombina III diminuída, trombocitopenia, prolongamento do tempo de protrombina (TP), tempo de tromboplastina parcial ativada (TTPa) e D-dímeros elevados.[6,8,10] Muitos desses cães atendem aos critérios clínicos para o diagnóstico da CID.[6]

TROMBOPROFILAXIA

Além da imunossupressão, a inibição da trombose é um componente importante no tratamento da AHIM, em particular para prevenção do TEP, causa proeminente de morbidade e mortalidade. Apesar de várias recomendações de esquemas tromboprofiláticos, o consenso sobre o medicamento ideal ou os medicamentos a serem administrados nesses casos permanece obscuro.[11] Segundo o *guideline* CURATIVE, a AHIM é uma doença fortemente associada ao desenvolvimento de trombose em cães, com recomendação para terapia antitrombótica.[11] Deve-se proceder à tromboprofilaxia para todos os cães com AHIM, exceto aqueles com trombocitopenia grave (contagem de plaquetas < 30 000/μL), uma vez que se aumenta o risco de hemorragia espontânea abaixo desse limite.[12]

A tromboprofilaxia pode ser particularmente importante em cães com hemólise intravascular, autoaglutinação, leucocitose acentuada e aumento de atividade das enzimas hepáticas.[6,13] Pacientes que recebem altas doses de glicocorticoides e/ou imunoglobulina humana e transfusão de hemocomponentes[13] também apresentam risco aumentado de trombose.[11]

Na AHIM, os trombos são ricos em fibrina e sua formação é menos dependente do número ou da função das plaquetas. Normalmente os trombos se formam no sistema venoso sob baixa tensão de cisalhamento, justificando a utilização de anticoagulantes como primeira linha. A ativação plaquetária e o tromboembolismo arterial são detectados em cães com AHIM, fenômeno provavelmente secundário à geração patológica de trombina mediada por fator tecidual, justificando também a utilização de antiplaquetário, principalmente quando o risco de trombose supera o risco de sangramento.[11]

Anticoagulantes como heparina não fracionada (HNF), heparina de baixo peso molecular (HBPM) ou inibidor direto fator Xa (rivaroxabana — mais relatado — e apixabana)[14] devem ser utilizados particularmente durante as primeiras 2 semanas após o diagnóstico. Esses fármacos podem ser utilizados isolados ou combinados com medicamentos antiplaquetários, como clopidogrel preferencialmente ao ácido acetilsalicílico, quando o risco da trombose supera o risco de sangramento.[12] Nesse sentido, normalmente se inicia a terapia antitrombótica em ambiente hospitalar com HNF ou HBPM, associada ou não ao clopidogrel (a depender da gravidade do quadro e/ou associação de outros fatores de risco para trombose). Na alta hospitalar, sugere-se a transição da heparina para um inibidor direto via oral (se o paciente não apresentar contraindicação ao uso) associado ao clopidogrel, se for o caso.

Pacientes com AHIM e outros fatores de risco para trombose podem necessitar de doses de fármacos mais altas do que as citadas no Quadro 1. A infusão contínua de HNF tem indicação limitada para casos de AHIM, apenas quando esses pacientes se apresentam com dispneia aguda e alta possibilidade de TEP, quando os diagnósticos diferenciais para dispneia aguda foram eliminados. O Quadro 1 mostra diferentes fármacos, com suas respectivas doses, vias e intervalo de administração e possibilidade ou não de monitoração.

QUADRO 1

Fármacos, doses, vias e intervalo de administração e possibilidade ou não de monitoração para pacientes com anemia hemolítica imunomediada

Fármacos	Dose	Via	Intervalo	Nível terapêutico anti-Xa	Monitoração
Heparina não fracionada	150-300 U/kg	SC	QID	0,35-0,7 U/mL (2 h após a dose)	1,5-2,5 vezes o TTPa basal*
Heparina não fracionada	*Bolus* 50-100 U/kg seguido de 37 U/kg/hora IC	IV		0,35-0,7 U/mL (2 h após o *bolus* e início da IC)	1,5-2,5 vezes o TTPa basal*
Enoxaparina	0,8-1 mg/kg	SC	TID-QID	0,5-1 U/mL (2 a 4 h após a dose)	Não se aplica
Dalteparina	150-175 u/kg	SC	TID	0,5-1 U/mL (2 a 4 h após a dose)	Não se aplica
Rivoraxabana	0,5-1,0 mg/kg	VO	SID/BID	Não se aplica	1,5-1,9 vezes o TP basal*
Apixabana[14]	0,5 mg/kg	VO	BID	Não se aplica	1,5 vez o TP
Clopidogrel	2-3 mg/kg (dose 10 mg/kg na 1ª dose)	VO	SID	Não se aplica	Não se aplica
Ácido acetilsalicílico	0,5-2 mg/kg	VO	SID	Não se aplica	Não se aplica

*Consulte os capítulos 16 e 17.
BID: 2 vezes ao dia; IC: infusão contínua; IV: intravenoso; SC: subcutâneo; SID: 1 vez ao dia; TP: tempo de protrombina; TTPa: tempo de tromboplastina parcial ativada; VO: via oral.
Fonte: modificado de Swann et al., 2019,[12] Sharp et al., 2019.[15]

O Consenso ACVIM sobre o tratamento da AHIM em cães sugere que a tromboprofilaxia seja iniciada no momento do diagnóstico e continuada até o paciente estar em remissão e não receber mais prednisona ou prednisolona.[12] O período máximo de risco para mortalidade associada à AHIM parece ser as primeiras 2 semanas após o início do tratamento, pois representa a fase em que os fatores de risco fisiopatológicos para trombose são máximos, a probabilidade de transfusão é mais alta e qualquer efeito protrombótico dos medicamentos imunossupressores é maior, se relacionado à dosagem. O risco de hemorragia com os fármacos anticoagulantes e antiplaquetários nas doses recomendadas é possivelmente baixo. Tanto ciclosporina quanto micofenolato parecem não induzir um estado protrombótico.[16]

PONTOS IMPORTANTES

- Doença associada primariamente a trombos venosos.
- Em pacientes com AHIM, são fundamentais a tromboprofilaxia no diagnóstico, a introdução de fármacos imunossupressores e a manutenção até a remissão da doença.
- Em decorrência da prevalência de trombos venosos na AHIM, a tromboprofilaxia pode ser efetuada primariamente com heparina de baixo peso molecular ou rivaroxabana.
- No caso da utilização da HNF, a dose deve ser individualizada e ajustada para cada paciente.
- Um antiplaquetário pode ser associado aos fármacos citados para o esquema de tromboprofilaxia, de preferência o clopidogrel.

REFERÊNCIAS

1. Garden OA, Kidd L, Mexas AM, Chang YM, Jeffery U, Blois SL, et al. ACVIM consensus statement on the diagnosis of immune-mediated hemolytic anemia in dogs and cats. J Vet Intern Med. 2019;33(2):313-34.
2. Frei AC, Guo Y, Jones DW, Pritchard KA, Fagan KA, Hogg N, et al. Vascular dysfunction in a murine model of severe hemolysis. Blood. 2008;112(2):398-405.
3. Mackman N. The role of tissue factor and factor VIIa in hemostasis. Anesth Analg. 2009;108(5):1447-52.
4. Kjelgaard-Hansen M, Goggs R, Wiinberg B, Chan DL. Use of serum concentrations of interleukin-18 and monocyte chemoattractant protein-1 as prognostic indicators in primary immune-mediated hemolytic anemia in dogs. J Vet Intern Med. 2011;25(1):76-82.
5. Kidd L, Mackman N. Prothrombotic mechanisms and anticoagulant therapy in dogs with immune-mediated hemolytic anemia. J Vet Emerg Crit Care (San Antonio). 2013;23(1):3-13.
6. Carr AP, Panciera DL, Kidd L. Prognostic factors for mortality and thromboembolism in canine immune-mediated hemolytic anemia: a retrospective study of 72 dogs. J Vet Intern Med. 2002;16(5):504-9.
7. Klein MK, Dow SW, Rosychuk RA. Pulmonary thromboembolism associated with immune-mediated hemolytic anemia in dogs: ten cases (1982-1987). J Am Vet Med Assoc. 1989;195(2):246-50.
8. Breuhl EL, Moore G, Brooks MB, Scott-Moncrieff JC. A prospective study of unfractionated heparin therapy in dogs with primary immune-mediated hemolytic anemia. J Am Anim Hosp Assoc. 2009;45(3):125-33.
9. Goggs R, Wiinberg B, Kjelgaard-Hansen M, Chan DL. Serial assessment of the coagulation status of dogs with immune-mediated haemolytic anaemia using thromboelastography. Vet J. 2012;191(3):347-53.
10. Weiss DJ, Brazzell JL. Detection of activated platelets in dogs with primary immune-mediated hemolytic anemia. J Vet Intern Med. 2006;20(3):682-6.
11. deLaforcade A, Bacek L, Blais MC, Goggs R, Lynch A, Rozanski E. Consensus on the Rational Use of Antithrombotics in Veterinary Critical Care (CURATIVE): Domain 1-Defining populations at risk. J Vet Emerg Crit Care (San Antonio). 2019;29(1):37-48.
12. Swann JW, Garden OA, Fellman CL, Glanemann B, Goggs R, LeVine DN, et al. ACVIM consensus statement on the treatment of immune-mediated hemolytic anemia in dogs. J Vet Intern Med. 2019;33(3):1141-72.
13. Goggs R. Therapeutic strategies for treatment of immune-mediated hemolytic anemia. Vet Clin North Am Small Anim Pract. 2020;50(6):1327-49.
14. Lynch AM, Ruterbories LK, Zhu Y, Fialkiewicz F, Papich MG, Brooks MB, et al. Comparison of the pharmacokinetics and pharmacodynamics of apixaban and rivaroxaban in dogs. J Vet Intern Med. 2024;38(6):3242-54.
15. Sharp CR, Goggs R, Blais MC, Brainard BM, Chan DL, deLaforcade AM, et al. Clinical application of the American College of Veterinary Emergency and Critical Care (ACVECC) Consensus on the Rational Use of Antithrombotics in Veterinary Critical Care (CURATIVE) guidelines to small animal cases. J Vet Emerg Crit Care (San Antonio). 2019;29(2):121-31.

21

Tromboprofilaxia na nefropatia perdedora de proteínas

Márcia Kahvegian

INTRODUÇÃO

A nefropatia perdedora de proteínas (NPP) é uma característica comum da doença glomerular ou tubular em cães. A perda proteica em cães com a doença é parcialmente devida à ruptura da barreira de filtração normal no glomérulo, permitindo que proteínas plasmáticas de baixo peso molecular (p. ex., albumina com 69.000 Da) e antitrombina (AT) (58.000-65.000 Da) passem para a urina.[1]

A doença glomerular canina é considerada primária se o processo que inicia a lesão renal se origina no glomérulo. Na maioria das doenças renais, independentemente do local da lesão renal inicial, existem alterações patológicas que ocorrem nos glomérulos após lesão em outros compartimentos (p. ex., doença tubulointersticial ou perda generalizada de néfrons), e essas alterações são denominadas doença glomerular secundária.[2]

A proteinúria pode ser detectada pela mensuração da relação proteína-creatinina urinária (PUCU).[3] Em cães, quando as causas pré e pós-renal de proteinúria são excluídas, a NPP é diagnosticada quando a PUCU excede 0,5,[4] e acima de 2 é sugestiva de perda proteica por doença glomerular.[1]

Os pacientes com NPP podem apresentar complicações como hipertensão, tromboembolismo e falência renal.[5] Littman et al.[6] recomendam agrupar cães com doenças glomerulares em categorias baseadas nas principais manifestações clínicas da doença (Quadro 1). É fundamental detectar e avaliar a gravidade das várias sequelas de doenças glomerulares, como azotemia, hipertensão, hipoalbuminemia e hipercoagulabilidade.

Frequentemente, a trombose e o tromboembolismo pulmonar são complicações em cães e humanos com NPP, reportado em 25% dos cães com NPP,[5] mas podendo chegar a porcentagens superiores. A associação entre NPP e risco de trombose é alta, sendo a vasculatura pulmonar mais afetada,[5,7-9] seguida pelo tromboembolismo aórtico.[5,10-12] Em uma avaliação com 291 cães com tromboembolismo aórtico, a NPP estava presente em 22% dos casos, sendo a doença concomitante mais observada nesse estudo multicêntrico.[11] Ainda, segundo Ruehl et al.,[13] a condição mais comumente diagnosticada em uma população de cães com

QUADRO 1

Descrições das faixas recomendadas para agrupamento de cães com doenças glomerulares
Nível I: proteinúria renal persistente sem hipoalbuminemia ou azotemia. Nível IA: proteinúria renal subclínica persistente que não é acompanhada por quaisquer sinais ou sequelas renais. Nível I B: proteinúria renal persistente com hipertensão como única manifestação ou sequela discernível relacionada à função renal, com ou sem evidência de lesão de órgão-alvo.
Nível II: proteinúria renal associada à hipoalbuminemia, mas sem azotemia. Nível II-A: proteinúria renal persistente com hipoalbuminemia, com ou sem qualquer uma de suas complicações ou sequelas associadas (principalmente edema e eventos tromboembólicos), mas sem hipertensão ou azotemia. Nível II-B: proteinúria renal persistente com hipoalbuminemia, com ou sem qualquer uma de suas complicações/sequelas associadas (principalmente edema e eventos tromboembólicos), além de hipertensão (com ou sem evidência de dano a órgãos-alvo), mas sem azotemia.
Nível III: proteinúria renal associada à azotemia renal. Nível III-A: proteinúria renal com azotemia renal, mas sem hipertensão ou hipoalbuminemia. Nível III-B: proteinúria renal com azotemia renal e hipertensão (com ou sem evidência de lesão de órgão-alvo), mas sem hipoalbuminemia. Nível III-C: proteinúria renal com azotemia renal e hipoalbuminemia com ou sem qualquer uma de suas complicações/sequelas associadas (principalmente edema e eventos tromboembólicos), que muitas vezes (mas nem sempre) é acompanhada de hipertensão (com ou sem evidência de dano a órgãos-alvo).

Fonte: Littman et al., 2013.[6]

tromboembolismo aórtico foi a NPP. Apesar da alta associação da doença com o tromboembolismo venoso, uma vez que os trombos são ricos em fibrina e formados sob baixa tensão de cisalhamento, outros estudos também mostram trombos arteriais em pacientes com NPP.[13-15]

A deficiência adquirida de AT (por perda urinária) foi proposta como a causa mais importante de desequilíbrio hemostático e hipercoagulabilidade em pacientes com NPP.[5,16] Outros fatores, como lesão endotelial com ativação secundária da cascata de coagulação, perda urinária de proteínas fibrinolíticas e anticoagulantes, foram descritos na síndrome nefrótica.[17] A hiper-reatividade plaquetária nesses pacientes é atribuída à alta taxa de colesterol plasmático e aos efeitos da hipoalbuminemia.[18]

A detecção clínica de pacientes com NPP e suscetibilidade aumentada para trombose é importante para estratificar o risco e desenvolver um plano de tratamento. Cães com NPP são hipercoaguláveis *in vitro*[19] e apresentam um aumento da amplitude máxima do coágulo e índice de coagulação na tromboelastografia, achados considerados compatíveis com estado de hipercoagulabilidade. Além disso, podem-se observar diminuição da AT e hiperfibrinogenemia nesses pacientes.[20]

Embora a relação entre a magnitude da proteinúria e o desenvolvimento de tromboembolismo não tenha sido bem estabelecida em cães, é geralmente aceito que o risco de tromboembolismo aumenta à medida que as concentrações de AT e de albumina sérica diminuem em consequência da proteinúria.[2] Cães com doença glomerular apresentam redução da atividade da AT, e a concentração sérica de albumina e atividade de AT estão correlacionadas nessa espécie. Quando a concentração sérica de albumina estava abaixo de 1,8 g/dL, 100% dos cães apresentavam uma atividade de AT abaixo de 80%.[5]

Em pessoas com NPP, proteinúria, hipoalbuminemia, hipertensão e redução da atividade da AT são condições associadas ao tromboembolismo.[21] Em cães proteinúricos, um estudo mostrou que, apesar da prevalência de hipercoagulabilidade (89%) obtida por teste viscoelástico, não houve previsibilidade de ocorrência de tromboembolismo em pacientes com doença renal com base no grau de proteinúria, hipertensão, hipoalbuminemia ou diminuição da atividade da AT.[22] Por outro lado, um estudo[19] demonstrou que cães com trombose apresentaram concentrações séricas de albumina mais baixas e proporções mais altas de PUCU do que os cães não afetados. Parece que o risco de trombose aumenta se o paciente apresenta NPP e comorbidades. Dados indicam que 91% dos cães com NPP e trombose tinham comorbidades, sendo a mais prevalente o hiperadrenocorticismo.[10] Ainda nesse estudo, os cães com trombose apresentavam albumina mais baixa que os cães sem trombose.

A síndrome nefrótica (SN) é definida como a presença concomitante de hipoalbuminemia, proteinúria, hipercolesterolemia e acúmulo de líquido extravascular.[23] Pessoas com SN apresentam maior risco de desenvolver complicações, incluindo tromboembolismo, hipertensão e insuficiência renal (IR), do que aquelas com doença glomerular não nefrótica. Em humanos com SN, a proporção entre proteinúria e albumina sérica é preditiva de trombose venosa profunda.[24] Cães com SN apresentam aumento da PUCU, hipoalbuminemia e hipercolesterolemia quando comparados a cães com doença glomerular não nefrótica.[25] Em cães com NPP, não foi possível fazer a associação entre hipercolesterolemia e trombose.[10]

As opções de tromboprofilaxia disponíveis para uso clínico em cães com NPP são limitadas, predominando no passado a heparina e o ácido acetilsalicílico (AAS).[26] Os estudos disponíveis são restritos para afirmar o valor da terapia antitrombótica em cães, e nenhum estudo aborda especificamente a questão da terapia antitrombótica em cães com doença glomerular. Existe a recomendação do AAS na dose de 1 a 5 mg/kg/dia para tromboprofilaxia em cães com doença glomerular proteinúrica. Lunsford e Mackin[26] sugerem a administração do AAS na dose de 0,5 a 5 mg/kg 1 (SID) a 2 vezes ao dia (BID) em cães com NPP. O clopidogrel pode ser utilizado no lugar do AAS.[2]

A recomendação de administrar AAS a cães com doença glomerular baseia-se em estudos antigos que apoiam um aparente efeito benéfico de um inibidor da tromboxano sintetase na melhora da proteinúria em cães com doença glomerular. Segundo o *guideline* CURATIVE, como a NPP é uma doença fortemente associada à trombose em cães, existe a recomendação para terapia antitrombótica.[27] De acordo com as diretrizes de consenso para o tratamento padrão em cães com NPP, recomenda-se AAS ou clopidogrel para tromboprofilaxia na doença.[2]

Em um relato de cão com NPP e tromboembolismo aórtico, foi administrado, além do tratamento com telmisartana e anlodipino, rivaroxabana na dose de 0,5 mg/kg SID e 0,8 mg/kg SID de clopidogrel, sem sucesso, uma vez que subdoses não funcionam adequadamente nesses casos de trombo já instalado.[28] Em outro estudo sobre trombose aórtica m que a maioria dos cães apresentava NPP, a maioria dos paciente recebeu clopidogrel, com ou sem AAS, heparina não fracionada (HNF) ou heparina de baixo peso molecular (HBPM) ou varfarina ou rivoraxabana.[13] No pós-operatório da colocação de *stent* em decorrência de trombose aórtica, em que 71% dos cães apresentavam NPP, foi utilizado clopidogrel e/ou AAS, enoxaparina ou rivaroxabana, ou HNF.[29]

A heparina se liga à AT, como inibidor da serina protease, e tem como alvo proteínas de coagulação, incluindo fatores Xa e IIa.[30] Muitos cães com síndrome nefrótica apresentam níveis reduzidos de AT, sugerindo que o efeito das heparinas pode ser menor nesses pacientes, predispondo-os ao tromboembolismo.[31]

A heparina é eliminada através do metabolismo rápido nas células endoteliais e fígado, assim como pela depuração renal mais lenta. O peso molecular de uma heparina apresenta impacto na sua eliminação e pode limitar o uso em pacientes com IR, uma vez que a porção de alto peso molecular é eliminada rapidamente, enquanto moléculas pequenas sofrem *clearance* renal lento.[32] Assim, a utilização de HNF pode se tornar mais interessante para a administração em um paciente com NPP e azotemia, uma vez que a eliminação da HBPM depende mais da excreção renal em comparação com a HNF.[33] O risco de sangramento é maior em pacientes com IR, e dados limitados sugerem que a HBPM pode se acumular quando doses terapêuticas são administradas a pacientes com depuração diminuída da creatinina e que o risco de sangramento nesses pacientes é pelo menos duas vezes maior do que nos pacientes com depuração normal da creatinina.[34,35]

A rivaroxabana parece ser mais eficiente que a heparina em cães com baixos níveis de antitrombina, uma vez que a heparina requer AT para inativar o fator Xa, enquanto a rivaroxabana não necessita.[36] Após a absorção, o fármaco é excretado pelas vias renal e biliar.[37] Nesse sentido, é necessário ter cautela em cães com insuficiência renal, uma vez que 52% do fármaco é excretado pelos rins em cães.[38] O Quadro 2 mostra a sugestão de terapia para pacientes com NPP com e sem trombo instalado.

Uma metanálise de ensaios clínicos no homem, onde anticoagulantes foram usados para tromboembolismo venoso, sugere um menor risco de sangramento grave e tromboembolismo recorrente com apixabana do que com outros inibidores orais diretos.[39] Com isso, a apixabana pode ter um emprego futuro em cães com NPP, sendo a dose inicial de 0,2 mg/kg SID.[40]

PONTOS IMPORTANTES

- A NPP é uma doença associada a trombos venosos e arteriais.
- Pacientes com PUCU > 2 e hipoalbuminemia podem apresentar risco trombogênico.
- Pacientes com PUCU > 2, hipoalbuminemia e comorbidades podem apresentar maior risco trombogênico.
- Pacientes com albumina < 1,8 g/dL e atividade da AT < 80% podem apresentar risco trombogênico.
- Pacientes estadiados nos níveis II-A, II-B e III-C (Quadro 1) podem apresentar risco trombogênico e, talvez, a anticoagulação seja necessária.
- Cães com NPP e albumina sérica normal parecem não apresentar um risco importante de trombose.

É fundamental a tromboprofilaxia em pacientes com NPP e maior risco trombogênico. Em caso de risco de tromboembolismo, o clopidogrel pode ser adicionado ao protocolo, com ou sem anticoagulantes. Quando o risco de trombose supera o de sangramento, os anticoagulantes podem ser adicionados à terapia. Em caso de insuficiência renal, a HNF ou rivaroxabana podem ser utilizadas, esta última prescrita em doses mais baixas.

QUADRO 2

Sugestão de fármacos, doses e intervalos de administração para terapia antitrombótica em pacientes com nefropatia perdedora de proteínas

Condição	Sugestão para terapia domiciliar	Alternativa ou sugestão para terapia hospitalar
NPP	Pacientes com PUCU > 2 + hipoalbuminemia: clopidogrel (2 mg/kg SID VO) e/ou rivaroxabana (0,5 mg/kg SID VO) Pacientes com PUCU > 2 + hipoalbuminemia + comorbidades: clopidogrel (2 mg/kg SID VO) + rivaroxabana (0,5 mg/kg SID/BID VO)	Pacientes com PUCU > 2 + hipoalbuminemia: clopidogrel (2 mg/kg SID VO)* e/ou HNF (150-300 U/kg TID-QID SC)** Pacientes com PUCU > 2 + hipoalbuminemia + comorbidades: clopidogrel (3 mg/kg SID VO) + HNF (150-300 U/kg TID-QID SC)**
NPP + trombo documentado	Clopidogrel (10 mg/kg na primeira dose seguido de 3 mg/kg SID VO)* + rivaroxabana (0,5 mg/kg BID ou 1 mg/kg SID VO)	Clopidogrel (10 mg/kg na primeira dose seguidos de 3 mg/kg SID VO)* + HNF (200-300 U/kg QID SC)**
NPP + suspeita ou confirmação de TEP (dispneia de início agudo sem outras etiologias que justifiquem o quadro respiratório)	Não se aplica	Clopidogrel (10 mg/kg na primeira dose seguidos de 3 mg/kg SID VO)* + HNF (*bolus* 50-100 U/kg seguido de 37 U/kg/h IC) Considere também o uso de AAS na dose de 0,5 mg/kg – 2 mg/kg SID VO

*Não utilizar em casos de trombocitopenia importante (< 50 × 10^9/L).
**Em pacientes com IR, considere o uso de HNF (para mais informações, consulte os Capítulos 15, 16 e 17: Antiplaquetários; Anticoagulantes – heparinas; Anticoagulantes inibidores orais diretos).
AAS: ácido acetilsalicílico; HNF: heparina não fracionada; IC: infusão contínua; NPP: nefropatia perdedora de proteínas; PUCU: relação proteína-creatinina urinária; QID: 4 vezes ao dia; SC: subcutâneo; SID: 1 vez ao dia; TEP: tromboembolismo pulmonar; TID: 3 vezes ao dia; VO: via oral.
Fonte: modificado de Blais et al., 2019,[41] Goggs et al., 2009,[42] Sharp et al., 2019.[43]

REFERÊNCIAS

1. Grauer GF. Measurement, interpretation, and implications of proteinuria and albuminuria. Vet Clin North Am Small Anim Pract. 2007;37(2):283-95, vi-vii.
2. IRIS Canine GN Study Group Standard Therapy Subgroup; Brown S, Elliott J, Francey T, Polzin D, Vaden S. Consensus recommendations for standard therapy of glomerular disease in dogs. J Vet Intern Med. 2013;27 Suppl 1:S27-43.
3. Center SA, Wilkinson E, Smith CA, Erb H, Lewis RM. 24-hour urine protein/creatinine ratio in dogs with protein-losing nephropathies. J Am Vet Med Assoc. 1985;187(8):820-4.
4. Lees GE, Brown SA, Elliott J, Grauer GE, Vaden SL, American College of Veterinary Internal Medicine. Assessment and management of proteinuria in dogs and cats: 2004 ACVIM Forum Consensus Statement (small animal). J Vet Intern Med. 2005;19(3):377-85.
5. Cook AK, Cowgill LD. Clinical and pathological features of protein-losing glomerular disease in the dog: a review of 137 cases (1985-1992). J Am Anim Hosp Assoc. 1996;32(4):313-22.
6. IRIS Canine GN Study Group Diagnosis Subgroup; Littman MP, Daminet S, Grauer GF, Lees GE, van Dongen AM. Consensus recommendations for the diagnostic investigation of dogs with suspected glomerular disease. J Vet Intern Med. 2013;27 Suppl 1:S19-26.
7. LaRue MJ, Murtaugh RJ. Pulmonary thromboembolism in dogs: 47 cases (1986-1987). J Am Vet Med Assoc. 1990;197(10):1368-72.
8. Johnson LR, Lappin MR, Baker DC. Pulmonary thromboembolism in 29 dogs: 1985-1995. J Vet Intern Med. 1999;13(4):338-45.
9. Ritt MG, Rogers KS, Thomas JS. Nephrotic syndrome resulting in thromboembolic disease and disseminated intravascular coagulation in a dog. J Am Anim Hosp Assoc. 1997;33(5):385-91.

10. Fortuna L, Syme HM. Factors associated with thrombotic disease in dogs with renal proteinuria: a retrospective of 150 cases. J Vet Intern Med. 2024;38(1):228-37.
11. Winter RL, Budke CM. Multicenter evaluation of signalment and comorbid conditions associated with aortic thrombotic disease in dogs. J Am Vet Med Assoc. 2017;251(4):438-42.
12. Segev G, Cowgill LD, Jessen S, Berkowitz A, Mohr CF, Aroch I. Renal amyloidosis in dogs: a retrospective study of 91 cases with comparison of the disease between Shar-Pei and non-Shar-Pei dogs. J Vet Intern Med. 2012;26(2):259-68.
13. Ruehl M, Lynch AM, O'Toole TE, Morris B, Rush J, Couto CG, et al. Outcome and treatments of dogs with aortic thrombosis: 100 cases (1997-2014). J Vet Intern Med. 2020;34(5):1759-67.
14. Aird WC. Vascular bed-specific thrombosis. J Thromb Haemost. 2007;5 Suppl 1:283-91.
15. Gardiner K. Aortic thromboembolism in a basset hound-beagle crossbred dog with protein-losing nephropathy. Can Vet J. 2020;61(3):309-11.
16. deLaforcade A. Diseases associated with thrombosis. Top Companion Anim Med. 2012;27(2):59-64.
17. Rasedee A, Feldman BF, Washabau R. Naturally occurring canine nephrotic syndrome is a potentially hypercoagulable state. Acta Vet Scand. 1986;27(3):369-77.
18. Singhal R, Brimble KS. Thromboembolic complications in the nephrotic syndrome: pathophysiology and clinical management. Thromb Res. 2006;118(3):397-407.
19. Lennon EM, Hanel RM, Walker JM, Vaden SL. Hypercoagulability in dogs with protein-losing nephropathy as assessed by thromboelastography. J Vet Intern Med. 2013;27(3):462-8.
20. Donahue SM, Brooks M, Otto CM. Examination of hemostatic parameters to detect hypercoagulability in dogs with severe protein-losing nephropathy. J Vet Emerg Crit Care (San Antonio). 2011;21(4):346-55.
21. Kaizu K, Etoh S. Nephrotic syndrome and anticoagulant therapy. Intern Med. 1998;37(2):210-2.
22. White CR, Langston C, Hohenhaus AE, Lamb K, Hackner S, Fox PR. Evaluation of the relationship between clinical variables and thromboelastographic findings in dogs with protein-losing nephropathy. J Vet Emerg Crit Care (San Antonio). 2016;26(1):74-9.
23. Orth SR, Ritz E. The nephrotic syndrome. N Engl J Med. 1998;338(17):1202-11.
24. Mahmoodi BK, ten Kate MK, Waanders F, Veeger NJGM, Brouwer JLP, Vogt L, et al. High absolute risks and predictors of venous and arterial thromboembolic events in patients with nephrotic syndrome: results from a large retrospective cohort study. Circulation. 2008;117(2):224-30.
25. Klosterman ES, Moore GE, de Brito Galvao JF, DiBartola SP, Groman RP, Whittemore JC, et al. Comparison of signalment, clinicopathologic findings, histologic diagnosis, and prognosis in dogs with glomerular disease with or without nephrotic syndrome. J Vet Intern Med. 2011;25(2):206-14.
26. Lunsford KV, Mackin AJ. Thromboembolic therapies in dogs and cats: an evidence-based approach. Vet Clin North Am Small Anim Pract. 2007;37(3):579-609.
27. deLaforcade A, Bacek L, Blais MC, Goggs R, Lynch A, Rozanski E. Consensus on the Rational Use of Antithrombotics in Veterinary Critical Care (CURATIVE): Domain 1-Defining populations at risk. J Vet Emerg Crit Care (San Antonio). 2019;29(1):37-48.
28. Gardiner K. Aortic thromboembolism in a basset hound-beagle crossbred dog with protein-losing nephropathy. Can Vet J. 2020;61(3):309-11.
29. Gavin KA, Weisse C, Berent AC. Stenting of the caudal aorta and aortic trifurcation for the treatment of thrombosis in 7 dogs. J Vet Intern Med. 2022;36(2):441-50.
30. Lane DA, Denton J, Flynn AM, Thunberg L, Lindahl U. Anticoagulant activities of heparin oligosaccharides and their neutralization by platelet factor 4. Biochem J. 1984;218(3):725-32.
31. Smith SA. Antithrombotic therapy. Top Companion Anim Med. 2012;27(2):88-94.
32. Linhardt RJ. 2003 Claude S. Hudson Award address in carbohydrate chemistry. Heparin: structure and activity. J Med Chem. 2003;46(13):2551-64.
33. Saltiel M. Dosing low molecular weight heparins in kidney disease. J Pharm Pract. 2010;23(3):205-9.
34. Key NS, Khorana AA, Kuderer NM, Bohlke K, Lee AYY, Arcelus JI, et al. Venous thromboembolism prophylaxis and treatment in patients with cancer: ASCO Clinical Practice Guideline Update. J Clin Oncol. 2020;38(5):496-520.
35. Garcia DA, Baglin TP, Weitz JI, Samama MM. Parenteral anticoagulants: Antithrombotic Therapy and Prevention of Thrombosis, 9th ed: American College of Chest Physicians Evidence-Based Clinical Practice Guidelines. Chest. 2012;141(2 Suppl):e24S-e43S.
36. Zhang L, Zhang H, Zhang J, Tian H, Liang J, Liu Z. Rivaroxaban for the treatment of venous thromboembolism in patients with nephrotic syndrome and low AT-III: a pilot study. Exp Ther Med. 2018;15(1):739-44.
37. Weinz C, Buetehorn U, Daehler HP, Kohlsdorfer C, Pleiss U, Sandmann S, et al. Pharmacokinetics of BAY 59-7939: an oral, direct Factor Xa inhibitor – in rats and dogs. Xenobiotica. 2005;35(9):891-910.

38. Weinz C, Schwarz T, Kubitza D, Mueck W, Lang D. Metabolism and excretion of rivaroxaban, an oral, direct factor Xa inhibitor, in rats, dogs, and humans. Drug Metab Dispos. 2009;37(5):1056-64.
39. Cohen AT, Hamilton M, Mitchell SA, Phatak H, Liu X, Bird A, et al. Comparison of the Novel Oral Anticoagulants Apixaban, Dabigatran, Edoxaban, and Rivaroxaban in the Initial and Long-Term Treatment and Prevention of Venous Thromboembolism: Systematic Review and Network Meta-Analysis. PLoS One. 2015;10(12):e0144856)
40. Herrera ND, Birschmann I, Wolny M, Papich MG, Brooks MB, Goggs R. Pharmacokinetics and Biologic Activity of Apixaban in Healthy Dogs. Front Vet Sci. 2021;8:702821.
41. Blais MC, Bianco D, Goggs R, Lynch AM, Palmer L, Ralph A, et al. Consensus on the Rational Use of Antithrombotics in Veterinary Critical Care (CURATIVE): Domain 3-Defining antithrombotic protocols. J Vet Emerg Crit Care (San Antonio). 2019;29(1):60-74.
42. Goggs R, Benigni L, Fuentes VL, Chan DL. Pulmonary thromboembolism. J Vet Emerg Crit Care (San Antonio). 2009;19(1):30-52.
43. Sharp CR, Goggs R, Blais MC, Brainard BM, Chan DL, deLaforcade AM, et al. Clinical application of the American College of Veterinary Emergency and Critical Care (ACVECC) Consensus on the Rational Use of Antithrombotics in Veterinary Critical Care (CURATIVE) guidelines to small animal cases. J Vet Emerg Crit Care (San Antonio). 2019;29(2):121-31.

22

Tromboprofilaxia na pancreatite

Márcia Kahvegian e Ricardo Duarte

PANCREATITE E COAGULAÇÃO

A pancreatite aguda é uma inflamação súbita do pâncreas exócrino, com acometimento variável de órgãos adjacentes e remotos, levando a uma série de manifestações clínicas que podem variar de dor abdominal até falência de múltiplos órgãos (FMO).[1,2] A fisiopatologia dessa condição envolve a lesão inicial das células acinares, em que enzimas digestivas, como a tripsina, são ativadas prematuramente, resultando em autodigestão do tecido pancreático.[3] A ativação intrapancreática das enzimas proteolíticas causa lesão acinar e autodigestão, promovendo uma reação inflamatória local, que pode evoluir para uma resposta inflamatória sistêmica (SIRS) e culminar em FMO.[4] Além disso, distúrbios na microcirculação pancreática, incluindo trombos e lesões endoteliais, podem agravar a progressão de pancreatite edematosa para necrosante.[1]

Mecanismos celulares e moleculares, como estresse oxidativo, disfunção mitocondrial, estresse do retículo endoplasmático e autofagia prejudicada, são fatores importantes que contribuem para a lesão das células acinares e a gravidade da pancreatite. Assim, a pancreatite aguda resulta da combinação desses fatores, levando a ativação prematura de enzimas pancreáticas, autodigestão, inflamação local e sistêmica, com potenciais complicações graves e FMO.[5]

A pancreatite em cães é, na maioria das vezes, classificada como idiopática, mas muitas vezes as possíveis causas não são sistematicamente investigadas. Diversos fatores têm sido associados à doença, embora nem todos apresentem comprovação de relação causal direta. Entre os principais fatores de risco, destacam-se dietas com alto teor lipídico, ingestão de restos alimentares ou lixo e distúrbios do metabolismo lipídico, como a hipertrigliceridemia, comum em cães da raça Schnauzer miniatura.[6,7] Além dessa raça, observa-se ainda predisposição racial e genética em Poodles, Cavalier King Charles Spaniel e Terriers.[8] Alguns fármacos também são potencialmente implicados, especialmente L-asparaginase,[9] fenobarbital,[10] brometo de potássio,[10] azatioprina[11] e os corticosteroides,[11] embora, neste último caso, as evidências sejam contraditórias. Endocrinopatias como hiperadrenocorticismo, *diabetes mellitus* e hipotireoidismo são frequentemente citadas como condições predisponentes.[12]

A pancreatite felina apresenta alta prevalência entre gatos com colangite-colangio-hepatite supurativa. Em estudo prospectivo com 168 casos ao longo de 40 anos, 93% dos animais submetidos à biópsia pancreática tiveram confirmação histológica da afecção.[13] A condição esteve frequentemente associada à obstrução do ducto biliar extra-hepático (68%) e à colelitíase (71%). Em 20 de 55 gatos inicialmente classificados com pancreatite idiopática, constatou-se obstrução transitória da papila duodenal por microcolélitos, resultando em inflamação local e refluxo biliar para o ducto pancreático. A histopatologia revelou pancreatite intersticial e inflamação periductal. A ultrassonografia teve baixa sensibilidade para a detecção desses cálculos, com a avaliação cirúrgica ou a lavagem retrógrada da papila sendo os métodos mais eficazes.[13]

A relação entre microcolelitíase e pancreatite sugere que obstruções biliares transitórias devem ser consideradas como causa primária da inflamação pancreática. A resposta clínica positiva à intervenção cirúrgica, incluindo remoção de colélitos, colecistectomia e uso de ácido ursodesoxicólico, reforça a efetividade dessa abordagem terapêutica.[13]

A pancreatite é um modelo de SIRS, pois a inflamação e a coagulação estão intimamente ligadas na saúde e na doença, e partilham sistemas comuns de ativação e regulação.[14] De fato, a falha do equilíbrio complexo entre pró e anticoagulação, ou entre reações pró e anti-inflamatórias em decorrência de distúrbios genéticos ou adquiridos, pode resultar em doença. As múltiplas ligações entre inflamação e coagulação ajudam a explicar a tendência protrombótica observada em pacientes com doenças inflamatórias ou infecciosas agudas.[15]

Alguns estudos sugerem que a pancreatite aguda canina está associada a um estado hipercoagulável, pois resulta em ativação da coagulação e da inflamação sistêmica, tendo como consequência a formação de microtrombos.[16] Hess et al.[12] demonstraram, por meio de necropsia, que 38,5% dos cães com pancreatite aguda fatal apresentavam complicações trombóticas e 74% apresentavam trombos em múltiplos órgãos.

A associação entre pancreatite e coagulopatia é atribuída, primordialmente, à ativação aberrante de fatores de coagulação, decorrente da liberação de proteases pancreáticas no compartimento vascular a partir de tecido pancreático comprometido. Tal fenômeno facilita o consumo exacerbado de antitrombina, contribuindo para a hipoantitrombinemia, a qual precipita um estado de hipercoagulabilidade.[17] Cerca de 86% dos cães com pancreatite no estudo de Kuzi et al.[17] apresentavam diminuição da antitrombina (AT), sugerindo que a mensuração da AT provavelmente deve ser incluída na avaliação de cães com a doença, uma vez que está comumente diminuída e pode afetar a terapia.

Kim[18] relatou um caso de trombose esplênica associada a gastrite e pancreatite, o qual apresentou boa recuperação após a esplenectomia. Em humanos, a pancreatite crônica é a causa mais comum de trombose venosa profunda, embora outras causas tenham sido relatadas.[19] É importante ressaltar que a pancreatite, principalmente a necrosante, é um indutor potente da inflamação, podendo gerar uma resposta inflamatória sistêmica e induzindo trombose em uma porcentagem maior.[20] Kim et al.[21] demonstraram que condições inflamatórias como peritonite séptica e pancreatite aguda induzem redução da expressão de trombomodulina (proteína importante na anticoagulação) em tecidos como fígado, pulmão e baço de cães, resultando em risco maior de trombose.

Curiosamente, a α2-antiplasmina (α2AP) e a AT inibem a tripsina pancreática muito mais rapidamente (200 vezes) do que a α1-proteinase (α1PI). Assim, a diminuição da atividade da AT na pancreatite aguda também reflete seu consumo como inibidor de proteases, embora não tenham sido realizados testes viscoelásticos, limitando a capacidade de avaliar o consumo de antitrombina em estados de hipercoagulabilidade. Possivelmente, quando há extravasamento grave de proteases pancreáticas superando a AT plasmática, o α1PI pode desempenhar um papel secundário de inibidor de proteases. A hipoantitrombinemia foi associada à morte, mas as concentrações séricas de α2AP e α1PI são marcadores prognósticos menos úteis em cães com pancreatite aguda.[22]

DIAGNÓSTICO DA HIPERCOAGULABILIDADE NA PANCREATITE

A contagem plaquetária, a mensuração do fibrinogênio e os tempos de coagulação (tempo de protrombina [TP] e tempo de tromboplastina parcial ativada [TTPa]) podem auxiliar no diagnóstico de hipocoagulabilidade. O diagnóstico de hipercoagulabilidade, no entanto, é mais difícil pela falta de testes sensíveis ou prontamente disponíveis. O padrão-ouro de diagnóstico para detectar trombos formados, principalmente tromboembolismo pulmonar, é a tomografia computadorizada com angiografia, mas apresenta risco inerente ao procedimento e alto custo.[23]

A tromboelastografia (TEG) ou a tromboelastometria (ROTEM) são métodos viscoelásticos para avaliação global da hemostasia. São testes de triagem com potencial diagnóstico para identificar pacientes com desequilíbrio hemostático como a trombose. A TEG e a ROTEM produzem um traçado do processo de coagulação no sangue total, que reflete a cinética e a resistência à tração de um coágulo de fibrina e a subsequente fibrinólise.[24] Os modelos de sangue total são superiores aos testes de coagulação baseados em plasma, porque incluem as contribuições de componentes celulares do sangue, como plaquetas e micropartículas. São técnicas que podem identificar pacientes com maior tendência à formação de coágulos (hipercoagulabilidade), além de identificar pacientes hipocoaguláveis, com hiperfibrinólise ou com função normal de coagulação.[25]

Cães com pancreatite apresentam parâmetros de hipercoagulabilidade (Figura 1) no teste viscoelástico (alto MA, alto ângulo alfa, baixo R, baixo K), além de aumento de dímero-D e fibrinogênio. A diminuição da atividade da AT e encurtamento do TP em relação aos intervalos de referência também é uma alteração encontrada nesses pacientes.[26] Esses autores concluíram que a tromboelastografia é uma ferramenta útil para monitorar a resposta à terapia e guiar as intervenções em cães com pancreatite aguda. Pesquisadores propuseram que o encurtamento do TP ou de TTPa é sugestivo de hipercoagulabilidade, mas não há evidência de valor diagnóstico para nenhum dos testes de triagem de coagulação para detectar trombo ou tromboembolismo pulmonar (TEP) incipientes.[27] Já TP e TTPa aumentados ou trombocitopenia em cães com pancreatite aguda estão associados a mau prognóstico. Estes resultados são consistentes com uma coagulopatia de consumo, uma complicação bem reconhecida da pancreatite aguda em cães, inclusive associada à coagulação intravascular disseminada (CID).[28]

O consumo de AT é uma das hipóteses para hipercoagulabilidade na pancreatite. A mensuração da AT provavelmente deve ser incluída na avaliação de cães com a doença, uma vez que está comumente diminuída e pode afetar a terapia.

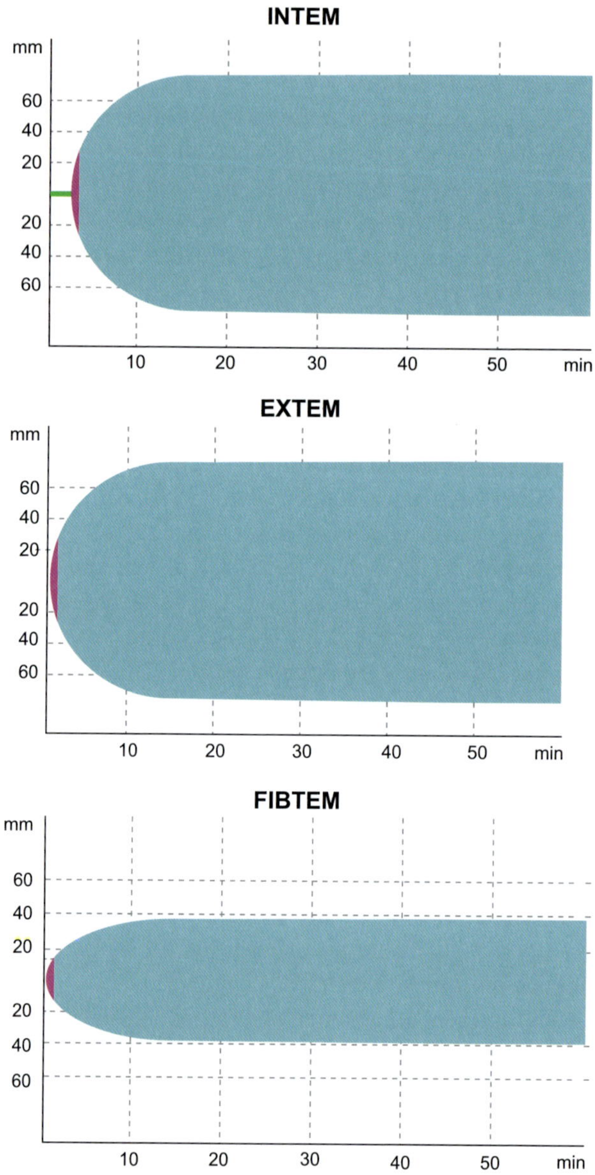

FIGURA 1 Exemplo de hipercoagulabilidade na tromboelastometria de um paciente com pancreatite grave. A: INTEM, sensível aos fatores da via intrínseca; B: EXTEM, sensível aos fatores da via extrínseca e fibrinólise; C: FIBTEM, avaliação isolada do fibrinogênio.

Fonte: arquivo pessoal dos autores.

A proteína C-reativa (PCR) é uma das principais proteínas de fase aguda em cães e é a mais sensível nessa espécie para detectar inflamação.[29] Na prática clínica, a PCR canina é medida principalmente para detectar e monitorar a atividade inflamatória sistêmica e a eficácia dos tratamentos, porque é um marcador mais sensível que alterações na contagem de leucócitos. É produzida principalmente após estimulação pró-inflamatória por citocinas como interleucinas (IL) 1 e 6 e fator de necrose tumoral-α (TNF-α). A concentração sanguínea de PCR muda drasticamente dentro de 4 a 6 horas após o estímulo inflamatório e atinge sua concentração máxima após cerca de 24 a 48 horas.[30]

Em 16 cães com pancreatite aguda, a PCR medida no dia da admissão foi maior (56,1 ± 12,7 μg/mL) do que cães controle, diminuindo até o quinto dia da admissão.[31] Outros autores relatam PCR dentro do intervalo de referência em cães com pancreatite, possivelmente em razão de um período subclínico mais longo antes da apresentação.[32] Outros autores sugerem que a PCR poderia ser usada como biomarcador objetivo para avaliar a melhora clínica em cães hospitalizados.[33] Diante disso, um paciente com pancreatite e SIRS que apresenta PCR aumentada pode ser um candidato à terapia antitrombótica na ausência de contraindicações para ela. Segundo Keany et al.,[34] as concentrações séricas de lipase pancreática canina e potencialmente de PCR podem ser usadas como biomarcadores objetivos para progressão da doença e monitoramento do sucesso do tratamento em cães com pancreatite aguda.

TRATAMENTO DO QUADRO DE HIPERCOAGULABILIDADE NA PANCREATITE

Conforme explanado, a pancreatite grave, em particular a pancreatite necrosante aguda, pode estar associada ao desenvolvimento de trombose em cães. deLaforcade et al.[35] relataram o uso da terapia antitrombótica em cães com necrose pancreática aguda, principalmente em caso de condições protrombóticas ou fatores de risco adicionais para doenças tromboembólicas. Se o paciente apresenta pancreatite e hipercoagulabilidade documentada por teste viscoelástico e/ou a confirmação de um trombo instalado, ou pancreatite mais outros fatores de risco para trombose (Quadro 1), faz-se necessária a introdução da terapia antitrombótica. Esta pode ser efetuada com heparina de baixo peso molecular (HBPM) ou rivaroxabana, associada ou não ao clopidogrel, a depender da situação e dos fatores de risco. Na ausência da HBPM ou se o paciente apresenta insuficiência renal, a heparina não fracionada pode ser utilizada (Quadro 2). Na ausência de testes viscoeláticos, deve-se proceder a coleta de TP, TTPa, fibrinogênio e contagem de plaquetas antes da introdução da terapia, a fim de documentar que o paciente não apresenta um quadro de hipocoagulabilidade ou mesmo CID. A terapia antitrombótica deve ser efetuada apenas na ausência de contraindicações para o procedimento. Para mais informações, consulte as contraindicações nos Capítulos 14 a 17 — Trombose e tratamento no tromboembolismo; Antiplaquetários; Anticoagulantes — heparinas; Anticoagulantes inibidores orais diretos.

QUADRO 1

Condições nas quais a terapia antitrombótica é sugerida

- Pancreatite necrosante aguda
- Pancreatite grave associada a sinais de SIRS
- Pancreatite e hipercoagulabilidade documentada por TEG ou ROTEM
- Pancreatite associada a outros fatores de risco para trombose
- Essas condições devem estar associadas à ausência de contraindicações ou sangramento em qualquer local ou hematomas, hematoquezia, hematoêmese, falência hepática e trombocitopenia importante

ROTEM: tromboelastometria rotacional; SIRS: resposta inflamatória sistêmica; TEG: tromboelastografia.

QUADRO 2

Sugestões de terapia antitrombótica para pacientes com pancreatite aguda

Fármaco	Terapia
HNF	Cães 150-200 U/kg QID SC Gatos 50-200 U/kg TID/QID SC
HBPM (enoxaparina)	Cães: 0,8-1 mg/kg TID/QID SC Gatos: 0,75-1,0 mg/kg BID SC
Rivaroxabana	Cães: 0,5-1 mg/kg/dia SID/BID VO Gatos: 0,5 (SID/BID)-1 (SID) mg/kg/dia VO
Clopidogrel	Cães: 1,1-3 mg/kg SID VO Gatos: 18,75 mg/kg SID VO

BID: 2 vezes ao dia; HBPM: heparina de baixo peso molecular; HNF: heparina não fracionada; QID: 4 vezes ao dia; SC: subcutâneo; SID: 1 vez ao dia; TID: 3 vezes ao dia; VO: via oral.
Para mais informações, consulte os Capítulos 16, 17 e 18 – Anticoagulantes – heparinas; Anticoagulantes inibidores orais diretos; Descontinuação temporária e permanente da terapia antitrombótica.
Fonte: modificado de Sharp et al., 2019.[36]

Nos casos de colangite-colangio-hepatite supurativa em felinos, o ideal é preceder ao teste viscoelástico, uma vez que, no estudo de Center et al.,[13] distúrbios de coagulação foram observados em gatos com essa condição, especialmente naqueles com obstrução biliar extra-hepática e hiperbilirrubinemia prolongada. Foram detectados tempos de coagulação prolongados em 24% (TP) e 41% (TTPa) dos gatos testados, e cerca de um terço deles apresentaram alterações consideradas graves, ou seja, aumento superior a 1,5 vez acima do limite superior de referência, o que pode estar associado ao quadro de hipocoagulabilidade. A deficiência de vitamina K1, secundária à interrupção do ciclo êntero-hepático por colestase, foi apontada como a principal causa desses distúrbios. A administração profilática de vitamina K1 por via subcutânea ou intramuscular foi realizada na maioria dos casos, com normalização dos testes em gatos reavaliados após o tratamento. Hemorragias foram raras, mas ocorreram em dois gatos que não receberam vitamina K1.[13]

O Quadro 2 apresenta sugestões de terapia antitrombótica para pacientes com pancreatite aguda e hipercoagulabilidade documentada e/ou pancreatite e fatores de risco para trombose e ausência de contraindicação para a terapia.

PONTOS IMPORTANTES

- A pancreatite necrosante pode predispor à hipercoagulabilidade, favorecendo eventos trombóticos.
- A decisão quanto à implementação de terapia anticoagulante em pacientes sem trombose evidente deve ser fundamentada, sempre que possível, em testes viscoelásticos. Na ausência desses exames, a conduta deve considerar a gravidade do quadro clínico, o grau de inflamação sistêmica, PCR aumentada, AT reduzida, a presença de fatores de risco trombogênico e o equilíbrio entre risco de trombose e potencial de sangramento.
- A escolha da terapia antitrombótica, com agentes antiplaquetários e/ou anticoagulantes, deve ser individualizada, levando em conta o estado clínico geral, os exames laboratoriais e, nos casos em que a trombose já estiver instalada, a localização e extensão do trombo.

REFERÊNCIAS

1. Watson P. Pancreatitis in dogs and cats: definitions and pathophysiology. J Small Anim Pract. 2015;56(1):3-12.
2. Hess RS, Saunders HM, Van Winkle TJ, Shofer FS, Washabau RJ. Clinical, clinicopathologic, radiographic, and ultrasonographic abnormalities in dogs with fatal acute pancreatitis: 70 cases (1986-1995). J Am Vet Med Assoc. 1998;213(5):665-70.
3. Etemad B, Whitcomb DC. Chronic pancreatitis: diagnosis, classification, and new genetic developments. Gastroenterology. 2001;120(3):682-707.
4. Schneider A, Whitcomb DC. Hereditary pancreatitis: a model for inflammatory diseases of the pancreas. Best Pract Res Clin Gastroenterol. 2002;16(3):347-63.
5. Szkopek D, Pierzynowski SG, Pierzynowska K, Zaworski K, Kondej A, Wychowański P, et al. A review: pancreatic enzymes in the treatment of chronic pancreatic insufficiency in companion animals. J Vet Intern Med. 2024;38(4):2026-33.
6. Xenoulis PG, Steiner JM. Lipid metabolism and hyperlipidemia in dogs. Vet J. 2010;183(1):12-21.
7. Xenoulis PG, Levinski MD, Suchodolski JS, Steiner JM. Serum triglyceride concentrations in Miniature Schnauzers with and without a history of probable pancreatitis. J Vet Intern Med. 2011;25(1):20-5.
8. Cridge H, Lim SY, Algül H, Steiner JM. New insights into the etiology, risk factors, and pathogenesis of pancreatitis in dogs: potential impacts on clinical practice. J Vet Intern Med. 2022;36(3):847-64.
9. Schleis SE, Rizzo SA, Phillips JC, LeBlanc AK. Asparaginase-associated pancreatitis in a dog. Can Vet J. 2011;52(9):1009-12.
10. Gaskill CL, Cribb AE. Pancreatitis associated with potassium bromide/phenobarbital combination therapy in epileptic dogs. Can Vet J. 2000;41(7):555-8.
11. Moriello KA, Bowen D, Meyer DJ. Acute pancreatitis in two dogs given azathioprine and prednisone. J Am Vet Med Assoc. 1987;191(6):695-6.
12. Hess RS, Kass PH, Shofer FS, Van Winkle TJ, Washabau RJ. Evaluation of risk factors for fatal acute pancreatitis in dogs. J Am Vet Med Assoc. 1999;214(1):46-51.
13. Center SA, Randolph JF, Warner KL, Flanders JA, Harvey HJ. Clinical features, concurrent disorders, and survival time in cats with suppurative cholangitis-cholangiohepatitis syndrome. J Am Vet Med Assoc. 2022;260(2):212-27.
14. Verhamme P, Hoylaerts MF. Hemostasis and inflammation: two of a kind? Thromb J. 2009;7:15.
15. Schouten M, Wiersinga WJ, Levi M, van der Poll T. Inflammation, endothelium, and coagulation in sepsis. J Leukoc Biol. 2008;83(3):536-45.
16. Brainard BM, Brown AJ. Defects in coagulation encountered in small animal critical care. Vet Clin North Am Small Anim Pract. 2011;41(4):783-803, vii.
17. Kuzı S, Segev G, Haruvi E, Aroch I. Plasma antithrombin activity as a diagnostic and prognostic indicator in dogs: a retrospective study of 149 dogs. J Vet Intern Med. 2010;24(3):587-96.
18. Kim J. A case of acute splenic vein thrombosis in a dog. J Vet Med Sci. 2019;81(10):1492-5.
19. Uy PPD, Francisco DM, Trivedi A, O'Loughlin M, Wu GY. Vascular diseases of the spleen: a review. J Clin Transl Hepatol. 2017;5(2):152-64.
20. Respess M, O'Toole TE, Taeymans O, Rogers CL, Johnston A, Webster CRL. Portal vein thrombosis in 33 dogs: 1998-2011. J Vet Intern Med. 2012;26(2):230-7.
21. Kim SD, Baker P, DeLay J, Wood RD. Thrombomodulin expression in tissues from dogs with systemic inflammatory disease. Vet Pathol. 2016;53(4):797-802.
22. Kuzı S, Mazaki-Tovi M, Suchodolski JS, Rimer D, Lidbury JA, Steiner JM, et al. Protease inhibitors, inflammatory markers, and their association with outcome in dogs with naturally occurring acute pancreatitis. J Vet Intern Med. 2020;34(5):1801-12.
23. Stein PD, Hull RD, Saltzman HA, Pineo G. Strategy for diagnosis of patients with suspected acute pulmonary embolism. Chest. 1993;103(5):1553-9.
24. Ganter MT, Hofer CK. Coagulation monitoring: current techniques and clinical use of viscoelastic point-of-care coagulation devices. Anesth Analg. 2008;106(5):1366-75.
25. Carll T. Viscoelastic testing methods. Adv Clin Chem. 2023;117:1-52.
26. Nielsen L, Holm J, Rozanski E, Meola D, Price LL, deLaforcade A. Multicenter investigation of hemostatic dysfunction in 15 dogs with acute pancreatitis. J Vet Emerg Crit Care (San Antonio). 2019;29(3):264-8.
27. Song J, Drobatz KJ, Silverstein DC. Retrospective evaluation of shortened prothrombin time or activated partial thromboplastin time for the diagnosis of hypercoagulability in dogs: 25 cases (2006-2011). J Vet Emerg Crit Care (San Antonio). 2016;26(3):398-405.
28. Fabrès V, Dossin O, Reif C, Campos M, Freiche V, Maurey C, et al. Development and validation of a novel clinical scoring system for short-term prediction of death in dogs with acute pancreatitis. J Vet Intern Med. 2019;33(2):499-507.

29. McClure V, van Schoor M, Thompson PN, Kjelgaard-Hansen M, Goddard A. Evaluation of the use of serum C-reactive protein concentration to predict outcome in puppies infected with canine parvovirus. J Am Vet Med Assoc. 2013;243(3):361-6.
30. Malin K, Witkowska-Piłaszewicz O. C-reactive protein as a diagnostic marker in dogs: a review. Animals (Basel). 2022;12(20):2888.
31. Holm JL, Rozanski L, Freeman LM, Webster CRL. C-reactive protein concentrations in canine acute pancreatitis. J Vet Emerg Crit Care. 2004;(3):183-6.
32. Galezowski AM, Snead ECR, Kidney BA, Jackson ML. C-reactive protein as a prognostic indicator in dogs with acute abdomen syndrome. J Vet Diagn Invest. 2010;22(3):395-401.
33. Torrente C, Manzanilla EG, Bosch L, Fresno L, Rivera Del Alamo M, Andaluz A, et al. Plasma iron, C-reactive protein, albumin, and plasma fibrinogen concentrations in dogs with systemic inflammatory response syndrome. J Vet Emerg Crit Care (San Antonio). 2015;25(5):611-9.
34. Keany KM, Fosgate GT, Perry SM, Stroup ST, Steiner JM. Serum concentrations of canine pancreatic lipase immunoreactivity and C-reactive protein for monitoring disease progression in dogs with acute pancreatitis. J Vet Intern Med. 2021;35(5):2187-95.
35. deLaforcade A, Bacek L, Blais MC, Goggs R, Lynch A, Rozanski E. Consensus on the Rational Use of Antithrombotics in Veterinary Critical Care (CURATIVE): Domain 1-Defining populations at risk. J Vet Emerg Crit Care (San Antonio). 2019;29(1):37-48.
36. Sharp CR, Goggs R, Blais MC, Brainard BM, Chan DL, deLaforcade AM, et al. Clinical application of the American College of Veterinary Emergency and Critical Care (ACVECC) Consensus on the Rational Use of Antithrombotics in Veterinary Critical Care (CURATIVE) guidelines to small animal cases. J Vet Emerg Crit Care (San Antonio). 2019;29(2):121-31.

23

Tromboprofilaxia na enteropatia perdedora de proteínas

Márcia Kahvegian e Maria Carolina Farah Pappalardo

TROMBOSE E ENTEROPATIA PERDEDORA DE PROTEÍNAS

A enteropatia perdedora de proteínas (EPP) é uma síndrome causada pela perda excessiva de proteínas plasmáticas do intestino e caracterizada por hipoalbuminemia. Em cães, está associada a distúrbios crônicos do intestino delgado, incluindo enterite crônica, linfangiectasia intestinal, neoplasias (linfomas) gastrintestinais, doenças infecciosas ou parasitárias. A linfangiectasia intestinal é a EPP mais comum. Além da pan-hipoproteinemia, também cursa com linfopenia, hipocalcemia e hipocolesterolemia.[1]

A linfangiectasia intestinal acontece por dilatação e aumento de pressão dos vasos linfáticos localizados no vilo intestinal, com extravasamento de seu conteúdo no lúmen intestinal[2] (Figura 1). A imagem macroscópica do intestino mostra os vasos linfáticos dilatados (Figura 2). A biópsia intestinal é indicada para diagnóstico final, onde já se observa o aspecto macroscópico da EPP (Figura 3).

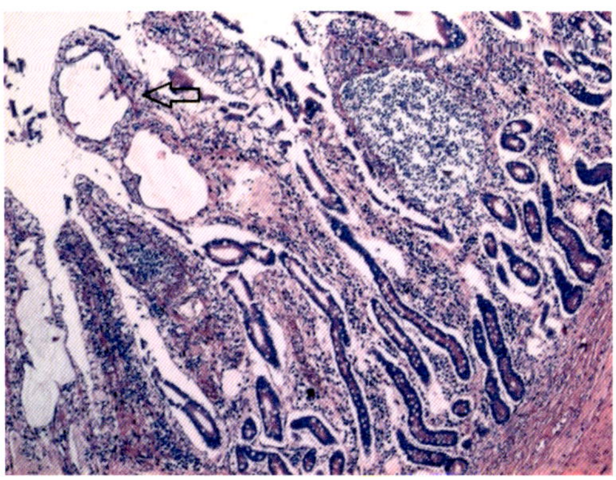

FIGURA 1 Histopatológico do intestino delgado mostrando vilosidade com vaso linfático dilatado e evidente. Hematoxilina e eosina 4 ×.

Fonte: imagem cedida pela médica-veterinária Carolina Gonçalves Pires do CVAP – Centro Veterinário de Anatomia Patológica.

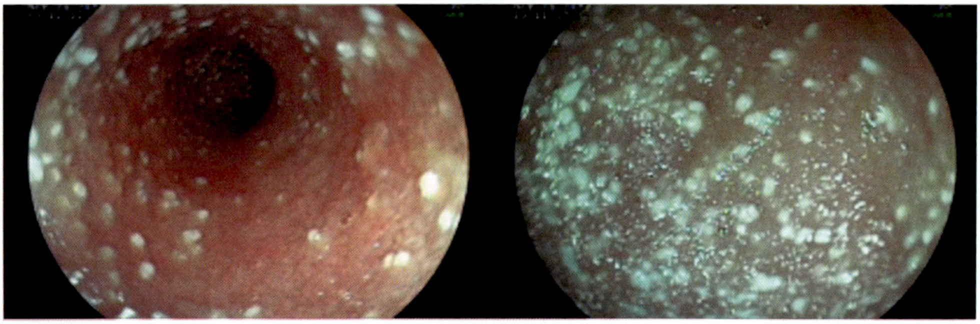

FIGURA 2 Imagem macroscópica de endoscopia de cão com linfangiectasia.
Fonte: imagem cedida pela médica-veterinária Fernanda Auler.

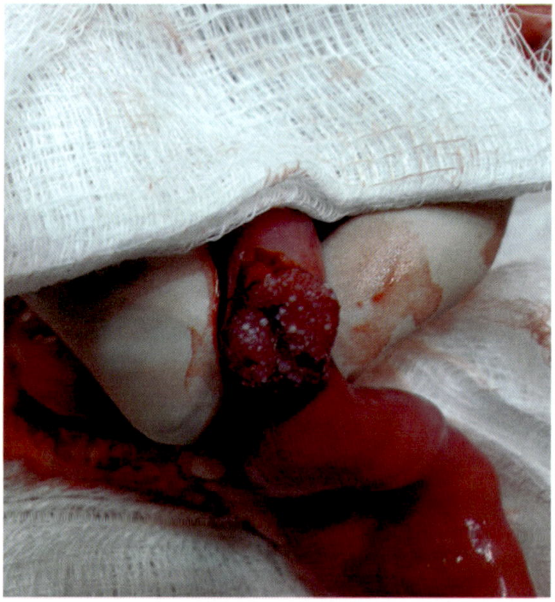

FIGURA 3 Imagem de intestino espessado com vasos linfáticos evidentes. Paciente com enteropatia linfoplasmocítica grave e linfangiectasia secundária.
Fonte: arquivo pessoal de Maria Carolina Farah Pappalardo.

O tromboembolismo é uma das complicações da EPP.[2-4] Segundo deLaforcade et al.,[5] a EPP em cães é moderadamente associada à trombose que pode afetar o sistema venoso ou arterial. Em humanos, o tromboembolismo pulmonar (TEP) é uma complicação bem descrita relacionada à EPP, secundária a doença inflamatória intestinal idiopática e colite ulcerativa. Pacientes humanos com doença inflamatória intestinal idiopática apresentam um risco três vezes maior de desenvolver trombose venosa profunda ou TEP, quando comparados a outros pacientes hospitalizados.[6,7] Em humanos, o risco de TEP em pacientes com doença inflamatória intestinal está associado ao processo inflamatório, terapia com glicocorticoides, cateter venoso central, imobilização prolongada, hiper-homocisteinemia e deficiência de vitaminas.[6]

Em cães, a EPP é uma doença associada principalmente a trombose da veia porta,[8] veia esplênica,[4,9] TEP[4,10,11] e tromboembolismo aórtico.[3,4] Cães com sinais persistentes e refratários ao tratamento da EPP apresentam risco aumentado de desenvolver tromboembolismo. Quando o TEP acontece associado à EPP, a condição pode ser grave e irreversível. Em estudo de Jacinto et al.,[4] foi observada a presença de trombose em 8 cães com EPP, e 6 deles apresentaram TEP com desfecho fatal. O evento trombótico ocorreu de 6 a 85 semanas após o início dos sinais gastrintestinais.

O mecanismo para trombose na EPP ainda não está elucidado, mas tanto a diminuição da atividade da antitrombina (AT) plasmática quanto a perda dessa proteína,[12] doenças subjacentes (enterite crônica e linfoma intestinal)[13] e o aumento do fibrinogênio estão possivelmente relacionados ao quadro. Outros fatores de risco para estados hipercoaguláveis em cães com EPP podem ser similares aos fatores de humanos e compreendem inflamação, deposição de imunocomplexos, imobilização, tratamento com corticosteroides, deficiências de cobalamina e folato e hiper-homocisteinemia.[14] A hipofolatemia foi identificada em 41% e a hiper-homocisteinemia foi detectada em 68% em uma população de Galgos, sendo condições mais comuns do que se imagina.[15] A administração de glicocorticoides em cães com EPP (fármaco comumente usado nessa síndrome) também pode exacerbar a hipercoagulabilidade.[16]

Em 2011, Goodwin et al.[12] demonstraram um padrão hipercoagulável na tromboelastografia de cães com EPP, além de redução importante da albumina sérica. Mesmo os cães com importante melhora clínica e aumento da concentração sérica de albumina ainda apresentavam estados de hipercoagulabilidade. Uma condição hipercoagulável (diagnosticada por tromboelastometria) foi encontrada em cães com EPP e resolvida nos cães julgados como responsivos ao tratamento em decorrência do aumento da concentração plasmática de albumina. É importante citar que nesse estudo não houve alteração de outros parâmetros de coagulação (tempo de protrombina [TP], tempo de tromboplastina parcial ativada [TTPa], fibrinogênio, AT e dímero-D), além daqueles mensurados via tromboelastometria, o que mostra que esses parâmetros podem não ser sensíveis para o diagnóstico da hipercoagulabilidade e resposta ao tratamento.[17]

É possível que os cães estejam predispostos a um estado de hipercoagulabilidade independentemente da concentração de AT e albumina, uma vez que cães com EPP podem ter resultados de tromboelastografia indicativos de hipercoagulabilidade com concentração normal de albumina sérica.[18] Segundo Wennogle et al.,[19] cães com EPP e concentração normal de albumina podem apresentar um fenótipo hipercoagulável quando comparados a cães saudáveis, apesar de a hipercoagulabilidade ser mais comum em cães com EPP e hipoalbuminemia quando comparados a animais com EPP e albumina normal.

O risco de trombose em pacientes com EPP deve ser avaliado com base em sinais clínicos, achados histopatológicos e exames de sangue, incluindo hipoproteinemia (albumina < 3,0 g/dL, globulina < 1,8 g/dL) ou uma combinação desses, além de outros testes. As alterações laboratoriais podem incluir desde hipoalbuminemia até anemia, neutrofilia, trombocitopenia, hipocalcemia, hipomagnesemia, hipoantitrombinemia, redução da cobalamina, do folato e dímero-D positivo.[4]

A cobalamina e o folato têm uma função importante no metabolismo da homocisteína e sua deficiência leva à hiper-homocisteinemia, um conhecido fator de risco para trombose em humanos com doença inflamatória intestinal.[20] Parece que essa condição também afeta cães com EPP, uma vez que foi demonstrada a relação entre cobalamina e homocisteína sérica em cães com desordens gastrintestinais.[21] A hipomagnesemia também foi associada a eventos trombóticos *in vitro*.[22] Parece que a hipovitaminose D apresenta uma correlação com tromboembolismo.[23] Foi observada uma correlação moderada entre a concentração sérica de vitamina D e tromboelastometria no estudo de Targher et al.,[23] mas a relevância clínica desse achado é desconhecida. A hipomagnesemia e a hipocalcemia em cães com EPP podem ser associadas às anormalidades no metabolismo da vitamina D e do hormônio da paratireoide.[24]

Cuidado especial deve ser tomado com pacientes que apresentam EPP e outros fatores de risco para desenvolvimento de trombose, como neoplasia, pancreatite, nefropatia perdedora de proteína, doença imunomediada, hepatopatia, síndrome da resposta inflamatória sistêmica e hiperadrenocorticismo.

A EPP é rara nos felinos, embora a enteropatia crônica e o linfoma intestinal sejam comuns. Nessa espécie, uma associação entre EPP e tromboembolismo não foi comprovada em estudo retrospectivo que descreveu TEP.[25] Ainda assim, sugere-se que a terapia antitrombótica seja considerada para gatos EPP com outros fatores de risco.[5]

É recomendado, antes do início da tromboprofilaxia ou do tratamento, a realização de tromboelastometria para diagnóstico, uma vez que o paciente pode apresentar a condição de hipercoagulabilidade, mas também pode ter condições mais avançadas, como hipocoagulabilidade (por consumo) e/ou coagulação intravascular disseminada.[26] Anamnese, exame físico, hemograma e exames bioquímicos do paciente também devem ser efetuados. Na impossibilidade da realização da tromboelastometria, recomenda-se mensurar TP, TTPa e fibrinogênio, a fim de detectar quadro de hipocoagulabilidade antes da terapia, o que já pode ser uma contraindicação relativa, dependendo da magnitude das alterações.[27] Recomenda-se consultar os Capítulos 15 a 17 — Antiplaquetários; Anticoagulantes — heparinas; Anticoagulantes inibidores orais diretos, para indicações, contraindicações, monitoração, efeitos colaterais e monitoração dos fármacos antes do início da terapia.

A decisão para tromboprofilaxia em pacientes com EPP sem outros fatores de risco deve ser individualizada e baseada nos testes viscoelásticos, se possível. Na ausência desse teste, deve-se levar em consideração os fatores de risco para a decisão da terapia. Diante da redução da albumina plasmática em paciente com EPP, pode-se desconfiar de estado hipercoagulável, mas o aumento da albumina com o tratamento não significa que o estado de hipercoagulabilidade esteja ausente ou resolvido.[18]

PREVENÇÃO E TRATAMENTO DA TROMBOSE

deLaforcade et al.[5] recomendam terapia antitrombótica para todos os cães com EPP, a menos que os riscos (particularmente sangramento gastrintestinal) sejam considerados superiores ao benefício potencial em pacientes individuais.

QUADRO 1

Sugestão de fármacos, doses e intervalos de administração para terapia antitrombótica em cães com enteropatia perdedora de proteínas

Condição	Sugestão para terapia domiciliar	Alternativa ou sugestão para terapia hospitalar
EPP	Concentração normal de albumina sérica: clopidogrel (2-3 mg/kg SID VO, principalmente se trombocitose presente)* e/ou rivaroxabana (0,5 mg/kg SID VO) Hipoalbuminemia: clopidogrel (3 mg/kg SID VO) + ivaroxabana (0,5 mg/kg SID-BID VO)	Concentração normal de albumina sérica: clopidogrel (2-3 mg/kg SID VO)* e/ou enoxaparina (0,8 mg/kg TID-QID SC)** Hipoalbuminemia clopidogrel: (3 mg/kg SID VO) + enoxaparina (1 mg/kg TID-QID SC)** ou dalteparina (150 U/kg BID-TID SC)**
EPP + trombo documentado	Clopidogrel (10 mg/kg na primeira dose seguidos de 3 mg/kg SID VO)* + rivaroxabana (0,5-1 mg/kg SID-BID VO) Considere também o uso de AAS na dose de 0,5 mg/kg SID VO	Clopidogrel (10 mg/kg na primeira dose seguidos de 3 mg/kg SID VO)* + enoxaparina (1 mg/kg TID/QID SC)** ou dalteparina (150 U/kg BID-QID SC)** Considere também o uso de AAS na dose de 0,5 mg/kg SID VO
EPP + suspeita ou confirmação de TEP (dispneia de início agudo sem outras etiologias que justifiquem o quadro respiratório)	Não se aplica	Clopidogrel (10 mg/kg na primeira dose seguidos de 3 mg/kg SID VO)* + HNF (*bolus* 50-100 U/kg seguido de 37 U/kg/h IC) Considere também o uso de AAS na dose de 0,5 mg/kg – 2 mg/kg SID VO

* Não utilizar em casos de trombocitopenia importante (< 50 × 10^9/L).
** Caso o paciente seja nefropata, considere o uso de heparina não fracionada no lugar da enoxaparina (para maiores informações, consulte os Capítulos 15 a 17 – Antiplaquetários; Anticoagulantes – heparinas; Anticoagulantes inibidores orais diretos).
AAS: ácido acetilsalicílico; BID: 2 vezes ao dia; EPP: enteropatia perdedora de proteínas; HNF: heparina não fracionada; IC: infusão contínua; QID: 4 vezes ao dia; SC: subcutâneo; SID: 1 vez ao dia; TEP: tromboembolismo pulmonar; TID: 3 vezes ao dia; VO: via oral.
Fonte: modificado de Blais et al., 2019,[25] Goggs et al., 2009,[11] Sharp et al., 2019.[29]

Foi relatado um caso de uma Yorkshire com EPP e trombose da veia cava tratada com glicocorticoide associado à rivaroxabana na dose de 0,5 mg/kg 1 vez ao dia (SID) seguido da redução para 0,25 mg/kg SID. O clopidogrel também foi adicionado na dose de 2 mg/kg/SID.[28]

Pode-se utilizar, tanto para profilaxia quanto para tratamento, ácido acetilsalicílico 0,5 mg/kg via oral (VO) SID,[4] clopidogrel, heparina de baixo peso molecular, heparina não fracionada ou rivaroxabana. O Quadro 1 sugere algumas opções de tromboprofilaxia ou tratamento para trombose em cães com EPP.

PONTOS IMPORTANTES

- A EPP é uma doença associada ao tromboembolismo.
- Atenção especial deve ser direcionada aos cães com EPP e hipoalbuminemia, refratariedade ao tratamento, hipocobalaminemia e hiper-homocisteinemia.
- A anticoagulação pode ser efetuada em pacientes:
  - Com EPP nos quais a hipercoagulabilidade foi documentada por método viscoelástico.
  - Com EPP e trombo documentado.
  - Com EPP e outros fatores de risco para trombose.
  - Com EPP e hipoalbuminemia.
  - Com EPP e AT reduzida.
  - Com EPP e hipocobalaminemia e hipofolatemia (sugerindo hiper-homocisteinemia).
  - Com EPP e refratariedade ao tratamento.
  - Com EPP e administração de glicocorticoides.
  - Com EPP hospitalizados sem a possibilidade de mobilidade.
  - Com EPP e dispneia aguda não explicada por outras etiologias.

Em cães com o tratamento adequado e aumento da concentração da albumina, sugere-se a realização de testes viscoelásticos para confirmação da melhora do quadro de hipercoagulabilidade.

A terapia farmacológica só deverá ser efetuada na ausência de manifestações clínicas de hipocoagulabilidade, sangramento de qualquer natureza (inclusive gastrintestinal) e de contraindicações.

Em caso de sangramento do trato gastrintestinal com início correlacionado à terapia antitrombótica, a terapia deve ser suspensa ou revisada por meio da observação de fármacos, doses e intervalos de administração.

REFERÊNCIAS

1. Craven MD, Washabau RJ. Comparative pathophysiology and management of protein-losing enteropathy. J Vet Intern Med. 2019;33(2):383-402.
2. Dossin O, Lavoué R. Protein-losing enteropathies in dogs. Vet Clin North Am Small Anim Pract. 2011;41(2):399-418.
3. Gonçalves R, Penderis J, Chang YP, Zoia A, Mosley J, Anderson TJ. Clinical and neurological characteristics of aortic thromboembolism in dogs. J Small Anim Pract. 2008;49(4):178-84.
4. Jacinto AML, Ridyard AE, Aroch I, Watson PJ, Morrison LR, Chandler ML, et al. Thromboembolism in dogs with protein-losing enteropathy with non-neoplastic chronic small intestinal disease. J Am Anim Hosp Assoc. 2017;53(3):185-92.
5. deLaforcade A, Bacek L, Blais MC, Boyd C, Brainard BM, Chan DL, et al. 2022 Update of the Consensus on the Rational Use of Antithrombotics and Thrombolytics in Veterinary Critical Care (CURATIVE) Domain 1-Defining populations at risk. J Vet Emerg Crit Care (San Antonio). 2022;32(3):289-314.
6. Solem CA, Loftus EV, Tremaine WJ, Sandborn WJ. Venous thromboembolism in inflammatory bowel disease. Am J Gastroenterol. 2004;99(1):97-101.
7. Nguyen GC, Sam J. Rising prevalence of venous thromboembolism and its impact on mortality among hospitalized inflammatory bowel disease patients. Am J Gastroenterol. 2008;103(9):2272-80.
8. Respess M, O'Toole TE, Taeymans O, Rogers CL, Johnston A, Webster CRL. Portal vein thrombosis in 33 dogs: 1998-2011. J Vet Intern Med. 2012;26(2):230-7.
9. Laurenson MP, Hopper K, Herrera MA, Johnson EG. Concurrent diseases and conditions in dogs with splenic vein thrombosis. J Vet Intern Med. 2010;24(6):1298-304.
10. Dandrieux JRS, Noble PJM, Scase TJ, Cripps PJ, German AJ. Comparison of a chlorambucil-prednisolone combination with an azathioprine-prednisolone combination for treatment of chronic enteropathy with concurrent protein-losing enteropathy in dogs: 27 cases (2007-2010). J Am Vet Med Assoc. 2013;242(12):1705-14.

11. Goggs R, Benigni L, Fuentes VL, Chan DL. Pulmonary thromboembolism. J Vet Emerg Crit Care (San Antonio). 2009;19(1):30-52.
12. Goodwin LV, Goggs R, Chan DL, Allenspach K. Hypercoagulability in dogs with protein-losing enteropathy. J Vet Intern Med. 2011;25(2):273-7.
13. Kristensen AT, Wiinberg B, Jessen LR, Andreasen E, Jensen AL. Evaluation of human recombinant tissue factor-activated thromboelastography in 49 dogs with neoplasia. J Vet Intern Med. 2008;22(1):140-7.
14. Owczarek D, Cibor D, Głowacki MK, Rodacki T, Mach T. Inflammatory bowel disease: epidemiology, pathology and risk factors for hypercoagulability. World J Gastroenterol. 2014;20(1):53-63
15. Heilmann RM, Grützner N, Iazbik MC, Lopes R, Bridges CS, Suchodolski JS, et al. Hyperhomocysteinemia in Greyhounds and its association with hypofolatemia and other clinicopathologic variables. J Vet Intern Med. 2017;31(1):109-16.
16. Rose LJ, Dunn ME, Allegret V, Bédard C. Effect of prednisone administration on coagulation variables in healthy Beagle dogs. Vet Clin Pathol. 2011;40(4):426-34.
17. Nagahara T, Ohno K, Nagao I, Nakagawa T, Yokoyama N, Ohmi A, et al. Changes in the coagulation parameters in dogs with protein-losing enteropathy between before and after treatment. J Vet Med Sci. 2021;83(8):1295-302.
18. Dixon A, Hall EJ, Adamantos S, Kathrani A, McGrath C, Black V. Hypercoagulability in dogs with chronic enteropathy and association with serum albumin concentration. J Vet Intern Med. 2021;35(2):860-6.
19. Wennogle SA, Olver CS, Shropshire SB. Coagulation status, fibrinolysis, and platelet dynamics in dogs with chronic inflammatory enteropathy. J Vet Intern Med. 2021;35(2):892-901.
20. Danese S, Papa A, Saibeni S, Repici A, Malesci A, Vecchi M. Inflammation and coagulation in inflammatory bowel disease: the clot thickens. Am J Gastroenterol. 2007;102(1):174-86.
21. Rossi G, Breda S, Giordano A, Pengo G, Dall'Ara P, Rossi G, et al. Association between hypocobalaminaemia and hyperhomocysteinaemia in dogs. Vet Rec. 2013;172(14):365.
22. Maier JAM, Malpuech-Brugère C, Zimowska W, Rayssiguier Y, Mazur A. Low magnesium promotes endothelial cell dysfunction: implications for atherosclerosis, inflammation and thrombosis. Biochim Biophys Acta. 2004;1689(1):13-21.
23. Targher G, Pichiri I, Lippi G. Vitamin D, thrombosis, and hemostasis: more than skin deep. Semin Thromb Hemost. 2012;38(1):114-24.
24. Kimmel SE, Waddell LS, Michel KE. Hypomagnesemia and hypocalcemia associated with protein-losing enteropathy in Yorkshire terriers: five cases (1992-1998). J Am Vet Med Assoc. 2000;217(5):703-6.
25. Blais MC, Bianco D, Goggs R, Lynch AM, Palmer L, Ralph A, et al. Consensus on the Rational Use of Antithrombotics in Veterinary Critical Care (CURATIVE): Domain 3-Defining antithrombotic protocols. J Vet Emerg Crit Care (San Antonio). 2019;29(1):60-74
26. Wada H, Thachil J, Di Nisio M, Mathew P, Kurosawa S, Gando S, et al. Guidance for diagnosis and treatment of DIC from harmonization of the recommendations from three guidelines. J Thromb Haemost. 2013.
27. Wiinberg B, Jensen AL, Johansson PI, Rozanski E, Tranholm M, Kristensen AT. Thromboelastographic evaluation of hemostatic function in dogs with disseminated intravascular coagulation. J Vet Intern Med. 2008;22(2):357-65.
28. Sakamoto Y, Ishigaki K, Ishikawa C, Nakayama T, Asano K, Sakai M. Successful management of portal vein thrombosis in a Yorkshire Terrier with protein-losing enteropathy. BMC Vet Res. 2020;16(1):418.
29. Sharp CR, Goggs R, Blais MC, Brainard BM, Chan DL, deLaforcade AM, et al. Clinical application of the American College of Veterinary Emergency and Critical Care (ACVECC) Consensus on the Rational Use of Antithrombotics in Veterinary Critical Care (CURATIVE) guidelines to small animal cases. J Vet Emerg Crit Care (San Antonio). 2019;29(2):121-31.

24

Tromboprofilaxia no hipercortisolismo e em pacientes sob o uso de corticosteroides

Felipe Gazza Romão

INTRODUÇÃO

A hemostasia é o conjunto de ações que formam um sistema muito bem regulado, que deve estar apto a estabilizar o fluxo livre de sangue e de seus constituintes ao mesmo tempo que preserva a integridade vascular.[1] Os principais componentes do sistema hemostático são: plaquetas, vasos sanguíneos, fator de von Willebrand, fatores de coagulação, anticoagulantes naturais e o sistema fibrinolítico. A ativação dos fatores de coagulação culmina com a formação de um tampão hemostático, constituído de plaquetas e fibrina, que deve se manter restrito ao local onde o vaso foi lesado, a fim de impedir a ocorrência de coagulação intravascular disseminada e de doença tromboembólica, o que representaria quadros hemorrágicos e de hipercoagulabilidade, respectivamente.[2] Os anticoagulantes naturais, cujos principais representantes são a antitrombina, e as proteínas C e S, atuam principalmente por meio da degradação dos fatores de coagulação.[3]

O hipercortisolismo é uma endocrinopatia relativamente comum em cães, associada à produção excessiva crônica de hormônios esteroides, condição classificada como hormônio adrenocorticotrófico (ACTH)-dependente e ACTH-independente.[4] Em cães, o primeiro tipo está relacionado à secreção excessiva de ACTH pela hipófise ou por algum tecido ectópico, enquanto o segundo está associado principalmente à doença primária em glândula adrenal, como um tumor secretor.[5] As alterações clínico-laboratoriais também podem estar relacionadas à administração exógena de glicocorticoides, quadro denominado hipercortisolismo iatrogênico.[4] Os principais sinais clínicos e alterações laboratoriais observados em cães com hipercortisolismo estão listados no Quadro 1.

O hipercortisolismo é uma enfermidade pouco frequente em gatos. De forma semelhante ao que ocorre com cães, o tipo mais frequente em felinos domésticos é a forma ACTH-dependente, com a mesma fisiopatologia. Os sinais clínicos também estão relacionados a níveis circulantes excessivos de glicocorticoides; todavia, os gatos são mais resistentes à ação de glicocorticoides exógenos, de forma que a incidência da forma iatrogênica é muito

QUADRO 1

Principais manifestações clínicas e alterações laboratoriais associadas ao hipercortisolismo em cães	
Manifestações clínicas	**Alterações laboratoriais**
Poliúria Polidipsia Abdome abaulado Polifagia Ofegância excessiva Alterações dermatológicas recorrentes (piodermites, comedões, alopecia) Fraqueza e atrofia muscular Telangiectasia Obesidade Hipercoagulabilidade	Aumento de enzimas hepáticas (ALT e FA, principalmente) Dislipidemia Hiperglicemia Diminuição da densidade urinária Proteinúria Leucograma de estresse (leucocitose por neutrofilia, linfopenia, monocitose e eosinopenia) Trombocitose Eritrocitose Hipertensão sistêmica

ALT: alanina-aminotransferase; FA: fosfatase alcalina.
Fonte: Hoffman et al. 2023.[6]

menor.[7] É uma condição que geralmente afeta animais de meia-idade a idosos, assim como cães. Os principais sinais clínicos incluem fraqueza muscular, distensão abdominal e dermatopatias, como adelgaçamento da pele e áreas de alopecia.[4]

HIPERCOAGULABILIDADE E HIPERCORTISOLISMO

Uma complicação potencialmente fatal do hiperadrenocorticismo em cães é a trombose e o consequente tromboembolismo, tanto do sistema arterial como do venoso, com ênfase em leitos pulmonares.[8] A ocorrência de distúrbios tromboembólicos em animais com hiperadrenocorticismo é aproximadamente três vezes maior quando comparada àquela de animais sadios.[6]

De fato, o estado de hipercoagulabilidade no hipercortisolismo ainda não foi completamente elucidado, mas supostamente ocorre por um desequilíbrio entre a atividade de fatores pró-coagulantes e anticoagulantes. Em seres humanos, as principais anormalidades em fatores hemostáticos nessa enfermidade incluem os citados no Quadro 2.[9] Alguns estudos correlacionam o estado protrombótico associado ao hipercortisolismo com o aumento da atividade de fatores pró-coagulantes, como do fator de von Willebrand e de fatores de coagulação (como fibrinogênio e fator VIII), e diminuição da atividade plasmática de fatores anticoagulantes endógenos, como a antitrombina III. Ao mesmo tempo, foi demonstrada maior geração de trombina em cães acometidos pelo hipercortisolismo quando comparados a animais sadios.[10] Ademais, é importante notar que outros autores demonstraram que não só o hipercortisolismo endógeno, mas também o exógeno, pela administração de corticosteroides, esteve correlacionado ao aumento da agregação plaquetária e à trombocitose, fatores que podem estar relacionados ao aumento do risco trombótico.[11]

Alguns estudos demonstraram níveis elevados de proteínas anticoagulantes C, S e da antitrombina III, o que supostamente é um mecanismo compensatório diante do estado pró-inflamatório ocasionado pela hipercoagulabilidade. Em teoria, os glicocorticoides geram efeitos estimulatórios diretos sobre a produção de fatores pró-coagulantes; todavia, deve ser sublinhado que os perfis hemostáticos de pacientes com hipercortisolismo são extremamente heterogêneos, por outras particularidades que interferem na hemostasia.[9]

QUADRO 2

Principais anormalidades relacionadas a fatores hemostáticos associados ao hipercortisolismo em seres humanos
Encurtamento de TTPa
Aumento de atividade plasmática de fator VIII
Aumento de atividade plasmática de fator de von Willebrand
Aumento das concentrações plasmáticas de fibrinogênio
Aumento do PAI-1
Aumento da proteína C
Aumento da proteína S
Aumento da atividade plasmática da antitrombina III

PAI-1: inibidor do ativador de plasminogênio-1; TTPa: tempo de tromboplastina parcial ativada.
Fonte: Vieira et al., 2007.[3]

Para a detecção de estados de hipercoagulabilidade, a tromboelastometria rotacional (ROTEM) é um teste validado na medicina veterinária que pode ser utilizado nessas situações, assim como a tromboelastografia (TEG).[8] O estado de hipercoagulabilidade pode ser configurado pela tromboelastometria quando houverem dois ou mais parâmetros que definam esse quadro, como o encurtamento do tempo de coagulação (TC) e/ou do tempo de formação do coágulo (TFC), ou aumento da firmeza máxima do coágulo (FMC) nas vias extrínseca e intrínseca avaliadas respectivamente pelo EXTEM ou INTEM.[12]

TROMBOPROFILAXIA EM CASOS DE HIPERCORTISOLISMO ENDÓGENO E EXÓGENO

Em cães, apesar de alguns estudos confirmarem a existência de relação entre o hipercortisolismo e aumento do risco trombótico, não existe a recomendação de tromboprofilaxia nesses pacientes, a menos que existam outras comorbidades que possam aumentar ainda mais a chance de evento trombótico, tendo em vista que a maioria dos estudos não conseguiu confirmar uma relação direta da condição solo de hipercortisolismo com quadros de trombose. Com relação a cães tratados com corticosteroides, pela possível associação entre corticoidoterapia e trombose nessa espécie, documentada em alguns estudos, existe a recomendação de pelo menos a consideração de terapia antitrombótica nesse grupo de animais, especialmente naqueles com comorbidades que possam aumentar o risco trombótico.[13]

Em pacientes caninos com hipercortisolismo associado a outra condição que aumente o risco trombótico, como a pancreatite, pela maior chance de ocorrência de trombose venosa, o clínico pode lançar mão do uso de anticoagulantes de aplicação injetável no ambiente hospitalar, como as heparinas de baixo peso molecular (p. ex., enoxaparina) ou inibidores diretos do fator X via oral (p. ex., rivaroxabana). A administração de anticoagulantes nesse caso é recomendada durante um período de 2 semanas, tendo em vista a resolução do quadro concomitante ao hipercortisolismo. Os testes viscoelásticos podem ser utilizados para monitorização da terapia, assim como para confirmação da necessidade do uso de agentes antitrombóticos. O uso de agentes antiagregação plaquetária nesses casos, como o clopidogrel, pode ser realizado, embora faltem estudos que corroborem sua eficácia.[14] As doses recomendadas estão demonstradas no Quadro 3.

Em gatos com hipercortisolismo, não é recomendada a utilização rotineira de terapia antitrombótica profilática, tendo em vista que os dados na literatura nessa espécie são escassos e não baseados de fato na identificação do aumento do risco trombótico. A mesma recomendação serve para pacientes felinos que estejam recebendo corticoidoterapia, já que os estudos que abordaram a possibilidade de relação causal entre o uso de glicocorticoides e eventos trombóticos avaliaram animais que tinham comorbidades, o que impediu o estabelecimento de associação conclusiva entre o uso de corticosteroides e a ocorrência de trombose.[15] Todavia, em casos de estados de hipercoagulabilidade e consequente aumento do risco trombótico detectados pelos exames viscoelásticos, alguns fármacos podem ser utilizados em felinos[16] (Quadro 4).

QUADRO 3

Opções de fármacos que podem ser utilizados como tromboprofiláticos em casos de hipercortisolismo canino associado a comorbidade que aumente o risco trombótico e suas respectivas doses

Fármaco	Dose recomendada
Rivaroxabana	0,5-1 mg/kg/SID/BID/VO
Enoxaparina	0,8-1 mg/kg/TID/QID/SC
Dalteparina	100-175 UI/kg/TID/SC
HNF	100 UI/kg/IV em *bolus*, seguidas de 20-37,5 UI/kg/h em IC OU 150-300 UI/kg/TID/QID/SC
Clopidogrel	1,1-3 mg/kg/SID/VO

HNF: heparina não fracionada; IV: intravenoso; QID: 4 vezes ao dia; SC: subcutâneo; SID: 1 vez ao dia; TID: 3 vezes ao dia; UI: unidades internacionais; VO: via oral.
Fonte: Blais et al., 2019.[16]

QUADRO 4

Opções de fármacos que podem ser utilizados como tromboprofiláticos em casos de hipercortisolismo felino quando houver estado de hipercoagulabilidade detectado por exames viscoelásticos

Fármaco	Dose recomendada
Rivaroxabana	0,5-1 mg/kg/SID/VO
Enoxaparina	0,75-1 mg/kg/BID-QID/SC
Dalteparina	75 UI/kg/QID/SC
HNF	250 UI/kg/QID/SC
Clopidogrel	18,75 mg/gato/SID/VO

BID: 2 vezes ao dia; HNF: heparina não fracionada; QID: 4 vezes ao dia; SC: subcutâneo; SID: 1 vez ao dia; UI: unidades internacionais; VO: via oral.
Fonte: Blais et al., 2019.[16]

PONTOS IMPORTANTES

- O hipercortisolismo é uma condição que, por eventos multifatoriais, pode levar ao aumento do risco trombótico, especialmente quando associado a outras comorbidades que porventura aumentem ainda mais esse risco.
- O mesmo pode ser inferido em casos de hipercortisolismo iatrogênico, ou seja, condição ocasionada pela administração exógena de glicocorticoides.

- Porém, pela escassez de estudos que consigam de fato confirmar a associação direta entre hipercortisolismo e aumento do risco trombótico, sem a interferência de comorbidades e/ou outros fatores externos, especialmente em gatos, ainda não existem recomendações estabelecidas sobre o uso de tromboprofilaxia em cães e gatos com hipercortisolismo ACTH-dependente, ACTH-independente ou iatrogênico.
- Apesar disso, testes que avaliam as propriedades viscoelásticas do coágulo, como a tromboelastometria, podem auxiliar na tomada de decisões com relação à utilização ou não de tromboprofilaxia; caso existam alterações relacionadas à hipercoagulabilidade, pode ser necessário o uso de agentes antiagregação plaquetária, como o bissulfato de clopidogrel, e/ou de anticoagulantes, como a rivaroxabana.
- Novos estudos devem focar na patogenia do estado de hipercoagulabilidade desses pacientes para que a necessidade eventual de protocolos tromboprofiláticos possa ser verificada.

REFERÊNCIAS

1. Isidori AM, Minnetti M, Sbardella E, Graziadio C, Grossman AB. The spectrum of haemostatic abnormalities in glucocorticoid excess and defect. Eur J Endocrinol. 2015;73(3):R101-13.
2. Crochemore T, Piza FMT, Rodrigues RR, Guerra JCC, Ferraz LJR, Corrêa TD. A nova era da tromboelastometria. Einstein. 2017;15(3):380-5.
3. Vieira CS, Oliveira LCO, Sá MFS. Hormônios femininos e hemostasia. Rev Bras Ginecol Obstet. 2007;29(10):538-47.
4. Bugbee A, Rucinsky R, Cazabon S, Kvitko-White H, Lathan P, Nichelason A, Rudolph L. 2023 AAHA Selected endocrinopathies of dogs and cats guidelines. J Am Anim Hosp Assoc. 2023;59(3):113-35.
5. Bennaim M, Shiel RE, Mooney CT. Diagnosis of spontaneous hyperadrenocorticism in dogs. Part 1: pathophysiology, aetiology, clinical and clinicopathological features. Vet J. 2019;252.
6. Hoffman JM, Lourenço BN, Promislow DEL, Creevy KE. Canine hyperadrenocorticism associations with signalment, selected comorbidities and mortality within North American veterinary teaching hospitals. J Small Anim Pract. 2018;59:681-90.
7. Boland LA, Barrs VR. Peculiarities of feline hyperadrenocorticism: update on diagnosis and treatment. J Feline Med Surg. 2017;19(9):933-47.
8. Kol A, Nelson RW, Gosselin RC, Borjesson DL. Characterization of thromboelastography over time in dogs with hyperadrenocorticism. Vet J. 2013;197:675-81.
9. Feelders RA, Nieman LK. Hypercoagulability in Cushing's syndrome: incidence, pathogenesis and need for thromboprophylaxis protocols. Pituitary. 2022;25:746-9.
10. Mora SEV, Romão FG, dos Santos B, Carvalho MG, Duarte RCF, Bernardes VM, et al. Thrombin generation assay and hemostatic profile for elucidating hypercoagulability in endogenous canine hyperadrenocorticism. Top Companion Anim Med. 2021;45.
11. Romão FG, Campos EF, Mattoso CR, Takahira RK. Hemostatic profile and thromboembolic risk in healthy dogs treated with prednisone: a randomized controlled trial. BMC Vet Res. 2013;9:268.
12. Hennink I, Peters L, van Geest G, Adamik KN. Evaluation of a viscoelastic coagulation monitoring system (VCM Vet®) and its correlation with thromboelastometry (ROTEM®) in Diseased and Healthy Dogs. Animals. 2023;13(3):405.
13. deLaforcade AM, Bacek L, Blais MC, Goggs R, Lynch A, Rozanski E. Consensus on the Rational Use of Antithrombotics in Veterinary Critical Care (CURATIVE): Domain 1-Defining populations at risk. J Vet Emerg Crit Care. 2019;29(1):37-48.
14. Sharp CR, Goggs R, Blais MC, Brainard BM, Chan DL, deLaforcade AM, Rozanski E. Clinical application of the American College of Veterinary Emergency and Critical Care (ACVECC) Consensus on the Rational Use of Antithrombotics in Veterinary Critical Care (CURATIVE) guidelines to small animal cases. J Vet Emerg Crit Care. 2019;29(2):121-31.
15. deLaforcade AM, Bacek L, Blais MC, Boyd C, Brainard BM, Chan DL, et al. 2022 Update of the Consensus on the Rational Use of Antithrombotics and Thrombolytics in Veterinary Critical Care (CURATIVE) Domain 1- Defining populations at risk. J Vet Emerg Crit Care. 2022;32(3):289-314.
16. Blais MC, Bianco D, Goggs R, Lynch A, Palmer L, Ralph A, Sharp CR. Consensus on the Rational Use of Antithrombotics in Veterinary Critical Care (CURATIVE): Domain 3-Defining antithrombotic protocols. J Vet Emerg Crit Care. 2019;29(1):60-74.

25

Tromboprofilaxia em oncologia

Márcia Kahvegian

INTRODUÇÃO

A neoplasia é um fator de risco bem reconhecido para o desenvolvimento de tromboembolismo venoso (TEV) em pacientes humanos e tem sido associada a um aumento de quatro vezes no risco de trombose nessa espécie.[1] Em cães, a neoplasia é a doença subjacente mais comum relacionada a eventos trombóticos documentados, tanto venosos quanto arteriais.[2-7] A neoplasia também foi considerada a doença mais comum encontrada em cães com tromboembolismo pulmonar[3,4] e trombose das veias porta[5,7] e esplênica.[8]

CÂNCER E COAGULAÇÃO

As neoplasias em cães e gatos não seguem padrões de hipercoagulabilidade como no homem. Cães com câncer podem apresentar quadros de hipercoagulação (66,2%), hipocoagulação (4,2%) ou nenhum distúrbio de coagulação (29,6%), sendo os carcinomas não mamários mais relacionados à hipercoagulabilidade.[9] Quadros de hipercoagulação, trombocitose e aumento do fibrinogênio foram os achados mais comuns em uma população de 32 cães com carcinoma comparados a cães saudáveis.[10] Adenomas e carcinomas hepatocelulares têm padrões de hipercoagulabilidade estabelecidos na tromboelastografia, e esse padrão foi independente do efeito da cirurgia e anestesia.[11] As cirurgias relacionadas a neoplasias ressecáveis parecem afetar a coagulação, causando tendência à hipercoagulabilidade (carcinomas e sarcomas), a qual foi revertida, na maioria dos casos, em 2 semanas.[12]

O linfoma multicêntrico é um câncer associado à hipercoagulabilidade em 63% dos cães, mas uma porcentagem menor (30%) pode apresentar hipocoagulabilidade. O tratamento pode exacerbar o quadro de hipercoagulabilidade, condição que não normaliza com a remissão da doença.[13] No geral, parece que neoplasias malignas em cães demonstram padrões de hipercoagulabilidade, enquanto condições mais avançadas ou metastáticas apresentam padrões de hipocoagulabilidade.[9]

Muitas neoplasias em animais são acompanhadas de síndromes paraneoplásicas e as alterações hemostáticas são prevalentes, podendo induzir tanto hiper quanto hipocoagulabilidade, inclusive levando o paciente a um quadro de coagulação intravascular disseminada (CID). Por exemplo, hemangiossarcoma com metástase pode induzir hiperfibrinólise e CID,[10,14] e a trombocitopenia pode ser observada em até 75% dos cães com esse tumor.[15] A trombocitopenia pode ser resultado de consumo e/ou sequestro durante a hemorragia, destruição de plaquetas dentro da vasculatura tumoral ou coagulopatia secundária.[16] Cães com hemoperitônio secundário às massas esplênicas apresentam evidências pré-operatórias de hipocoagulabilidade e hiperfibrinólise na tromboelastografia.[17] Além disso, o hemangiossarcoma é um tumor associado a anemia e hemoperitônio em cães,[18] apresentando maior probabilidade de choque, hipocoagulabilidade e maior possibilidade de transfusão quando associado ao hemoperitônio.[19]

Embora tradicionalmente descrito em pacientes com tumores sólidos, os eventos trombóticos também são reconhecidos como complicações importantes nas neoplasias hematológicas. Hemorragias e CID complicam ainda mais o espectro de intercorrências hemostáticas na neoplasia e podem ser fatais, como observado na leucemia aguda.[20]

Os mastocitomas são tumores associados a distúrbios hemostáticos em humanos e cães.[21] Principalmente a mastocitose pode promover estados hiperfibrinolíticos e hipocoaguláveis pelas ações da triptase e da heparina, semelhantes aos mecanismos da anafilaxia.[22] Os mastocitomas neoplásicos também podem liberar moléculas semelhantes à heparina que são resistentes à heparinase e a outros tratamentos anti-heparina.[23]

A hemostasia é um processo altamente dinâmico, em que uma condição de hipercoagulabilidade pode gerar coagulopatia de consumo e CID (que também pode estar associada à hiperfibrinólise), levando ao sangramento espontâneo. Quadros de hipercoagulabilidade, normocoagulabilidade e hipocoagulabilidade podem ser observados em coagulopatia de consumo, a qual foi iniciada com uma desordem de hipercoagulabilidade primária.[24] Em humanos, diante de possibilidade de CID, além de testes viscoelásticos, mensuram-se dímero-D e produtos de degradação da fibrina, os quais demonstram hiperfibrinólise em resposta à ativação da coagulação e formação de fibrina.[25]

PATOGÊNESE DA COAGULOPATIA NO CÂNCER

O mecanismo da trombose associada ao câncer é complexo e inclui expressão celular de moléculas pró-coagulantes, incluindo fator tecidual (FT), crescimento anormal de células endoteliais, micropartículas derivadas de células neoplásicas e trombocitose. Também perfazem a etiologia hiperativação plaquetária, hiperfibrinogenemia, aumento dos níveis do fator de von Willebrand, redução da atividade da antitrombina e, em algumas circunstâncias, estase ou turbulência do fluxo sanguíneo.[26] A quimioterapia, em particular os corticosteroides e a L-asparaginase, ainda pode aumentar o risco de trombose venosa.[27]

No homem, a expressão constitutiva de FT pelas células cancerígenas desencadeia a ativação local e sistêmica da cascata de coagulação e é uma das principais causas de trombose no câncer. A sinalização do FT envolvendo receptor tipo 2 ativado por protease (PAR2) e integrinas tem múltiplos efeitos na angiogênese e na progressão do tumor. A regulação positiva da via de sinalização FT-PAR2 foi correlacionada com o aumento da expressão de fator de crescimento do endotélio vascular (FCEV), confirmando a ligação à angiogênese tumoral.[28] Na medicina veterinária, foi postulado que a maioria das linhas celulares de tumores de glândula mamária, hemangiossarcoma e melanoma maligno expressava FT nas suas superfícies e liberava micropartículas.[29,30]

As plaquetas ativadas e a fibrina inibem a função de células *natural killer*, favorecendo o estabelecimento de metástases e a sobrevida de células tumorais.[31] Além disso, as células tumorais liberam uma variedade de citocinas pró-inflamatórias (TNF-α e IL-1β) e fatores pró-angiogênicos (FCEV e fator de crescimento de fibroblastos), os quais estimulam as características protrombóticas das células vasculares. Nas células endoteliais, essas moléculas induzem a expressão de FT, estimulam a produção de inibidores da fibrinólise (inibidor do ativador de plasminogênio tipo 1 [PAI-1]) e aumentam a expressão das moléculas de adesão celular, favorecendo a formação de trombos.[32] A Figura 1 descreve a patogênese da trombose no câncer e o Quadro 1 descreve os múltiplos fatores clínicos envolvidos nesse processo.

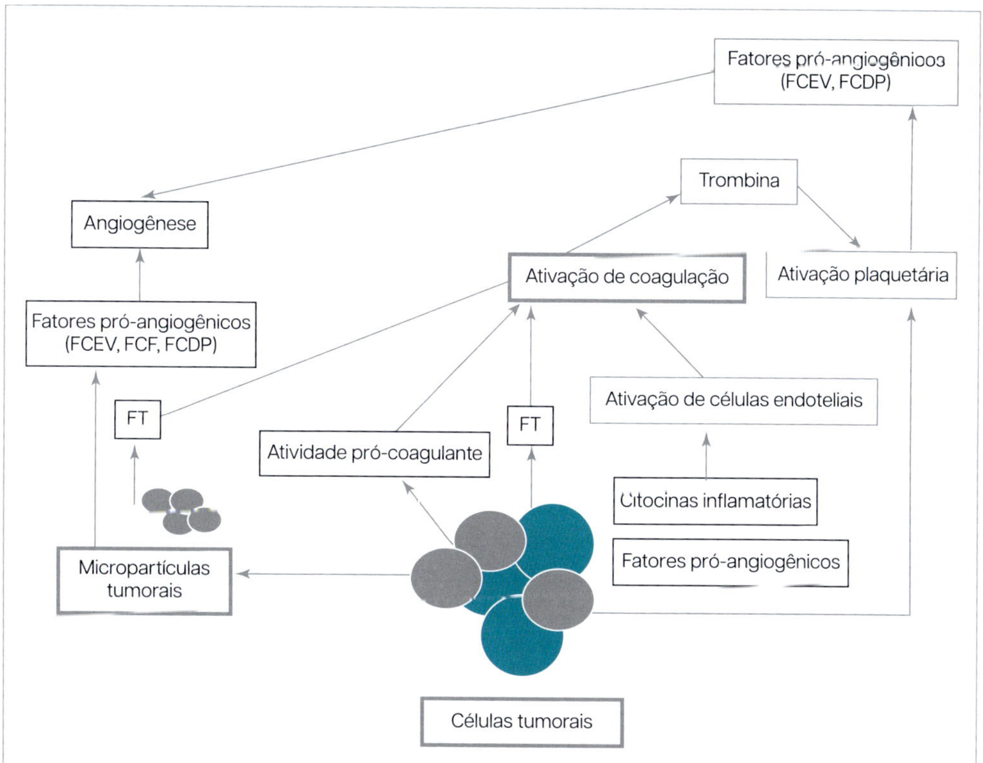

FIGURA 1 Patogênese da trombose no câncer. FCF: fator de crescimento de fibroblastos; FCDP: fator de crescimento derivado de plaquetas; FCEV: fator de crescimento do endotélio vascular; FT: fator tecidual.
Fonte: adaptada de Falanga et al., 2013,[25] Falanga et al., 2009.[32]

QUADRO 1

Fatores relacionados ao paciente, ao câncer e ao tratamento associados ao risco trombótico		
Relacionados ao paciente	**Relacionados ao câncer**	**Relacionados ao tratamento**
Idade avançada Imobilidade Obesidade Trombose prévia Elevada contagem de leucócitos e plaquetas Hiperfibrinogenemia Comorbidades	Tipo Localização Estadiamento Metástase	Cirurgia Hospitalização Terapia antineoplásica Administração de corticosteroides Estimulantes da eritropoiese Transfusão de sangue Cateter venoso central Síndrome da lise tumoral

Fonte: adaptado de Falanga et al., 2013.[25]

TROMBOPROFILAXIA NO CÂNCER

No que diz respeito à trombose arterial na medicina, pacientes com câncer podem compartilhar os mesmos fatores de risco gerais com pacientes sem câncer (dislipidemia, doença renal, infecção, entre outros). Além desses fatores, idade avançada e trombose prévia são fatores de risco que identificam os pacientes de alto risco.[25]

A heterogeneidade da população de câncer em termos de tipo e estágio da malignidade, presença de comorbidades e variabilidade nos tratamentos e prognóstico do câncer representam o maior desafio do manejo da trombose nesses pacientes. A tromboprofilaxia venosa com heparina não fracionada (HNF) ou heparina de baixo peso molecular (HBPM) demonstrou ser segura e eficaz em pacientes humanos de alto risco, associado a hospitalização, imobilidade e período pós-cirúrgico. As diretrizes publicadas na medicina indicam a prevenção do TEV com HBPM ou anticoagulantes orais diretos no contexto de oncologia cirúrgica, particularmente em pacientes com câncer submetidos a cirurgias de alta complexidade, na ausência de sangramento ou contraindicações. Pacientes internados com câncer sem fatores de risco adicionais não têm indicação de tromboprofilaxia.[33,34]

No entanto, a duração da profilaxia pós-cirúrgica e a possibilidade de sangramento ainda são motivo de debate. Na medicina, a tromboprofilaxia farmacológica para pacientes oncológicos submetidos a grandes cirurgias inicia-se no período pós-operatório, sendo continuada por pelo menos 7 a 10 dias. A profilaxia prolongada com HBPM no pós-operatório é recomendada para pacientes submetidos a grandes cirurgias abdominais, pélvicas abertas ou laparoscópicas com características de alto risco, como mobilidade restrita, obesidade, histórico de TEV ou fatores de risco adicionais. Em cirurgias de menor risco, a decisão sobre a duração apropriada da tromboprofilaxia deve ser definida individualmente.[34] Na veterinária, um estudo mostrou uma tendência à hipercoagulabilidade 24 horas após a cirurgia de tumores sólidos, com reversão dessa tendência 2 semanas após a cirurgia.[12] Então, possivelmente em pacientes com esse tipo de câncer (carcinoma, sarcoma, feocromocitoma) no pós-operatório e com fatores de risco, a anticoagulação poderá ser mantida por até 2 semanas no período pós-operatório, se não houver contraindicação (p. ex., sangramento, líquido livre, grandes hematomas).

Uma vez fora do ambiente hospitalar, não é recomendada a tromboprofilaxia de rotina em pacientes humanos com câncer tratados em casa que recebem quimioterapia, sem outros fatores de risco.[35]

Na medicina, as diretrizes atualizadas da Sociedade Americana de Oncologia Clínica recomendam o uso de HBPM (preferível à HNF, se o paciente não apresenta insuficiência renal grave), HNF, fondaparinux ou rivaroxabana para o tratamento inicial de TEV em pacientes com câncer. Já a HBPM ou rivaroxabana são preferidas para anticoagulação a longo prazo.[34] Claramente, os fármacos que previnem ou evitam a trombose em pacientes com câncer podem induzir sangramento, que pode ou não ser clinicamente importante.[36]

Diferente da medicina, na medicina veterinária não há consenso especificamente para anticoagulação em pacientes com câncer. Segundo o *guideline* CURATIVE, o câncer em cães, em particular os adenocarcinomas, está associado à trombose em apenas um pequeno subgrupo de cães, e não há evidências suficientes para efetuar a anticoagulação de rotina de cães com essa doença. Os autores sugerem que a terapia antitrombótica seja considerada para cães com câncer em que é demonstrada hipercoagulabilidade, ou nos quais existem outros fatores de risco para trombose.[37]

A anticoagulação em pacientes sem trombo instalado deve ser definida e guiada por testes viscoelásticos que comprovem a hipercoagulabilidade nesse grupo de pacientes. Na ausência ou impossibilidade do teste, se necessária a anticoagulação, esta deve ser baseada no somatório de fatores de risco do paciente, nas comorbidades e na possibilidade de sangramento. Por exemplo, um paciente idoso, com hiperadrenocorticismo e trombocitose em pós-operatório de uma cirurgia de alta complexidade. Possivelmente, esse paciente tenha necessidade de anticoagulação, que deve ser iniciada dentro do âmbito hospitalar, com o paciente em observação e depois da certificação de que ele não apresenta líquido livre em cavidades ou qualquer outro indício de sangramento. Outra condição é em cirurgias nas quais os pacientes apresentam tumor e invasão em grandes vasos, e o cirurgião procederá à venotomia ou arteriotomia. Esse paciente também tem necessidade de anticoagulação no pós-operatório monitorado (se não apresentar sangramento). Para informações sobre terapia, consulte os Capítulos 15 a 17 — Antiplaquetários; Anticoagulantes — heparinas; Anticoagulantes inibidores orais diretos.

Assim como na medicina, na medicina veterinária existe a possibilidade de o tipo de câncer apresentar alto impacto na possibilidade de trombose. No entanto, com o conhecimento limitado sobre os distúrbios hemostáticos nas diferentes neoplasias em animais, a capacidade de individualização da terapia anticoagulante é limitada e ainda representa um grande desafio.

PONTOS IMPORTANTES

- Aparentemente, sarcomas, carcinomas e linfoma multicêntrico são neoplasias associadas a quadros de hipercoagulabilidade, mas são necessários testes diagnósticos, principalmente para verificação da possibilidade de CID.
- A anticoagulação deve ser orientada a partir de testes viscoelásticos em pacientes que não apresentam trombo instalado.

- A anticoagulação pode ser efetuada em pacientes com câncer nos quais a hipercoagulabilidade foi documentada ou nos pacientes hospitalizados sem a possibilidade de mobilidade, com hospitalização prolongada, naqueles com outros fatores de risco para trombo, no pós-operatório de cirurgias de alta complexidade na ausência de sangramento, no pós-operatório de cirurgias de moderada complexidade em que o paciente apresenta muitos fatores de risco para trombose e em pacientes com histórico de trombo.
- Alguns antineoplásicos podem exacerbar quadros de hipercoagulabilidade.
- A tromboprofilaxia farmacológica apenas deverá ser efetuada na ausência de sangramento e de contraindicações.
- Pacientes com hipocoagulabilidade documentada ou manifestações clínicas de hipocoagulabilidade não devem ser submetidos à anticoagulação ou esta deve ser suspensa, uma vez que a doença oncológica está associada a um alto risco de complicações não só trombóticas, mas também hemorrágicas.

REFERÊNCIAS

1. Furie B, Furie BC. Mechanisms of thrombus formation. N Engl J Med. 2008;359(9):938-49.
2. Boswood A, Lamb CR, White RN. Aortic and iliac thrombosis in six dogs. J Small Anim Pract. 2000;41(3):109-14.
3. LaRue MJ, Murtaugh RJ. Pulmonary thromboembolism in dogs: 47 cases (1986-1987). J Am Vet Med Assoc. 1990;197(10):1368-72.
4. Johnson LR, Lappin MR, Baker DC. Pulmonary thromboembolism in 29 dogs: 1985-1995. J Vet Intern Med. 1999;13(4):338-45.
5. Respess M, O'Toole TE, Taeymans O, Rogers CL, Johnston A, Webster CRL. Portal vein thrombosis in 33 dogs: 1998-2011. J Vet Intern Med. 2012;26(2):230-7.
6. Palmer KG, King LG, Van Winkle TJ. Clinical manifestations and associated disease syndromes in dogs with cranial vena cava thrombosis: 17 cases (1989-1996). J Am Vet Med Assoc. 1998;213(2):220-4.
7. Van Winkle TJ, Bruce E. Thrombosis of the portal vein in eleven dogs. Vet Pathol. 1993;30(1):28-35.
8. Laurenson MP, Hopper K, Herrera MA, Johnson EG. Concurrent diseases and conditions in dogs with splenic vein thrombosis. J Vet Intern Med. 2010;24(6):1298-304.
9. Andreasen EB, Tranholm M, Wiinberg B, Markussen B, Kristensen AT. Haemostatic alterations in a group of canine cancer patients are associated with cancer type and disease progression. Acta Vet Scand. 2012;54(1):3.
10. Vilar-Saavedra P, Hosoya K. Thromboelastographic profile for a dog with hypocoagulable and hyperfibrinolytic phase of disseminated intravascular coagulopathy. J Small Anim Pract. 2011;52(12):656-60.
11. Fontes GS, Wavreille VA, Lapsley JM, Cooper ES, Guillaumin J, Selmic LE. Thromboelastographic results and hypercoagulability in dogs with surgically treated hepatocellular adenoma and carcinoma: a Veterinary Society of Surgical Oncology prospective study. Vet Comp Oncol. 2023;21(4):616-22.
12. Bruno B, Maurella C, Gianella P, Mengozzi G, Ferraris E, Borrelli A. Evaluation of haemostasis in dogs affected by resectable malignancy. Animals (Basel). 2022;13(1):164.
13. Kol A, Marks SL, Skorupski KA, Kass PH, Guerrero T, Gosselin RC, et al. Serial haemostatic monitoring of dogs with multicentric lymphoma. Vet Comp Oncol. 2015;13(3):255-66.
14. Hammer AS, Couto CG, Swardson C, Getzy D. Hemostatic abnormalities in dogs with hemangiosarcoma. J Vet Intern Med. 1991;5(1):11-4.
15. Childress MO. Hematologic abnormalities in the small animal cancer patient. Vet Clin North Am Small Anim Pract. 2012;42(1):123-55.
16. Hargis AM, Feldman BF. Evaluation of hemostatic defects secondary to vascular tumors in dogs: 11 cases (1983-1988). J Am Vet Med Assoc. 1991;198(5):891-4.
17. Fletcher DJ, Rozanski EA, Brainard BM, de Laforcade AM, Brooks MB. Assessment of the relationships among coagulopathy, hyperfibrinolysis, plasma lactate, and protein C in dogs with spontaneous hemoperitoneum. J Vet Emerg Crit Care (San Antonio). 2016;26(1):41-51.
18. Hammond TN, Pesillo-Crosby SA. Prevalence of hemangiosarcoma in anemic dogs with a splenic mass and hemoperitoneum requiring a transfusion: 71 cases (2003-2005). J Am Vet Med Assoc. 2008;232(4):553-8.
19. Lynch AM, O'Toole TE, Hamilton J. Transfusion practices for treatment of dogs undergoing splenectomy for splenic masses: 542 cases (2001-2012). J Am Vet Med Assoc. 2015;247(6):636-42.

20. Falanga A, Marchetti M. Venous thromboembolism in the hematologic malignancies. J Clin Oncol. 2009;27(29):4848-57.
21. Aceino A, Jeffery U, Piccione J, Hodo CL. Systemic mastocytosis with subcutaneous hemorrhage and edema in a Greyhound dog: case report and review of diagnostic criteria. J Vet Diagn Invest. 2021;33(1):95-100.
22. Kauhanen P, Kovanen PT, Reunala T, Lassila R. Effects of skin mast cells on bleeding time and coagulation activation at the site of platelet plug formation. Thromb Haemost. 1998;79(4):843-7.
23. Carvalhosa AB, Aouba A, Damaj G, Canioni D, Brouzes C, Gyan E, et al. A French national survey on clotting disorders in mastocytosis. Medicine (Baltimore). 2015;94(40):e1414.
24. Wiinberg B, Jensen AL, Johansson PI, Rozanski E, Tranholm M, Kristensen AT. Thromboelastographic evaluation of hemostatic function in dogs with disseminated intravascular coagulation. J Vet Intern Med. 2008;22(2):357-65.
25. Falanga A, Marchetti M, Vignoli A. Coagulation and cancer: biological and clinical aspects. J Thromb Haemost. 2013;11(2):223-33.
26. Wun T, White RH. Venous thromboembolism (VTE) in patients with cancer: epidemiology and risk factors. Cancer Invest. 2009;27 Suppl 1:63-74.
27. Appel IM, Hop WCJ, van Kessel-Bakvis C, Stigter R, Pieters R. L-Asparaginase and the effect of age on coagulation and fibrinolysis in childhood acute lymphoblastic leukemia. Thromb Haemost. 2008;100(2):330-7.
28. Ruf W, Yokota N, Schaffner F. Tissue factor in cancer progression and angiogenesis. Thromb Res. 2010;125 Suppl 2(0 2):S36-38.
29. Kobayashi K, Baba K, Igase M, Primarizky H, Nemoto Y, Shimokawa Miyama T, et al. Tissue factor procoagulant activity in the tumor cell lines and plasma of dogs with various malignant tumors. J Vet Med Sci. 2019;81(12):1713-21.
30. Gruber EJ, Catalfamo JL, Stokol T. Role of tissue factor expression in thrombin generation by canine tumor cells. Am J Vet Res. 2016;77(4):404-12.
31. Hisada Y, Mackman N. Tissue factor and cancer: regulation, tumor growth, and metastasis. Semin Thromb Hemost. 2019;45(4):385-95.
32. Falanga A, Panova-Noeva M, Russo L. Procoagulant mechanisms in tumour cells. Best Pract Res Clin Haematol. 2009;22(1):49-60.
33. Farge D, Bounameaux H, Brenner B, Cajfinger F, Debourdeau P, Khorana AA, et al. International clinical practice guidelines including guidance for direct oral anticoagulants in the treatment and prophylaxis of venous thromboembolism in patients with cancer. Lancet Oncol. 2016;17(10):e452-66.
34. Key NS, Khorana AA, Kuderer NM, Bohlke K, Lee AYY, Arcelus JI, et al. Venous thromboembolism prophylaxis and treatment in patients with cancer: ASCO clinical practice guideline update. J Clin Oncol. 2020;38(5):496-520.
35. Verso M, Di Nisio M. Management of venous thromboembolism in cancer patients: Considerations about the clinical practice guideline update of the American society of clinical oncology. Eur J Intern Med. 2020;71:4-7.
36. Raskob GE, van Es N, Verhamme P, Carrier M, Di Nisio M, Garcia D, et al. Edoxaban for the treatment of cancer-associated venous thromboembolism. N Engl J Med. 2018;378(7):615-24.
37. deLaforcade A, Bacek L, Blais MC, Goggs R, Lynch A, Rozanski E. Consensus on the Rational Use of Antithrombotics in Veterinary Critical Care (CURATIVE): Domain 1-Defining populations at risk. J Vet Emerg Crit Care (San Antonio). 2019;29(1):37-48.

26

Tromboprofilaxia na sepse

Márcia Kahvegian

INTRODUÇÃO

A sepse atualmente é definida como uma "disfunção orgânica ameaçadora à vida causada por resposta desregulada do organismo",[1] sendo uma condição inicialmente pró-inflamatória importante. Alterações na coagulação, nos sistemas anticoagulantes endógenos, na fibrinólise e no sistema complemento são documentadas na sepse em estados de inflamação grave.[2] A inflamação excessiva em pacientes infectados pode levar à hipercoagulabilidade secundária, e, muitas vezes, pacientes sépticos podem apresentar doenças concomitantes como neoplasias, doenças imunomediadas, cardiopatias e endocrinopatias, entre outras. Dessa forma, a sepse é descrita como uma doença coexistente em muitos dos estudos retrospectivos de estados trombóticos.[3]

INFLAMAÇÃO E COAGULAÇÃO

A inflamação é uma resposta apropriada do hospedeiro à infecção ou ao dano tecidual, geralmente localizada, limitada e controlada. Insultos infecciosos e não infecciosos, como trauma, cirurgia, pancreatite, gastroenterite, isquemia, doença imunomediada ou neoplasia, podem resultar na síndrome da resposta inflamatória sistêmica (SIRS), ou seja, quando uma resposta inflamatória localizada se torna uma reação generalizada.[3] Lesão tecidual ou bactérias, vírus e fungos podem ativar os mesmos receptores de reconhecimento de padrões (RRP). Assim, os padrões moleculares associados a patógenos (PAMP) ou padrões moleculares associados a danos (DAMP) ativam os RRP (p. ex., os *toll-like receptors*), gerando uma resposta no hospedeiro reconhecida como SIRS.[4] Vários estudos têm citado os critérios elegíveis para diagnóstico da SIRS em cães e gatos (Quadro 1), com diferentes sensibilidades e especificidades. As SIRS infecciosa e não infecciosa não são distinguíveis clinicamente e dois ou mais desses critérios estabelecem a SIRS em cão e gato enfermos respectivamente.

QUADRO 1

Critérios elegíveis para diagnóstico da SIRS em cães e gatos		
Parâmetro	**Cães[5]**	**Gatos[6]**
Temperatura	< 37,8 °C ou > 39,4 °C	< 37,8 °C ou > 39,7 °C
Frequência cardíaca	> 140 bpm	< 140 ou > 225 bpm
Frequência respiratória	> 20 mpm	> 40 mpm
Leucócitos	< 6.000 cél/mcL ou > 16.000 cél/mcL	< 5.000 cél/mcL ou > 19.500 cél/mcL
Bastonetes	> 3%	> 5%

Uma vez que a resposta inflamatória local se torna uma resposta sistêmica, ocorre ativação da coagulação, podendo resultar em extensa formação de microtrombos. A ativação da coagulação e trombose intravascular ocorre em associação com a inflamação para prevenir a disseminação de microrganismos na circulação sistêmica (condição conhecida como imunotrombose), limitar o sangramento e promover a reparação do tecido.[7] O sistema imune inato participa ativamente da propagação da trombose, por meio da atividade de neutrófilos, monócitos e células dendríticas, as quais aceleram a formação de fibrina e ativam plaquetas. Particularmente a formação de "armadilhas" extracelulares por neutrófilos é a gênese da imunotrombose, a qual pode ser protetora em muitos cenários, mas, quando desregulada e excessiva, contribui para morbidade e mortalidade. A liberação de citocinas inflamatórias, ativação de leucócitos, células endoteliais e formação de microtrombos pode reduzir o transporte de oxigênio aos tecidos e, eventualmente, resultar em síndrome da disfunção de múltiplos órgãos (MODS), com consequente óbito.[8]

O estado pró-coagulante na sepse envolve a liberação de citocinas pró-inflamatórias (IL-1, TNF-α, IL-6), expressão do fator tecidual (FT) por células endoteliais, monócitos e macrófagos, resultando em estimulação da coagulação, redução da ação do sistema fibrinolítico, redução de anticoagulantes endógenos e alterações do sistema complemento.[9] A condição se retroalimenta, pois o complexo FT-FVII estimula a produção de citocinas pró-inflamatórias[10] e expressão do FT na superfície endotelial mediado por citocinas e leucócitos, sendo um gatilho para a ativação da hemostasia secundária. O inibidor do FT é liberado das células endoteliais em resposta à inflamação ou lesão e forma um complexo com os fatores Xa e VIIa para inibir a coagulação induzida por FT. Níveis desse fator inibidor em pacientes com sepse são inicialmente baixos, condição que propicia a trombose.[11]

Antitrombina (AT), proteína C (PC), proteína S e inibidor do fator tecidual são anticoagulantes importantes para a regulação da trombose, mas essas substâncias estão reduzidas nas condições de coagulação induzida pela inflamação, principalmente pela síntese prejudicada.[12] Tanto a AT quanto a PC sofrem redução em cães[5] e humanos[13] com sepse. Cães sépticos apresentam diminuição da PC e AT, aumento dos produtos de degradação da fibrina, dímero-D e aumento de tempo de protrombina (TP) e tempo de tromboplastina parcial ativada (TTPa) quando comparados a cães saudáveis.[5] Ainda nesse estudo, 35% dos cães apresentaram atividade da AT menor que 50% (risco importante para a formação de trombos). Outro estudo documentou diminuição da PC e da atividade da AT e estados de hipercoagulabilidade em cães com peritonite séptica.[14]

Doenças fúngicas também parecem afetar a coagulação em cães. A blastomicose sistêmica nessa espécie está associada a estados de hipercoagulabilidade, incluindo elevações na concentração de fibrinogênio plasmático, traçados de tromboelastometria hipercoagulável e geração excessiva de trombina.[15] Em outra condição, como sepse bacteriana, pode ocorrer aumento da atividade do inibidor de fibrinólise ativado pela trombina, predispondo a estados trombóticos.[16]

Nem toda condição inflamatória como a SIRS é associada à hipercoagulabilidade; inclusive, quanto mais grave a SIRS no cão, maior a possibilidade de coagulação intravascular disseminada (CID). A ativação importante da coagulação e subsequente fibrinólise pode resultar no desenvolvimento de CID, caracterizada por trombose microvascular generalizada e sangramento profuso, resultando em uma síndrome trombo-hemorrágica de consumo.[17] A CID pode se manifestar tanto como trombose intravascular difusa, levando à disfunção orgânica, como um fenótipo hemorrágico caracterizado por sangramento excessivo, razão para a preferência pelo termo "transtorno trombo-hemorrágico de consumo".[18] Na fase de consumo da CID, ocorre recrutamento de plaquetas e fatores de coagulação para produzir microtrombos. Quando as plaquetas e os fatores hemostáticos atingem níveis gravemente baixos causados pelo consumo, ocorre sangramento.[19]

TROMBOPROFILAXIA

A campanha de sobrevivência à sepse na medicina recomenda a utilização de profilaxia farmacológica para tromboembolismo venoso, a menos que exista uma contraindicação para a terapia. Em adultos com sepse ou choque séptico, o consenso recomenda o uso de heparina de baixo peso molecular (HBPM) para profilaxia farmacológica.[20] A heparina não fracionada (HNF) não é a primeira escolha, uma vez que apresenta uma extensa ligação a proteínas plasmáticas, macrófagos e células endoteliais, reduzindo sua atividade anticoagulante. Em decorrência desse fato, a HNF gera dificuldade de predição de ação e deve ser monitorada para evitar sangramento ou ausência de efeito.[21] Condições inflamatórias, como a sepse, resultam em redução da biodisponibilidade da HNF pela presença de muitos mediadores inflamatórios.[22] Principalmente em pacientes graves e/ou com doenças que cursam com importante inflamação sistêmica, deve-se individualizar a dose na tentativa de maximizar o efeito antitrombótico e minimizar o risco de hemorragia, quando se utiliza a HNF.[23] Os antiplaquetários podem ser utilizados com base nos testes viscoelásticos e/ou nas condições de alto risco de trombose.

Apesar de fortes evidências sobre a tendência protrombótica na sepse, cães sépticos não são rotineiramente anticoagulados. Segundo deLaforcade et al.,[24] a sepse em cães está associada à trombose em apenas um pequeno subgrupo de cães, e não há evidências suficientes para efetuar a anticoagulação de rotina em cães com sepse. Os autores sugerem que a terapia antitrombótica seja considerada para cães com sepse em que é demonstrada hipercoagulabilidade, ou nos quais existem outros fatores de risco para trombose. Por outro lado, a anticoagulação é comumente iniciada em cães com doenças sabidamente associadas à inflamação sistêmica grave.[24]

PONTOS IMPORTANTES

- Em pacientes com sepse ou choque séptico, a terapia antitrombótica deve ser efetuada naqueles com hipercoagulabilidade demonstrada por testes viscoelásticos.
- Na ausência do teste, a anticoagulação pode ser efetuada em pacientes:
  - Sépticos com outros fatores de risco para trombose.
  - Sépticos com histórico de trombo.
  - Sépticos hospitalizados sem a possibilidade de mobilidade (p. ex., pacientes ventilados).
  - Sépticos com biomarcadores aumentados de inflamação sistêmica importante, como proteína C-reativa, ou aumento de proteínas de fase aguda, como o fibrinogênio.
- A tromboprofilaxia nesses pacientes (sem disfunção renal) pode ser efetuada com HBPM em preferência à HNF. Caso o paciente apresente insuficiência renal, deve se dar preferência à HNF.
- Em pacientes sépticos com CID, a hipercoagulabilidade deve ser documentada por métodos viscoelásticos para decisão da anticoagulação. Doses terapêuticas de heparina devem ser consideradas nos casos de CID em que predomina a trombose. O uso de HBPM é preferível ao uso de HNF nesses casos.[25]
- A tromboprofilaxia/terapia farmacológica apenas deverá ser efetuada na ausência de manifestações clínicas de hipocoagulabilidade, sangramento e de contraindicações.

Para mais informações sobre doses, monitoração e efeito adversos, consulte os Capítulos 15, 16 e 17: Antiplaquetários; Anticoagulantes — heparinas; Anticoagulantes inibidores orais diretos.

REFERÊNCIAS

1. Singer M, Deutschman CS, Seymour CW, Shankar-Hari M, Annane D, Bauer M, et al. The Third International Consensus Definitions for Sepsis and Septic Shock (Sepsis-3). JAMA. 2016;315(8):801-10.
2. Margetic S. Inflammation and haemostasis. Biochem Med (Zagreb). 2012;22(1):49-62.
3. deLaforcade A. Diseases associated with thrombosis. Top Companion Anim Med. 2012;27(2):59-64.
4. Lewis DH, Chan DL, Pinheiro D, Armitage-Chan E, Garden OA. The immunopathology of sepsis: pathogen recognition, systemic inflammation, the compensatory anti-inflammatory response, and regulatory T cells. J Vet Intern Med. 2012;26(3):457-82.
5. deLaforcade AM, Freeman LM, Shaw SP, Brooks MB, Rozanski EA, Rush JE. Hemostatic changes in dogs with naturally occurring sepsis. J Vet Intern Med. 2003;17(5):674-9.
6. Declue AE, Delgado C, Chang CH, Sharp CR. Clinical and immunologic assessment of sepsis and the systemic inflammatory response syndrome in cats. J Am Vet Med Assoc. 2011;238(7):890-7.
7. Iványi B, Thoenes W. Microvascular injury and repair in acute human bacterial pyelonephritis. Virchows Arch A Pathol Anat Histopathol. 1987;411(3):257-65.
8. Brainard BM, Brown AJ. Defects in coagulation encountered in small animal critical care. Vet Clin North Am Small Anim Pract. 2011;41(4):783-803, vii.
9. Levi M, de Jonge E, van der Poll T, ten Cate H. Novel approaches to the management of disseminated intravascular coagulation. Crit Care Med. 2000;28(9 Suppl):S20-24.
10. Morrissey JH. Tissue factor: a key molecule in hemostatic and nonhemostatic systems. Int J Hematol. 2004;79(2):103-8.
11. Creasey AA, Reinhart K. Tissue factor pathway inhibitor activity in severe sepsis. Crit Care Med. 2001;29(7 Suppl):S126-129.
12. Levi M, van der Poll T, Büller HR. Bidirectional relation between inflammation and coagulation. Circulation. 2004;109(22):2698-704.

13. Yan SB, Helterbrand JD, Hartman DL, Wright TJ, Bernard GR. Low levels of protein C are associated with poor outcome in severe sepsis. Chest. 2001;120(3):915-22.
14. Bentley AM, Mayhew PD, Culp WTN, Otto CM. Alterations in the hemostatic profiles of dogs with naturally occurring septic peritonitis. J Vet Emerg Crit Care (San Antonio). 2013;23(1):14-22.
15. McMichael MA, O'Brien M, Smith SA. Hypercoagulability in dogs with blastomycosis. J Vet Intern Med. 2015;29(2):499-504.
16. Jessen LR, Wiinberg B, Kjelgaard-Hansen M, Jensen AL, Rozanski E, Kristensen AT. Thrombin-activatable fibrinolysis inhibitor activity in healthy and diseased dogs. Vet Clin Pathol. 2010;39(3):296-301.
17. Levi M, ten Cate H, van der Poll T, van Deventer SJ. Pathogenesis of disseminated intravascular coagulation in sepsis. JAMA. 1993;270(8):975-9.
18. Levi M, Ten Cate H. Disseminated intravascular coagulation. N Engl J Med. 1999;341(8):586-92.
19. Barbui T, Falanga A. Disseminated intravascular coagulation in acute leukemia. Semin Thromb Hemost. 2001;27(6):593-604.
20. Evans L, Rhodes A, Alhazzani W, Antonelli M, Coopersmith CM, French C, et al. Surviving sepsis campaign: international guidelines for management of sepsis and septic shock 2021. Intensive Care Med. 2021;47(11):1181-247.
21. Fries D. Thrombosis prophylaxis in critically ill patients. Wien Med Wochenschr. 2011;161(3-4):68-72.
22. Hirsh J, Warkentin TE, Shaughnessy SG, Anand SS, Halperin JL, Raschke R, et al. Heparin and low-molecular-weight heparin: mechanisms of action, pharmacokinetics, dosing, monitoring, efficacy, and safety. Chest. 2001;119(1 Suppl):64S-94S.
23. Blais MC, Bianco D, Goggs R, Lynch AM, Palmer L, Ralph A, et al. Consensus on the Rational Use of Antithrombotics in Veterinary Critical Care (CURATIVE): Domain 3-Defining antithrombotic protocols. J Vet Emerg Crit Care (San Antonio). 2019;29(1):60-74.
24. deLaforcade A, Bacek L, Blais MC, Goggs R, Lynch A, Rozanski E. Consensus on the Rational Use of Antithrombotics in Veterinary Critical Care (CURATIVE): Domain 1-Defining populations at risk. J Vet Emerg Crit Care (San Antonio). 2019;29(1):37-48.
25. Wada H, Thachil J, Di Nisio M, Mathew P, Kurosawa S, Gando S, et al. Guidance for diagnosis and treatment of DIC from harmonization of the recommendations from three guidelines. J Thromb Haemost. 2013.

27

Fisiopatologia e tromboprofilaxia na doença cerebrovascular

Elidia Zotelli dos Santos

INTRODUÇÃO

A doença cerebrovascular é definida como qualquer anormalidade do cérebro resultante de um processo patológico que comprometa seu suprimento sanguíneo. Esses processos incluem oclusão do lúmen por um trombo ou êmbolo, ruptura de um vaso sanguíneo, lesão ou permeabilidade alterada da parede do vaso, aumento da viscosidade sanguínea ou outras alterações hematológicas e hemodinâmicas.[1-4]

O acidente vascular encefálico (AVE/AVC) é a apresentação clínica mais comum da doença cerebrovascular, definida como um início súbito de sinais cerebrais focais não convulsivos e não progressivos secundários à doença cerebrovascular. Esses sinais devem permanecer por mais de 24 horas para se qualificarem para o diagnóstico de AVE, que geralmente está associado a danos permanentes ao cérebro. Se os sinais clínicos desaparecerem dentro de 24 horas, o episódio é denominado ataque isquêmico transitório. Faltam dados de frequência, no entanto a incidência em cães notificada em um hospital de referência foi estimada em 1,2% dos encaminhamentos clínicos.[2]

ANATOMIA VASCULAR CEREBRAL DE CÃES E GATOS

O suprimento sanguíneo arterial cerebrovascular canino surge nas artérias basilar e carótida interna, integrando-se ao círculo arterial cerebral. No gato, o sangue flui através da artéria basilar em sentido craniocaudal, sendo a artéria carótida externa (através da artéria maxilar) o maior fornecedor de sangue ao círculo arterial cerebral.[1,4] Este garante pressão constante nas artérias terminais, permitindo perfusão colateral do parênquima em caso de oclusão arterial.[1,4,5] A Figura 1 mostra os ramos primários do círculo arterial cerebral e suas ramificações mais importantes em um cão.

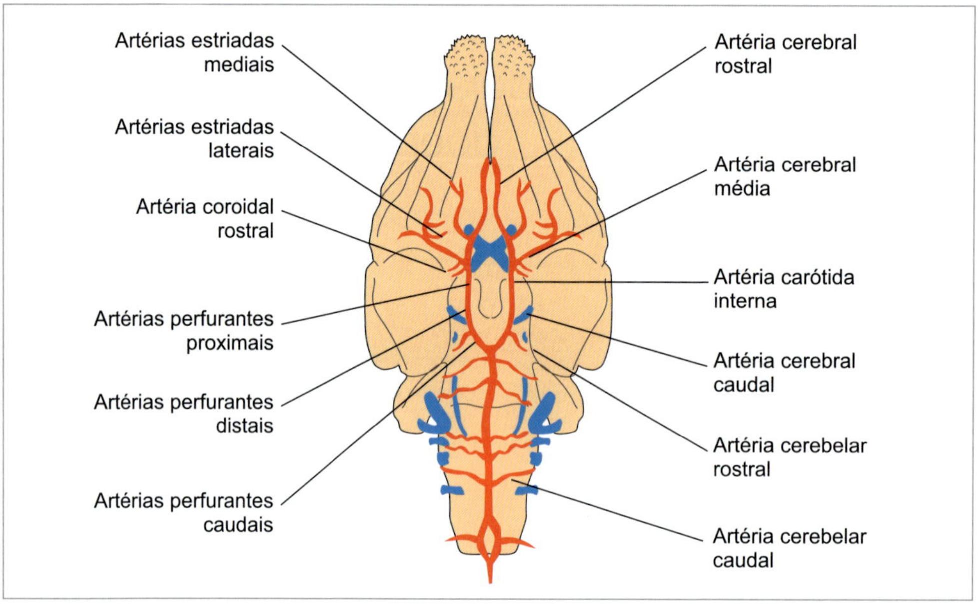

FIGURA 1 Suprimento arterial intracraniano principal. Os principais ramos do círculo arterial cerebral até o cérebro (artérias cerebrais rostral média e caudal) são identificados à direita.
Fonte: modificada de Boudreau, 2018.[1]

FISIOPATOLOGIA NA DOENÇA CEREBROVASCULAR

O tônus arteriolar cerebral responde aos estímulos fisiológicos mantendo o suprimento sanguíneo relativamente constante ao cérebro por meio da autorregulação mediada pelos mecanismos de pressão arterial média (PAM), pressão parcial de dióxido de carbono ($PaCO_2$) e pressão parcial de oxigênio (PaO_2). O fluxo sanguíneo cerebral total deve ser constante para PAM entre 50 e 150 mmHg no cérebro normal. Diminuições graves na PAM, aumentos graves na pressão intracraniana (PIC), perfusão capilar abaixo de 40 mmHg ou ruptura da barreira hematoencefálica podem levar à isquemia cerebral.[1,2,4,6]

A progressão da isquemia (redução da perfusão suficiente para induzir disfunção no tecido afetado) e do infarto (redução da perfusão que causa lesão irreversível e eventualmente necrose) é influenciada pela extensão e pelo tempo de redução da perfusão. Um estudo demonstrou lesão cerebral irreversível com apenas 4 a 5 minutos de obstrução arterial completa. As lesões de isquemia são mediadas pelas lesões primárias como falha das bombas de sódio e potássio (causando edema citotóxico), falha do metabolismo aeróbico, perda de gradientes iônicos, despolarização, aumento da liberação de cálcio, ativação de proteases e fosfolipases, danos à membrana plasmática e liberação de radicais livres. As lesões secundárias, como danos à barreira hematoencefálica, edema vasogênico e infiltrado inflamatório, também podem causar isquemia.[1,2,6]

O tromboembolismo é uma obstrução vascular local ou material obstrutivo originado em leito vascular distante, sendo considerado uma causa direta de isquemia em cães e gatos. As causas de tromboembolismo na medicina veterinária estão citadas no Quadro 1.[1-10]

QUADRO 1

Causas de tromboembolismo em cães e gatos
Aterosclerose gerada pela presença de estado de dislipidemias e hipotiroidismo
Hiperadrenocorticismo
Nefropatias e enteropatias com perda de proteínas
Anemia hemolítica imunomediada
Neoplasias
Sepse
Endocardite infecciosa
Hipertensão primária ou secundária a doenças sistêmicas (cardiopatias, hiperadrenocorticismo, nefropatias, hipertiroidismo, hiperaldonosterismo, feocromocitoma)
Dirofilariose
Leishmaniose
Cardiopatias
Evolução hemorrágica de um processo isquêmico inicial
Larva *migrans* cerebral aberrante de Cuterebra
Predisposição racial: Cavalier King Charles Spaniel e Greyhound

SINAIS CLÍNICOS

O acidente cerebrovascular isquêmico e hemorrágico é caracterizado clinicamente por uma disfunção neurológica aguda e subaguda, geralmente focal, assimétrica e não progressiva, com melhora clínica entre 24 e 72 horas. Alguns acidentes vasculares graves descritos na literatura podem ser fatais, com aumento do edema levando à progressão dos sinais clínicos em até 72 horas e ao surgimento de sinais multifocais. Os déficits neurológicos são consistentes com a neurolocalização da lesão acometida nos sítios corticotalâmico, tronco encefálico e cerebelo. Sinais multifocais ou difusos são raros e não há predisposição para sexo e idade. Algumas raças de porte pequeno têm predisposição na região cerebelar, mas a maioria das incidências anatômicas descritas na literatura em cães e gatos são corticais.[1,2,5,6]

EXAMES LABORATORIAIS

Os pacientes com suspeita diagnóstica diferencial compatível com AVE devem passar por exame clínico para reconhecimento de alterações sistêmicas que podem agravar o prognóstico, como mucosas pálidas, sopro cardíaco, arritmias, presença de líquido livre, hematomas e petéquias. A realização do exame neurológico, neurolocalização e o direcionamento relacionados ao acidente vascular devem ser realizados para eliminar outros diagnósticos diferenciais e principalmente auxiliar na causa primária que originou o AVE. Análise do líquido cerebrospinal geralmente é inespecífica e pode ser normal, mas pode auxiliar no descarte dos diferenciais como doenças inflamatórias, infecciosas e neoplásicas.[1-4]

Os exames laboratoriais indicados são: hemograma, bioquímico completo incluindo triglicérides, colesterol, TSH e T4 livre por diálise, supressão por dexametasona, hemocultura, fundoscopia de olho, sorologia para *Dirofilaria immitis*, ecocardiograma, eletrocardiograma, urinálise, relação PU/CU, tempos de coagulação, tromboelastografia (TEG), pressão arterial sistêmica, ultrassonografia abdominal e radiografia torácica. A concentração de dímero-D e a TEG são utilizadas na medicina humana, além de diagnóstico por imagem, para apoiar o diagnóstico de AVE. Um estudo recente demonstrou que, embora a concentração sanguínea de dímero-D ou a TEG por si só não sejam específicas para o diagnóstico de AVE em cães, um resultado positivo de dímero-D apoia testes adicionais para o diagnóstico de AVE.[3]

NEUROIMAGEM

A neuroimagem avançada (tomografia computadorizada e ressonância magnética) é indicada para descartar outras afecções cerebrais como neoplasias, traumatismos e encefalites, além de definir a extensão da lesão e distinguir eventos vasculares isquêmicos de hemorrágicos.[1,3,4,6,7]

A tomografia computadorizada (TC) apresenta maior sensibilidade nos AVE hemorrágicos, já que os sinais na isquemia não são característicos somente dessa afecção. Uma TC normal não exclui a possibilidade de AVE isquêmico. Os achados incluem, na fase aguda da isquemia, um parênquima hipodenso com captação variável de contraste, periferia hipercaptante (24 horas pós-AVE) e efeito de massa súbito decorrente do edema (3-6 h após início dos sinais clínicos). Já na fase crônica ocorrem acentuação da área acometida, perda definitiva de volume parenquimatoso e presença de vacúolos com características hipodensas.[1,4,9]

A hemorragia aguda resulta em alterações relativamente visíveis e a TC mostra-se altamente sensível para os casos agudos e de diferenciação da isquêmica. Seus achados incluem derrames epidurais, subdurais, subaracnóideos, intraventriculares e intraparenquimatosos, áreas hiperintensas e efeito de massa decorrente do edema e desvio da linha média. O realce periférico pelo contraste pode ser observado de 6 dias a 6 semanas após o evento, e acredita-se que esteja associado à neovascularização.[1,4,9]

A ressonância magnética é considerada mais sensível para AVE isquêmica em comparação com técnicas padrão de TC e é atualmente recomendada para o diagnóstico presuntivo de quadros isquêmicos. As ponderações mais utilizadas são DWI, T1, Flair e T2. O realce após aplicação do contraste, associado à reperfusão, desenvolve-se ao longo dos dias e é relatado como máximo entre 7 e 10 dias, conforme a Figura 2.[1-11,13,15]

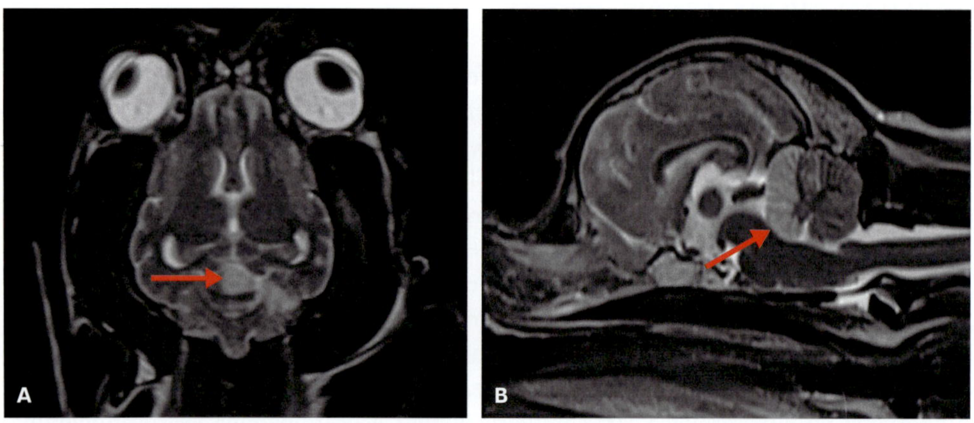

FIGURA 2 Ressonância magnética de encéfalo em ponderação T1 em cortes dorsal e sagital de uma cadela da raça Lhasa Apso de dez anos de idade. Observa-se área hiperintensa no hemisfério cerebelar esquerdo, presuntivo de acidente vascular cerebelar isquêmico.

Fonte: arquivo pessoal da autora.

No quadro hemorrágico, as imagens podem variar com o tempo do início da hemorragia e apresentam alterações na ressonância ao longo do tempo pelo estado de decomposição da hemoglobina.[1-13]

As angiografias podem ser utilizadas na ressonância magnética (RM) e na TC, e, embora seja a modalidade estabelecida para avaliação de AVE em humanos, não há estudos publicados sobre seu uso em cães e gatos.[7]

TRATAMENTO

Não existe tratamento específico para o AVE isquêmico. O manejo agudo é baseado em suporte e concentra-se na minimização de danos secundários e na prevenção de complicações, conforme listado a seguir:

- Monitorização dos parâmetros vitais: ABCD.
- Intubação orotraqueal e ventilação se a $PaCO_2$ exceder 40 mmHg.
- Fluidoterapia: cristaloides e expansores de volume, incluindo salina hipertônica a 7,5% (4-6 mL/kg em 5-10 min), para manutenção, reposição e reanimação, conforme necessário.
- A manutenção da perfusão tecidual é necessária para a restauração da pressão arterial.
- Monitorização da escala de Glasgow.
- Elevação da cabeça a 30 graus.
- Monitorização da pressão arterial sistólica e intervenção medicamentosa acima de 180 mmHg, dependendo da gravidade e de lesão em órgão-alvo. A condição pode ser controlada com benazepril (0,25-0,5 mg/kg) ou com bloqueadores dos canais de cálcio, e, nos casos mais graves, pode ser indicada a realização de infusão contínua de nitroprussiato.
- Diminuição da pressão intracraniana: otimização do volume sanguíneo encefálico e eliminação do espaço ocupado por lesões expansivas utilizando diuréticos osmóticos como o manitol (0,25-1 g/kg intravenoso durante 10 a 20 min), mesmo nos casos hemorrágicos.
- Hemogasometria: avaliação de eletrólitos, gases e $PaCO_2$ e PaO_2.
- Se ocorrerem convulsões, estas devem ser controladas com anticonvulsivantes como midazolam (0,2-0,5 mg/kg) ou diazepam (0,5-2 mg/kg), além de avaliar a necessidade de terapia contínua seguindo os consensos internacionais.[1-9,13-15]
- As terapias antitrombóticas podem ser consideradas para uso emergencial em casos com anormalidades hemostáticas subjacentes. Em humanos, mais frequentemente são empregadas terapia antiplaquetária crônica e exposição a antagonistas da vitamina K, podendo ocorrer a substituição destes últimos por inibidores diretos do fator X.
- Vasodilatatores encefálicos como a propentofilina, a cinarizina e o complexo vitamínico B podem ser utilizados em animais que já foram estabilizados e que permaneceram com sequelas neurológicas do AVE.
- Fisioterapia para os pacientes que permaneceram com sequelas neurológicas após estabilização.[1,3,10,13,14]

A terapia com glicocorticoides não tem benefício comprovado no insulto cerebrovascular isquêmico ou hemorrágico.[1,14] A terapêutica fibrinolítica não foi avaliada em casos de acidentes cerebrais isquêmicos agudos em cães ou gatos. Em humanos, a terapia trombolítica com ativador de plasminogênio tecidual demonstrou melhorar os resultados quando administrada dentro de 4,5 horas após o início dos sinais clínicos, mas só deve ser usada quando o AVE hemorrágico for descartado.[1,3,15] Os agentes neuroprotetores têm como objetivo diminuir lesões secundárias, como o desenvolvimento de edema vasogênico e inflamação, entretanto ainda faltam estudos clínicos que comprovem a eficácia desses fármacos.[13]

Atualmente, não há consenso sobre o uso rotineiro de terapia antiplaquetária ou anticoagulante para a prevenção de recorrência de AVE isquêmico em animais de companhia. No entanto, em casos em que há uma causa predisponente identificada (p. ex., doenças cardíacas, hipercoagulabilidade, endocrinopatias como hiperadrenocorticismo, proteinúria, neoplasias), o consenso indica tromboprofilaxia individualizada na presença de hipercoagulabilidade comprovada.

Na medicina, a tromboprofilaxia inclui a utilização de agentes antiplaquetários e/ou anticoagulantes. Nesse sentido, pode ser efetuada em cães e gatos com estes agentes:

1. **Antiagregantes plaquetários:** primeira linha na prevenção secundária do AVE isquêmico.
   - **Ácido acetilsalicílico (AAS):** 0,5-2 mg/kg 1 vez ao dia (SID).
   - **Clopidogrel:** 2-3 mg/kg SID.
2. **Anticoagulantes:** indicados em situações específicas, como trombose venosa cerebral, ou estados protrombóticos.
   - **Heparina de baixo peso molecular (HBPM):** a enoxaparina (0,8 mg/kg SC a cada 12 h) pode ser usada em cenários de hipercoagulabilidade, mas seu uso prolongado é controverso.
   - **Rivaroxabana:** 0,5-1 mg/kg SID.

PROFILAXIA

Em humanos, existem recomendações atuais para a redução de recorrência a longo prazo com AVE isquêmico, incluindo o manejo dos fatores de risco combinado com terapia antiplaquetária. Nem a terapia anticoagulante nem a antiplaquetária foram avaliadas em animais de companhia quanto à redução do risco de acidente cerebrovascular. Atualmente o consenso não traz evidências suficientes para apoiar uma associação entre doença cerebrovascular sem causa desconhecida e profilaxia. Porém, ele inclui a indicação de tratamento caso fatores de risco, como sepse e endocrinopatias, sejam identificados como origem primária.[1,6,13,15]

Embora a incidência de AVE em animais de companhia seja desconhecida, os diagnósticos presuntivos têm aumentado com a crescente disponibilidade de ressonância magnética veterinária e, em particular, sequências de imagem com maior sensibilidade para rupturas vasculares. Para AVE tanto isquêmico quanto hemorrágico, a avaliação do paciente visa descartar outras possíveis causas de sinais neurológicos e identificar as causas primárias, se possível, e deve ser criteriosa. Os objetivos do tratamento são amplamente favoráveis e o prognóstico geral é bom para a sobrevivência a longo prazo. O prognóstico normalmente é bom se o paciente não vem a óbito nas primeiras 30 horas, e depende principalmente da extensão da lesão e localização anatômica, da gravidade dos déficits neurológicos iniciais, comorbidades e do tipo, e AVE hemorrágicos apresentam pior prognóstico. A maioria dos animais que apresenta AVE isquêmico recupera-se apenas com tratamento de suporte. Se a causa primária não for reconhecida e tratada, podem acontecer recidivas.

REFERÊNCIAS

1. Boudreau CE. An update on cerebrovascular disease in dogs and cats. Vet Clin North Am Small Anim Pract. 2018;48(1):45-62.
2. Ozawa T, Miura N, Hasegawa H, Uemura T, Nakamoto Y, Tsujio M, et al. Characteristics and outcome of suspected cerebrovascular disease in dogs: 66 cases (2009-2016). J Small Anim Pract. 2022;63(1):45-51.
3. DiPaola E, Cameron S, Rylander H, Zidan N, Hetzel S. Comparison of D-dimer concentration and thromboelastography for diagnosis of cerebrovascular accidents in dogs: a retrospective study. J Vet Intern Med. 2024;38(2):1083-91.
4. Garosi LS. Cerebrovascular disease in dogs and cats. Vet Clin North Am Small Anim Pract. 2010;40(1):65-79.
5. Dewey CW, da Costa RC, editors. Practical guide to canine and feline neurology. 3. ed. Wiley-Blackwell; 2015.
6. Garosi LS, McConnell JF. Ischaemic stroke in dogs and humans: a comparative review. J Small Anim Pract. 2005;46(11):521-9.
7. Arnold SA, Platt SR, Gendron KP, West FD. Imaging ischemic and hemorrhagic disease of the brain in dogs. Front Vet Sci. 2020;7.
8. Wessmann A, Chandler K, Garosi L. Ischaemic and haemorrhagic stroke in the dog. Vet J. 2009;180(3):290-303.
9. Whittaker DE, Drees R, Beltran E. MRI and clinical characteristics of suspected cerebrovascular accident in nine cats. J Feline Med Surg. 2018;20(8):674-84.
10. Gredal H, Toft N, Westrup U, Motta L, Gideon P, Arlien-Søborg P, et al. Survival and clinical outcome of dogs with ischaemic stroke. Vet J. 2013;196(3):408-13.
11. Frank L, Burigk L, Lehmbecker A, Wohlsein P, Schütter A, Meyerhoff N, et al. Meningioma and associated cerebral infarction in three dogs. BMC Vet Res. 2020;16(1).
12. Whittaker DE, Drees R, Beltran E. MRI and clinical characteristics of suspected cerebrovascular accident in nine cats. J Feline Med Surg. 2018;20(8):674-84.
13. Altay UM, Skerritt GC, Hilbe M, Ehrensperger F, Steffen F. Feline cerebrovascular disease: Clinical and histopathologic findings in 16 cats. J Am Anim Hosp Assoc. 2011;47(2):89-97.
14. Martins B, De C. Acidente vascular encefálico em cães revisão. MEDVEP, Rev Cient Med Vet Pequenos Anim Anim Estim. 2013;108-16.
15. Goggs R, Bacek L, Bianco D, Koenigshof A, Li RHL. Consensus on the Rational Use of Antithrombotics in Veterinary Critical Care (CURATIVE): Domain 2-Defining rational therapeutic usage. J Vet Emerg Crit Care (San Antonio). 2019;29(1):49-59.

28

Tromboprofilaxia na cardiopatia

Márcia Kahvegian e Ronaldo Jun Yamato

CARDIOMIOPATIA EM FELINOS

As cardiomiopatias são causas importantes de morbidade e mortalidade em gatos,[1] e a cardiomiopatia hipertrófica (CHM) é a mais comum dessas doenças.[2] O fenótipo de CMH atinge 15% da população geral de felinos e 30% dos idosos.[3] Embora se presuma que a maioria dos gatos afetados permanece na condição subclínica, uma proporção experimenta complicações graves, como insuficiência cardíaca congestiva (ICC), tromboembolismo arterial (TEA) e morte súbita.[4,5] Qualquer fenótipo de cardiomiopatia (hipertrófica, restritiva, dilatada, arritmogênica ou não classificada) é altamente associado ao risco de TEA, embora exista uma forte correlação entre CMH e TEA.[5] A frequência de TEA em gatos com CMH varia de 5 a 17%,[5,6] e a frequência entre os diferentes fenótipos parece ser similar. O impacto na sobrevida dos felinos com TEA é importante, uma vez que gatos com CMH e ICC têm uma sobrevida de 92 a 563 dias, e gatos com CMH e TEA apresentam sobrevida de 51 a 345 dias.[7-9]

Os felinos com cardiomiopatia classificados no estágio B2, segundo o consenso para classificação, diagnóstico e tratamento das cardiomiopatias em felinos do Colégio Americano de Medicina Interna Veterinária (ACVIM), já devem receber tromboprofilaxia.[1] Felinos com doença cardíaca secundária (eutireóideos que foram tratados para hipertireoidismo) também apresentam risco de trombo.[10] A presença de doença cardíaca isoladamente pode não configurar um grande risco para trombo, mas, quando se associa a outros fatores, como o aumento moderado a importante do átrio esquerdo (AE) e/ou quadros de hipercoagulabilidade, o risco aumenta progressivamente.[9]

Som de galope à ausculta cardíaca, remodelamento do átrio esquerdo (AE), diminuição da fração de ejeção e encurtamento do AE, aumento da espessura do septo e da parede livre do ventrículo esquerdo (VE) ao final da diástole, além da presença de contraste ecocardiográfico espontâneo ou trombo associado a um padrão restritivo de enchimento, constam como fatores de risco para TEA.[5] O Quadro 1 descreve as condições nas quais os felinos apresentam maior risco para TEA.

QUADRO 1

Condições e parâmetros ecocardiográficos associados ao tromboembolismo arterial em felinos

Condição	Observações ao ecocardiograma
Dilatação moderada a importante do AE	Diâmetro do AE (4 câmaras na janela paraesternal direita) > 16 mm no final da sístole ventricular e/ou relação AE/aorta > 1,8
Fluxo na aurícula do AE reduzido	Velocidade do fluxo sanguíneo na aurícula do AE (pico) < 0,25 m/s
Presença de contraste espontâneo (*smoke*) ao ecocardiograma	Visível na aurícula do AE na janela paraesternal esquerda cranial

AE: átrio esquerdo.
Fonte: adaptado de Fuentes e Wilkie, 2017.[3]

FISIOPATOLOGIA

A fisiopatologia da TEA em felinos é explicada por estase sanguínea, disfunção endotelial e ativação plaquetária, conhecida como tríade de Virchow. O endotélio produz fatores que apresentam resistência à formação de trombos, como a antitrombina, a trombomodulina, o fator ativador do plasminogênio tecidual, a prostaciclina e o óxido nítrico.[11] Nas áreas de lesão endotelial ocorre a exposição do colágeno subendotelial e do fator tecidual, favorecendo o início da coagulação e a adesão plaquetária.[12] O fluxo sanguíneo acelerado é associado à produção de óxido nítrico mediado pela tensão de cisalhamento, enquanto a estase sanguínea reduz o efeito antitrombótico do óxido nítrico.[11] O aumento da pressão no átrio reduz a expressão da trombomodulina no endocárdio, fato que aumenta a geração de trombina e o risco de trombose.[13] A dilatação atrial é um fator de risco bem documentado para a formação de trombos em felinos,[6,10] mas a hiperativação plaquetária, a diminuição da atividade da antitrombina e da proteína C, e o aumento da atividade do fator VIII e do fibrinogênio também são consideradas condições de risco para a trombose.[14] Dois estudos relacionados à cardiomiopatia felina também sugerem que alguns indivíduos, mesmo subclínicos, são hipercoaguláveis, com base no aumento das concentrações do complexo trombina-antitrombina, dímero-D[15,16] e fibrinogênio.[12]

A formação do trombo intracavitário começa com a adesão plaquetária à superfície endocárdica, causando ativação e agregação plaquetárias, com subsequente liberação de moléculas vasoconstritoras e início da cascata de coagulação. O trombo é inicialmente rico em plaquetas, mas rapidamente se torna rico em fibrina conforme a formação evolui, tornando-se um trombo característico de fluxos de baixa velocidade. O contraste ecocardiográfico espontâneo ou *smoke* indica a estase sanguínea na câmara cardíaca avaliada.[10,17] O fluxo sanguíneo diminuído na aurícula esquerda e o contraste ecocardiográfico espontâneo foram documentados em gatos com cardiomiopatia.[10,11]

Conforme a formação do trombo evolui, as porções superficiais podem se quebrar ou se deslocar, formando os êmbolos que migram para locais distantes, onde seu tamanho eventualmente excede o diâmetro do vaso, resultando em infarto do leito arterial.[14] Assim, acredita-se que os êmbolos se originam da fragmentação ou do deslocamento de trombos do AE ou da aurícula esquerda,[18] condição chamada de embolia cardiogênica.[9]

O local mais comum de infarto pelo êmbolo é a aorta abdominal terminal, ocorrendo em aproximadamente 10% dos gatos,[19] mas outros locais, como cérebro, rins, baço, artéria braquial e mesentério também podem ser acometidos. Os sinais clínicos dependem da localização do infarto vascular, sendo o mais comum a paralisia/paresia dos membros pélvicos associada à embolização da aorta distal. Nesse caso, por causa da isquemia, dor e vocalização são manifestações clínicas frequentes. Podem apresentar também pulso fraco ou ausente, diminuição de temperatura e palidez ou cianose do membro afetado. O sistema nervoso central (SNC) e as artérias mesentéricas também podem ser afetados, e o paciente pode apresentar sinais de disfunção do SNC, vômitos e dor abdominal.[20] O Quadro 2 demonstra o algoritmo para diagnóstico do TEA cardiogênico em felinos.

QUADRO 2

Algoritmo para diagnóstico do tromboembolismo arterial cardiogênico em felinos
Necessário pelo menos um dos seguintes achados ecocardiográficos: ▪ Aumento AE:Ao > 1,6 ▪ Contraste espontâneo ▪ Trombo intracardíaco ▪ Espessura da parede diastólica do VE > 6 mm
Necessário pelo menos 4 dos seguintes resultados do exame físico: ▪ Início repentino de vocalização ▪ Paralisia ou paresia de um ou mais membros ▪ Sinais de neurônios motores inferiores em um ou mais membros (função motora ausente com sensação cutânea ausente) ▪ Ausência de pulso femoral e/ou dorsal podal ▪ Coxins e/ou unhas pálidas e/ou cianóticas de um ou mais membros ▪ Aumento da tonicidade do músculo tibial cranial ou gastrocnêmio ▪ Temperatura retal baixa (< 37,6 °C)
Achados diagnósticos considerados sugestivos, mas não necessários para o diagnóstico: ▪ Trombo aórtico ou arterial confirmado por ultrassonografia abdominal ▪ Ausência de sinal Doppler sobre a artéria em questão

AE: átrio esquerdo; Ao: aorta; VE: ventrículo esquerdo.
Fonte: Li et al., 2023.[21]

As alterações podem ser bilaterais e simétricas, bilaterais e assimétricas ou unilaterais, dependendo do grau de obstrução vascular. Esses sinais clínicos que se desenvolvem agudamente podem piorar, permanecer estagnados ou melhorar com o passar dos dias e com a terapia. A melhora clínica pode ser devida a fratura ou migração distal do êmbolo.[22]

Cerca de 70 a 80% dos felinos com um único membro locomotor afetado sobrevivem após o episódio, chegando a 90% em felinos que apresentam alguma função motora do membro locomotor afetado.[23] O pulso femoral retorna em 3 a 4 dias após o início do tratamento, e, em casos mais graves, a necrose de pele e músculo pode se manifestar dentro de 2 semanas.[20]

TROMBOPROFILAXIA

A terapia deve ser direcionada à cardiopatia primária, a fim de reduzir o risco de formação do trombo. A melhora da função cardíaca resulta na redução das pressões de enchimento ventricular e dilatação do AE, reduzindo assim o risco de trombose.[14] O tratamento profilático no felino cardiopata com trombo ou alto risco de formação de trombo pode ser dividido em primário, no qual o objetivo é a prevenção de formação do trombo e do evento de TEA, e o secundário, cujo objetivo é a prevenção da recidiva do TEA em um paciente com histórico da doença.[14,24] A terapia primária profilática é baseada em fármacos dos grupos dos antiplaquetários e anticoagulantes.

A terapia primária é recomendada em felinos cardiopatas quando os fatores de risco estão presentes. O grupo dos fármacos com função antiplaquetária são o de primeira escolha, e os principais fármacos prescritos são o ácido acetilsalicílico (AAS) e o clopidrogel.[9] O efeito benéfico do AAS em felinos com TEA não é claro, e a dose varia de 5 a 25 mg/kg via oral (VO) a cada 48 a 72 horas ou dose de 5 a 81 mg/gato VO a cada 72 horas.[14,24,25] Porém, o uso desse fármaco produz efeitos colaterais frequentes nos gatos, como anorexia, êmese, diarreia e ulcerações no trato gastrintestinal, sendo atualmente pouco prescrito como profilático na formação de trombos ou prevenção do TEA.[24,25]

O clopidogrel é um antiplaquetário e seus efeitos são observados após 72 horas da sua administração por via oral; raramente são observados efeitos adversos relacionados ao sistema gastrintestinal.[24-26] Quando descontinuado, perde o efeito dentro de 7 dias.[26] A dose recomendada do clopidogrel é de 18,75 mg/gato 1 vez ao dia (SID) VO,[3,24] e uma dose única de 37,5 mg/gato VO pode ser administrada com o objetivo de atingir rapidamente o nível sérico desse fármaco.[24] O clopidogrel não elimina completamente o risco de TEA e, portanto, outros medicamentos antitrombóticos, como a rivaroxabana,[27] podem ser considerados em gatos com risco alto de TEA. Em felinos, também podem ocorrer polimorfismos genéticos nos genes que codificam os receptores ADP plaquetários, responsáveis pela resistência ao clopidogrel em gatos com CMH. Essa condição sugere que o genótipo pode se tornar um dos fatores que devem ser considerados ao selecionar a terapia antitrombótica em gatos com CMH.[28]

O estudo FAT CAT demonstrou que o tempo de recidiva do TEA cardiogênico em felinos tratados com o clopidrogel na dose de 18,75 mg/gato SID VO foi superior (443 dias), quando comparado ao AAS na dose de 81 mg/gato VO a cada 72 horas (192 dias). O benefício do clopidrogel foi observado não só no tempo da recidiva do TEA, mas também no tempo de sobrevida e morte por cardiopatia ou TEA.[29] Já o estudo SUPERCAT avaliou felinos que receberam clopidogrel (18,75 mg/gato) ou rivaroxabana (2,5 mg/gato) e demonstrou porcentagem de recorrência semelhante de TEA nos dois grupos, sendo o tempo de recorrência de 663 dias para clopidogrel e 513 dias para rivaroxabana.[30] Lo et al.[27] demonstraram que, em felinos com riscos altos e evidentes de formação de trombo ou com trombos intracavitários cardíacos, a terapia com clopidrogel (18,75 mg/gato SID VO), associada à rivaroxabana (2,5 mg/gato SID VO), foi bem tolerada e com baixa ocorrência de efeitos adversos. Interessante o fato de que nenhum desses pacientes apresentou evento de TEA após a terapia proposta no estudo, com sobrevida média de 502 dias após o primeiro evento.[27]

Em razão do perfil farmacocinético e de estudos clínicos positivos em humanos, existe grande interesse nas heparinas de baixo peso molecular (HBPM) para a prevenção de TEA em gatos. Segundo Hogan,[14] as doses recomendadas para enoxaparina em gatos são de 1 a 1,5 mg/kg subcutâneo (SC), a cada 24 ou 12 horas, ou 100 a 200 UI/kg de dalteparina SC, a cada 24 ou 12 horas. Diante do uso das heparinas, para tromboprofilaxia, sugere-se administração 1 ou 2 vezes ao dia, e, no caso de trombose instalada, sugere-se a administração

2 vezes ao dia. Foi relatado sangramento em 3,5% dos felinos nos quais foi administrada a HBPM.[31] A rivaroxabana pode ser utilizada para terapia a longo prazo no lugar da heparina. O Quadro 3 demonstra algumas sugestões de protocolos antitrombóticos em diferentes condições.

QUADRO 3

Sugestões de protocolos antitrombóticos para felinos com risco de tromboembolismo arterial ou com a doença instalada

Sugestão de terapia antitrombótica para tromboembolismo arterial cardiogênico	
Dilatação de AE moderada a importante (prevenção primária)	Clopidogrel (18,5 mg/gato SID)
Presença de contraste espontâneo ao ecocardiograma	Clopidogrel (18,5 mg/gato SID) + HBPM (0,75 mg/kg-1 mg/kg BID-QID) ou clopidogrel (18,5 mg/gato SID) + rivaroxabana (0,5 mg/kg SID)
Presença de trombo no AE	Terapia mais agressiva: clopidogrel (37,5 mg/gato na 1ª dose seguido de 18,75 mg/gato SID) + HBPM (1 mg/kg TID/QID) ou clopidogrel (mesmo esquema) + rivaroxabana (1 mg/kg/dia ou 2,5 mg/gato/dia) Considerar a adição de AAS (5 mg/gato a cada 72 h)
Prevenção secundária	Basal: clopidogrel (18,5 mg/gato SID) Condição de preferência: clopidogrel (mesmo esquema) + HBPM (0,75-1 mg/kg BID-QID) ou clopidogrel (mesmo esquema) + rivaroxabana (0,5-1 mg/kg/dia ou 2,5 mg/gato/dia) Condição considerando custos e aderência do responsável: clopidogrel + AAS

AAS: ácido acetilsalicílico; AE: átrio esquerdo; BID: 2 vezes ao dia; HBPM: heparina de baixo peso molecular; QID: 4 vezes ao dia.
Fonte: modificado de Hogan, 2017,[14] Goggs et al., 2009,[32] Hogan, Brainard, 2015,[9] Lo et al., 2022.[27]

Para conhecimento de efeitos adversos, monitoração da terapia e reversão de anticoagulantes, consulte os Capítulos 15, 16, 17 e 19 — Antiplaquetários; Anticoagulantes — heparinas; Anticoagulantes inibidores orais diretos e Efeitos adversos e manejo do sangramento relacionados à terapia antitrombótica.

CARDIOMIOPATIA EM CÃES

Atualmente não existem evidências fortes que corroborem a utilização de anticoagulantes ou antitrombóticos em cães que apresentam como comorbidade apenas a doença cardíaca. Segundo deLaforcade et al.,[33] cães em quadros de ICC podem apresentar um estado de hipercoagulabilidade, mas é impossível predizer o risco de trombose nesses pacientes. Assim, outros fatores, doenças e condições devem ser levados em consideração para a tomada de decisão sobre a terapia antitrombótica. A terapia pode ser efetuada individualmente em cães com ICC com fatores de risco para trombose, ou nos quais a doença é confirmada por testes viscoelásticos, ou em cães com doença cardíaca associada a fatores de risco para trombo.

FIBRILAÇÃO ATRIAL EM CÃES

Nos cães com arritmias supraventriculares, a fibrilação atrial (FA) é a de maior ocorrência na espécie. Essa arritmia caracteriza-se por uma atividade elétrica atrial desorganizada e rápida, resultando em disfunção na sístole atrial.[34] A FA pode apresentar como etiologia as cardiopatias que evoluem com importante remodelamento atrial, dentre as quais a doença valvar mixomatosa mitral e a cardiomiopatia dilatada nos cães; a FA idiopática ou primária é de ocorrência rara nessa espécie.

Existem poucas evidências da correlação entre FA e a formação de trombos ou de eventos de TEA em cães com as cardiopatias estruturais anteriormente citadas, pois em ambas as cardiopatias, pela insuficiência das valvas atrioventriculares presentes, estas geram um fluxo turbulento e de alta velocidade no interior dos átrios, fato que desfavorece a formação de trombos. Segundo deLaforcade et al.,[35] a FA pode estar associada à trombose arterial em cães, particularmente quando há redução da velocidade do fluxo do apêndice atrial esquerdo. Porém, quando há reconhecimento ou identificação de fatores de risco para a formação de trombos ou de evento TEA, a terapia profilática deve ser instituída imediatamente.[35]

A terapia tromboprofilática baseia-se na prescrição de clopidogrel, associado ou não a rivaroxabana ou apixabana[36] ou heparina. Karn et al.[37] relataram o caso de um cão que desenvolveu um trombo atrial após cardioversão elétrica em decorrência de FA. O paciente foi tratado com clopidogrel 3 mg/kg SID e enoxaparina 1 mg/kg 2 vezes ao dia (BID), além das medicações cardiológicas. Dois meses após o início da terapia antitrombótica ocorreu a resolução do trombo.[37]

MARCA-PASSO TRANSVENOSO

Em cães com marca-passo transvenoso (MPT), a presença do eletrodo no átrio direito pode induzir a geração do trombo. O trauma endotelial induzido pelo eletrodo é associado à deposição de uma bainha conjuntiva fibrosa ao redor do eletrodo, resultando na formação do trombo.[35] A trombose é frequentemente assintomática; acredita-se que seja pelo início gradual da obstrução e pela formação de circulação colateral adequada.[38] A síndrome da veia cava cranial é a complicação trombótica mais comumente associada a MPT em cães, com resultados que variam de resolução até morte.[35] Em relato de caso em um cão com síndrome da veia cava cranial relacionada à trombose oriunda de MPT, o paciente foi tratado com clopidogrel (2,5 mg/kg SID) e rivaroxabana (0,68 mg/kg SID), com melhora da síndrome 2 semanas após o início do tratamento.[39]

A profilaxia com terapia antitrombótica parece ser fundamental em todos os cães com implantação de MPT para minimizar o risco de desenvolvimento de trombose sintomática. Nesse sentido, pode ser efetuada com o clopidogrel (dose 2 a 3 mg/kg SID) ou em casos de implantação de MPT em um paciente com comorbidades protrombóticas, o clopidogrel pode ser associado a HBPM (0,8-1 mg/kg BID)[40] ou rivaroxabana (0,5 mg/kg SID ou BID).

REFERÊNCIAS

1. Luis Fuentes V, Abbott J, Chetboul V, Côté E, Fox PR, Häggström J, et al. ACVIM consensus statement guidelines for the classification, diagnosis, and management of cardiomyopathies in cats. J Vet Intern Med. 2020;34(3):1062-77.
2. Paige CF, Abbott JA, Elvinger F, Pyle RL. Prevalence of cardiomyopathy in apparently healthy cats. J Am Vet Med Assoc. 2009;234(11):1398-403.

3. Luis Fuentes V, Wilkie LJ. Asymptomatic hypertrophic cardiomyopathy: diagnosis and therapy. Vet Clin North Am Small Anim Pract. 2017;47(5):1041-54.
4. Fox PR, Keene BW, Lamb K, Schober KE, Chetboul V, Luis Fuentes V, et al. Long-term incidence and risk of noncardiovascular and all-cause mortality in apparently healthy cats and cats with preclinical hypertrophic cardiomyopathy. J Vet Intern Med. 2019;33(6):2572-86.
5. Payne JR, Borgeat K, Brodbelt DC, Connolly DJ, Luis Fuentes V. Risk factors associated with sudden death vs. congestive heart failure or arterial thromboembolism in cats with hypertrophic cardiomyopathy. J Vet Cardiol. 2015;17 Suppl 1:S318-328.
6. Rush JE, Freeman LM, Fenollosa NK, Brown DJ. Population and survival characteristics of cats with hypertrophic cardiomyopathy: 260 cases (1990-1999). J Am Vet Med Assoc. 2002;220(2):202-7.
7. Laste NJ, Harpster NK. A retrospective study of 100 cases of feline distal aortic thromboembolism: 1977-1993. J Am Anim Hosp Assoc. 1995;31(6):492-500.
8. Atkins CE, Gallo AM, Kurzman ID, Cowen P. Risk factors, clinical signs, and survival in cats with a clinical diagnosis of idiopathic hypertrophic cardiomyopathy: 74 cases (1985-1989). J Am Vet Med Assoc. 1992;201(4):613-8.
9. Hogan DF, Brainard BM. Cardiogenic embolism in the cat. J Vet Cardiol. 2015;17 Suppl 1:S202-214.
10. Smith SA, Tobias AH. Feline arterial thromboembolism: an update. Vet Clin North Am Small Anim Pract. 2004;34(5):1245-71.
11. Schober KE, Maerz I. Assessment of left atrial appendage flow velocity and its relation to spontaneous echocardiographic contrast in 89 cats with myocardial disease. J Vet Intern Med. 2006;20(1):120-30.
12. Stokol T, Brooks M, Rush JE, Rishniw M, Erb H, Rozanski E, et al. Hypercoagulability in cats with cardiomyopathy. J Vet Intern Med. 2008;22(3):546-52.
13. Kapur NK, Deming CB, Kapur S, Bian C, Champion HC, Donahue JK, et al. Hemodynamic modulation of endocardial thromboresistance. Circulation. 2007;115(1):67-75.
14. Hogan DF. Feline cardiogenic arterial thromboembolism: prevention and therapy. Vet Clin North Am Small Anim Pract. 2017;47(5):1065-82.
15. Bédard C, Lanevschi-Pietersma A, Dunn M. Evaluation of coagulation markers in the plasma of healthy cats and cats with asymptomatic hypertrophic cardiomyopathy. Vet Clin Pathol. 2007;36(2):167-72.
16. Brazzell JL, Borjesson DL. Evaluation of plasma antithrombin activity and D-dimer concentration in populations of healthy cats, clinically ill cats, and cats with cardiomyopathy. Vet Clin Pathol. 2007;36(1):79-84.
17. Siostrzonek P, Koppensteiner R, Gössinger H, Zangeneh M, Heinz G, Kreiner G, et al. Hemodynamic and hemorheologic determinants of left atrial spontaneous echo contrast and thrombus formation in patients with idiopathic dilated cardiomyopathy. Am Heart J. 1993;125(2 Pt 1):430-4.
18. Schafer AI. The hypercoagulable states. Ann Intern Med. 1985;102(6):814-28.
19. Smith SA, Tobias AH, Jacob KA, Fine DM, Grumbles PL. Arterial thromboembolism in cats: acute crisis in 127 cases (1992-2001) and long-term management with low-dose aspirin in 24 cases. J Vet Intern Med. 2003;17(1):73-83.
20. Luis Fuentes V. Arterial thromboembolism: risks, realities and a rational first-line approach. J Feline Med Surg. 2012;14(7):459-70.
21. Li RHL, Fabella A, Nguyen N, Kaplan JL, Ontiveros E, Stern JA. Circulating neutrophil extracellular traps in cats with hypertrophic cardiomyopathy and cardiogenic arterial thromboembolism. J Vet Intern Med. 2023;37(2):490-502.
22. Fox PR. Feline cardiomyopathies. In: Fox PR, Sisson DD, Moise NS. Textbook of canine and feline cardiology: principles and clinical practice. 2. ed. Philadelphia: WB Saunders; 1999. p.621-78.
23. Schoeman JP. Feline distal aortic thromboembolism: a review of 44 cases (1990-1998). J Feline Med Surg. 1999;1(4):221-31.
24. A. Cardiomiopatias em felinos. In: Larsson MHMA. Tratado de cardiologia em cães e gatos. São Caetano do Sul: Interbook; 2020. p.197-235.
25. Plumb DC; Pharm D. Plumb's veterinary drug handbook. 8. ed. Ames: Wiley-Blackwell; 2015. p.1279.
26. Hogan DF, Andrews DA, Green HW, Talbott KK, Ward MP, Calloway BM. Antiplatelet effects and pharmacodynamics of clopidogrel in cats. J Am Vet Med Assoc. 2004;225(9):1406-11.
27. Lo ST, Walker AL, Georges CJ, Li RH, Stern JA. Dual therapy with clopidogrel and rivaroxaban in cats with thromboembolic disease. J Feline Med Surg. 2022;24(4):277-83.
28. Ueda Y, Li RHL, Nguyen N, Ontiveros ES, Kovacs SL, Oldach MS, et al. A genetic polymorphism in P2RY1 impacts response to clopidogrel in cats with hypertrophic cardiomyopathy. Sci Rep. 2021;11(1):12522.
29. Hogan DF, Fox PR, Jacob K, Keene B, Laste NJ, Rosenthal S, et al. Secondary prevention of cardiogenic arterial thromboembolism in the cat: The double-blind, randomized, positive-controlled feline arterial thromboembolism; clopidogrel vs. aspirin trial (FAT CAT). J Vet Cardiol. 2015 ec;17 Suppl 1:S306-317.
30. Brainard BM, Coleman AE, Kurosawa A, Rush JE, Hogan DF, Brooks MB, et al. Therapy with clopidogrel or rivaroxaban has equivalent impacts on recurrence of thromboembolism and survival in cats following cardiogenic thromboembolism: the SUPERCAT study. J Am Vet Med Assoc. 2024;1-10.

31. Smith CE, Rozanski EA, Freeman LM, Brown DJ, Goodman JS, Rush JE. Use of low molecular weight heparin in cats: 57 cases (1999-2003). J Am Vet Med Assoc. 2004;225(8):1237-41.
32. Goggs R, Benigni L, Fuentes VL, Chan DL. Pulmonary thromboembolism. J Vet Emerg Crit Care (San Antonio). 2009;19(1):30-52.
33. deLaforcade A, Bacek L, Blais MC, Goggs R, Lynch A, Rozanski E. Consensus on the Rational Use of Antithrombotics in Veterinary Critical Care (CURATIVE): Domain 1-Defining populations at risk. J Vet Emerg Crit Care (San Antonio). 2019;29(1):37-48.
34. Santilli R, Moïse NS, Pariout R, Perego M. Supraventricular tachycardias. In: Santilli R, Moïse NS, Pariout R, Perego, editors. Eletrocardiography of the dogs and cats. 2. ed. Milano: Edra; 2018. p.110-00.
35. deLaforcade A, Blais MC, Boyd C, Brainard BM, Chan DL, Cortelli S, et al. 2022 Update of the Consensus on the Rational Use of Antithrombotics in Veterinary Critical Care (CURATIVE): Domain 1-Defining populations at risk. J Vet Emerg Crit Care. 2022;32:289-314.
36. Gagnon AL, Scansen BA, Olver C, Shropshire S, Hess A, Orton EC. Phase I clinical trial of an antithrombotic drug protocol combining apixaban and clopidogrel in dogs. J Vet Cardiol. 2021;36:105-14.
37. Karn M, Potter BM, Scansen BA, Boon JA, Szatmári V. Right atrial thrombus formation in a dog after successful electrical cardioversion for atrial fibrillation. J Vet Intern Med. 2023;37(4):1482-7.
38. Mulz JM, Kraus MS, Thompson M, Flanders JA. Cranial vena caval syndrome secondary to central venous obstruction associated with a pacemaker lead in a dog. J Vet Cardiol. 2010;12(3):217-23.
39. Lozada Miranda B, Walton R, LeVine DN, Blong A, Ware W, Ward J. Use of rivaroxaban for treatment of cranial vena cava syndrome secondary to transvenous pacemaker lead thrombosis in a dog. J Vet Cardiol. 2019;25:7-13.
40. Murray JD, O'Sullivan ML, Hawkes KCE. Cranial vena caval thrombosis associated with endocardial pacing leads in three dogs. J Am Anim Hosp Assoc. 2010;46(3):186-92.

29

Tromboprofilaxia na dirofilariose

Márcia Kahvegian e Rodrigo Brum

INTRODUÇÃO

A dirofilariose é uma doença transmitida por vetores, causada pelo nematoide *Dirofilaria immitis*, que afeta principalmente a artéria pulmonar de cães, gatos e outros carnívoros.

A resposta fisiopatológica à dirofilariose deve-se principalmente à presença de vermes adultos nas artérias pulmonares, à existência de microfilárias e à liberação da bactéria endossimbiótica *Wolbachia pipientis*, advinda dos adultos e das microfilárias mortas.[1]

Em cães, os vermes adultos promovem lesões nas artérias pulmonares (endoarterites e inflamações perivasculares) e nos pulmões. Essa condição resulta em inflamação, dano endotelial e descamação, além de proliferação vilosa da camada íntima, resultando em obstrução do fluxo sanguíneo pelo estreitamento do lúmen dos ramos menores das arteríolas pulmonares.[2]

Dado que o *D. immitis* pode sobreviver a longo prazo no sistema vascular de hospedeiros imunocompetentes, é razoável assumir que os vermes adultos interagem com seu ambiente intravascular, modulando a resposta imune pela ação de seus produtos metabólicos.[3] A ativação e a atração de leucócitos e plaquetas liberam fatores que induzem a proliferação de células musculares lisas, com acúmulo de colágeno e fibrose. A endoarterite proliferativa causa oclusão do lúmen vascular tornando as paredes arteriais espessas e rígidas, reduzindo o fluxo sanguíneo.[1] Os vermes formam fragmentos embólicos que desencadeiam trombose. Dessa forma, a infecção é caracterizada por proliferação endotelial, inflamação perivascular e tromboembolismo, resultando em hipertensão pulmonar (HP) crônica e insuficiência cardíaca congestiva direita (ICCD).[4]

A morte natural ou por adulticida dos vermes pode induzir inflamação granulomatosa, obstrução arterial, vasoconstrição e tromboembolismo pulmonar (TEP). A hipóxia causada pelo desequilíbrio ventilação-perfusão secundário ao TEP promove liberação de substâncias vasoativas pelas células endoteliais, o que resulta em um estado vasoconstritor prolongado. Essas condições somadas também induzem o desenvolvimento de HP e aumento da pós-carga do ventrículo direito, que pode resultar em ICCD.[2]

A incidência de tromboembolismo em pacientes infectados é desconhecida, mas acredita-se que a formação de trombos seja uma complicação em animais infectados e em tratamento. O TEP é uma complicação comum pela presença de larvas mortas e fragmentos da doença na camada vascular íntima.[5] Parece existir uma importante associação entre dirofilariose e tromboembolismo em cães, e o risco pode aumentar com a gravidade da doença, terapia instituída e potencialmente com a presença de microfilárias.[6] Tanto o tratamento conservador (*slow kill*), apenas com lactonas macrocíclicas e doxiciclina, quanto o adulticida, associando-se os dois grupos anteriores a fármacos da família dos arsenicais como a melasormina, podem promover eventos tromboembólicos de origem vascular ou verminóticos. Este último é mais evidente quanto maior for a velocidade de eliminação das formas adultas do parasita. Já o tromboembolismo de origem vascular origina-se a partir da lesão endotelial provocada pelo movimento serpentiforme dos vermes nos diferentes ramos da artéria pulmonar. Em casos mais graves, a obstrução nas artérias pulmonares causada pela presença dos vermes adultos gera um turbilhonamento do fluxo sanguíneo, dificultando a cicatrização do endotélio por impedir a formação do coágulo maduro. A desintegração do coágulo imaturo resulta em fragmentos livres dentro do lúmen vascular, que podem obstruir vasos de menor calibre dentro do pulmão.[2] A Figura 1 mostra a presença de trombo em ramo direito da artéria pulmonar em um paciente em tratamento para dirofilariose.

O dímero-D é um produto marcador de fibrinólise, resultante da clivagem da fibrina pela plasmina. Durante o processo de formação do coágulo, a trombina cliva o fibrinogênio para formar monômeros de fibrina solúveis que se tornam insolúveis quando o fator XIII reticula esses monômeros.[3] O dímero-D pode ser um marcador de tromboembolismo nessa doença, uma vez que seus níveis são significativamente mais elevados em cães infectados com dirofilariose, quando comparados com cães não infectados.[7] Outro estudo demonstrou que animais infectados apresentaram concentrações elevadas de dímero-D e trombocitopenia

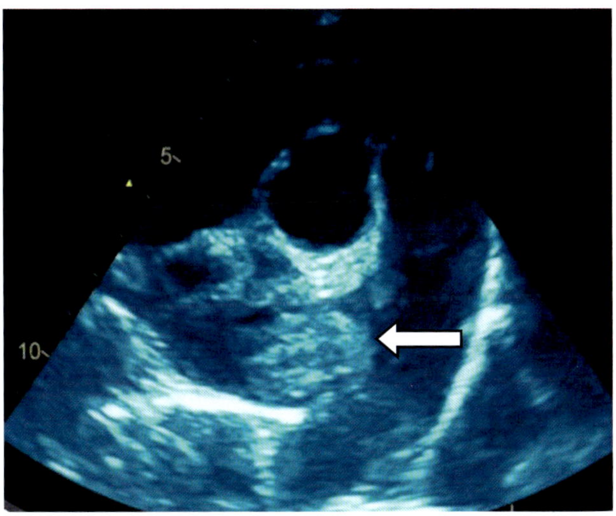

FIGURA 1 Imagem ecocardiográfica em corte transversal da base: presença de trombo em ramo direito da artéria pulmonar em um paciente em tratamento para dirofilariose.

Fonte: arquivo pessoal do autor Rodrigo Brum.

leve, e que o tratamento adequado tende a reduzir a concentração do dímero-D ao longo do tempo.[5] Esses resultados foram confirmados por achados de deposição de dímero-D nos pulmões e rins de cães experimental e naturalmente infectados, com uma correlação positiva entre os níveis séricos de dímero-D e a imuno-histoquímica. Além disso, a carga do parasita parecia estar correlacionada com as concentrações de dímero-D; os maiores valores médios ocorreram nos cães que apresentavam cargas parasitárias mais altas.[8]

O paciente também pode ter complicações tromboembólicas durante o tratamento, na primeira e na segunda semanas após seu início, certamente pela embolização dos vermes mortos e utilização de corticosteroides.[7,9] A prednisona muitas vezes é utilizada como adjuvante no tratamento na tentativa de reduzir a resposta inflamatória, mas cães em tratamento que receberam prednisona apresentaram altas concentrações de dímero-D.[10] Contudo, a administração de glicocorticoides deve ser feita com cautela, pois sugere-se que seu uso por períodos prolongados apresenta efeito pró-coagulante pela maior ativação plaquetária,[2,11] somada à redução do fluxo sanguíneo pulmonar que naturalmente ocorre na parasitose. Os níveis de dímero-D devem ser monitorados no período pós-tratamento, uma vez que, um mês depois, até 33% dos cães apresentavam níveis aumentados desse biomarcador, especialmente quando se opta pelo uso de adulticidas.[12] Além desse fato, pacientes com dirofilariose podem apresentar trombocitopenia, possivelmente pelo importante processo de consumo do tromboembolismo. Apesar dessa condição, parece que ocorre o aumento da reatividade plaquetária, uma vez que doses maiores de antiplaquetários são requeridas em cães infectados.[13]

O dímero-D é um biomarcador com alta sensibilidade e baixa especificidade. Isto significa que valores acima daqueles de referência sinalizam uma taxa de fibrinólise elevada, porém não confirmam que esteja relacionada a uma formação elevada de trombos. Apesar disso, valores normais desse marcador auxiliam na exclusão da suspeita de TEP.[14,15] Na medicina veterinária, valores acima de 0,2 a 0,25 μg/mL podem sugerir TEP quando o animal apresentar sinais clínicos condizentes, embora o diagnóstico definitivo seja dado por angiotomografia.[10,16] Contudo, as orientações atuais para prevenção, diagnóstico e controle da dirofilariose em cães da Sociedade Americana de Dirofilariose[17] não fazem qualquer menção à terapia antitrombótica nesses pacientes. Apesar de a adição do clopidogrel reduzir o risco de tromboembolismo,[18] até o momento não existem estudos controlados em cães avaliando o uso de terapia anticoagulante. Por outro lado, a doença ativa parece modular e prevenir a formação de coágulos, uma vez que pode estimular o sistema fibrinolítico e reduzir a atividade do fator Xa.[19]

Como não há consenso, a prevenção e a terapia antitrombótica são controversas. Estudos antigos orientam que a heparina não fracionada pode ser utilizada na dose de 75 U/kg 3 vezes ao dia (TID), até que a contagem plaquetária seja normalizada.[20] Como a farmacocinética da heparina varia muito entre pacientes graves, a dose deve ser individualizada e titulada conforme o prolongamento de 1,5 a 2,5 o tempo de tromboplastina parcial ativada (TTPa) basal.[21]

O uso de antiplaquetários, como ácido acetilsalicílico (AAS) e clopidogrel, tem sido questionado, pois as alterações vasculares pulmonares associadas à dirofilariose consomem plaquetas e aumentam sua taxa de renovação, reduzindo efetivamente os efeitos antitrombóticos do medicamento. Já foi documentado que o AAS tem efeito limitado na prevenção do tromboembolismo pulmonar na dirofilariose em felinos.[22]

Sugere-se a administração de heparina ou inibidores diretos de fator Xa associados ao clopidogrel quando o trombo é visualizado no tronco de artéria pulmonar ou ramos proximais[23] em animais com contagem plaquetária normal. No paciente com trombocitopenia, sugere-se não utilizar o antiplaquetário, uma vez que os anticoagulantes podem ser mais efetivos para prevenir a trombose na dirofilariose.[24] Como não existe um consenso e as alterações hemostáticas podem variar muito de um paciente para outro, sugere-se, em caso de administração, individualizar as doses dos antiplaquetários e anticoagulantes, e recomenda-se fortemente a monitoração da terapia antitrombótica por meio de testes viscoelásticos. Ainda são necessárias pesquisas para avaliar segurança e eficácia dos anticoagulantes nos pacientes com dirofilariose.

Em felinos, a dirofilariose está associada ao TEP grave e à inflamação eosinofílica nos pulmões, podendo resultar em morte súbita. Apesar disso, o *guideline* europeu para prevenção e manejo de dirofilariose em felinos[25] não faz menção à anticoagulação. Nesse sentido, em decorrência das evidências postuladas em cães, sugere-se a terapia antitrombótica apenas em felinos infectados e sintomáticos.

De maneira geral, a sobrevivência e a recuperação de animais com potencial elevado de TEP provocado pela dirofilariose passam pela disponibilidade do paciente em realizar o procedimento cirúrgico para a remoção da maior quantidade possível de vermes adultos antes do início do tratamento,[26] seja ele conservador, seja adulticida. Infelizmente, a técnica cirúrgica limita-se ao acesso de exemplares situados apenas em átrio direito, ventrículo direito e ramos principais da artéria pulmonar, não sendo possível a remoção além desse ponto. Em caso de impossibilidade cirúrgica, a recomendação é iniciar o tratamento conservador com terapia adjuvante previamente à administração dos arsenicais como forma de eliminar ou sensibilizar estágios larvais circulantes e mitigar lesões endoteliais, o que minimizaria a possibilidade de eventos trombóticos.[27]

PONTOS IMPORTANTES

- Os antiplaquetários podem ser administrados em pacientes com dirofilariose e contagem de plaquetas normais.
- Em pacientes com trombocitopenia sem a confirmação de alta reatividade plaquetária por meio de testes, sugere-se a administração isolada de anticoagulantes.
- Recomenda-se a individualização das doses por monitoração da terapia.
- A terapia farmacológica só deverá ser efetuada na ausência de manifestações clínicas de hipocoagulabilidade, sangramento e de contraindicações.

Para informações sobre fármacos e doses, consulte os Capítulos 15 a 17 – Antiplaquetários, Anticoagulantes – heparinas, Anticoagulantes inibidores orais diretos.

REFERÊNCIAS

1. McCall JW, Genchi C, Kramer LH, Guerrero J, Venco L. Heartworm disease in animals and humans. Adv Parasitol. 2008;66:193-285.
2. Bowman DD, Atkins CE. Heartworm biology, treatment, and control. Vet Clin North Am Small Anim Pract. 2009;39(6):1127-58, vii.
3. González-Miguel J, Morchón R, Mellado I, Carretón E, Montoya-Alonso JA, Simón F. Excretory/secretory antigens from Dirofilaria immitis adult worms interact with the host fibrinolytic system involving the vascular endothelium. Mol Biochem Parasitol. 2012;181(2):134-40.

4. Simón F, Siles-Lucas M, Morchón R, González-Miguel J, Mellado I, Carretón E, et al. Human and animal dirofilariasis: the emergence of a zoonotic mosaic. Clin Microbiol Rev. 2012;25(3):507-44.
5. Carretón E, Morchón R, González-Miguel J, Simón F, Juste MC, Montoya-Alonso JA. Variation of D-dimer values as assessment of pulmonary thromboembolism during adulticide treatment of heartworm disease in dogs. Vet Parasitol. 2013;195(1-2):106-11.
6. deLaforcade A, Bacek L, Blais MC, Boyd C, Brainard BM, Chan DL, et al. 2022 Update of the Consensus on the Rational Use of Antithrombotics and Thrombolytics in Veterinary Critical Care (CURATIVE) Domain 1- Defining populations at risk. J Vet Emerg Crit Care (San Antonio). 2022;32(3):289-314.
7. Carretón E, Corbera JA, Juste MC, Morchón R, Simón F, Montoya-Alonso JA. Dirofilaria immitis infection in dogs: cardiopulmonary biomarker levels. Vet Parasitol. 2011;176(4):313-6.
8. Carretón E, González-Miguel J, Montoya-Alonso JA, Morchón R, Simón F, Passeri B, et al. D-dimer deposits in lungs and kidneys suggest its use as a marker in the clinical workup of dogs with heartworm (Dirofilaria immitis) disease. Vet Parasitol. 2013;191(1-2):182-6.
9. Johnson LR, Lappin MR, Baker DC. Pulmonary thromboembolism in 29 dogs: 1985-1995. J Vet Intern Med. 1999;13(4):338-45.
10. Carretón E, Morchón R, Simón F, Juste MC, González-Miguel J, Montoya-Alonso JA. Evaluation of cardiopulmonary biomarkers during classic adulticide treatment versus the American Heartworm Society recommended treatment protocol in dogs infected by Dirofilaria immitis. Vet Parasitol. 2014;206(1-2):55-9.
11. Rawlings CA. Heartworm disease in dogs and cats. Philadelphia: WB Saunders; 1986.
12. Carretón E, Morchón R, Simón F, Juste MC, Méndez JC, Montoya-Alonso JA. Cardiopulmonary and inflammatory biomarkers in the assessment of the severity of canine dirofilariosis. Vet Parasitol. 2014;206(1-2):43-7.
13. Boudreaux MK, Dillon AR, Spano JS. Enhanced platelet reactivity in heartworm-infected dogs. Am J Vet Res. 1989;50(9):1544-7.
14. Nelson OL. Use of the D-dimer assay for diagnosing thromboembolic disease in the dog. J Am Anim Hosp Assoc. 2005;41(3):145-9.
15. Carretón E, Morchón R, Montoya-Alonso JA. Cardiopulmonary and inflammatory biomarkers in heartworm disease. Parasit Vectors. 2017;10(Suppl 2):534.
16. Bussadori C. Tratado de medicina cardiovascular em cães e gatos. São Paulo: MedVet; 2024.
17. Nelson CT, McCall JW, Carithers D. Current canine guidelines for the diagnosis, prevention, diagnosis, and management of heartworm (*Dirofilaria immitis*) infections in dogs (revised July 2014). Wilmington: American Heartworm Society (AHS); 2014. 30p.
18. Thomason J, Mooney AP, Price JM, Whittemore JC. Effects of clopidogrel and prednisone on platelet function in healthy dogs. J Vet Intern Med. 2020;34(3):1198-205.
19. Diosdado A, Simón F, Morchón R, González-Miguel J. Dirofilaria immitis possesses molecules with anticoagulant properties in its excretory/secretory antigens. Parasitology. 2020;147(5):559-65.
20. Calvert CA, Thrall DE. Treatment of canine heartworm disease coexisting with right-side heart failure. J Am Vet Med Assoc. 1982;180(10):1201-3.
21. Goggs R, Benigni L, Fuentes VL, Chan DL. Pulmonary thromboembolism. J Vet Emerg Crit Care (San Antonio). 2009;19(1):30-52.
22. Rawlings CA, Farrell RL, Mahood RM. Morphologic changes in the lungs of cats experimentally infected with Dirofilaria immitis. Response to aspirin. J Vet Intern Med. 1990;4(6):292-300.
23. Ames MK, Atkins CE. Treatment of dogs with severe heartworm disease. Vet Parasitol. 2020;283:109131.
24. Goggs R, Bacek L, Bianco D, Koenigshof A, Li RHL. Consensus on the Rational Use of Antithrombotics in Veterinary Critical Care (CURATIVE): Domain 2-Defining rational therapeutic usage. J Vet Emerg Crit Care (San Antonio). 2019;29(1):49-59.
25. Pennisi MG, Tasker S, Hartmann K, Belák S, Addie D, Boucraut-Baralon C, et al. Dirofilarioses in cats: European guidelines from the ABCD on prevention and management. J Feline Med Surg. 2020;22(5):442-51.
26. Morini S, Venco L, Fagioli P, Genchi C. Surgical removal of heartworms versus melarsomine treatment of naturally-infected dogs with high risk of thromboembolism. In: Seward, L., ed. Proc Amer Heartworm Sym '98. Batavia, IL: American Heartworm Society, 1998. p.235-40.
27. Kramer L, Grandi G, Passeri B, Gianelli P, Genchi M, Dzimianski MT, et al. Evaluation of lung pathology in Dirofilaria immitis-experimentally infected dogs treated with doxycycline or a combination of doxycycline and ivermectin before administration of melarsomine dihydrochloride. Vet Parasitol. 2011;176(4):357-60.

30

Tromboprofilaxia na doença hepática, biliar e *shunt*

Maria Carolina Farah Pappalardo

HEPATOPATIAS AGUDAS E CRÔNICAS

Diversas etiologias são responsáveis pela hepatopatia aguda ou crônica nos cães. As hepatites agudas são caracterizadas por inflamação (geralmente difusa), necrose e morte celular. A lesão pode evoluir para regeneração, com boa evolução, ou lesão grave, com sinais de falha de funcionamento hepático. A hepatite aguda pode ser causada por bactérias, protozoários e vírus, assim como medicações, plantas tóxicas ou doenças sistêmicas.[1] Já as hepatites crônicas (HC) acontecem por uma lesão persistente que pode ser causada por medicamentos, bactérias, protozoários, plantas tóxicas ou etiologia imunomediada.[2,3]

A cirrose reflete a hepatopatia crônica em estágio final, quando há fibrose e hipertensão portal. Uma variante da hepatopatia crônica é a chamada hepatite lobular dissecante, mais comum em pacientes jovens e caracterizada por uma inflamação lobular e reação de ductos graves, além de necrose de hepatócitos.[3]

O acúmulo anormal de cobre resulta da excreção hepática alterada do metal na bile, ingestão excessiva de cobre na dieta ou ambos, induzindo a hepatite secundária a seu acúmulo. Quando o cobre excede o transporte de hepatócitos e a capacidade de ligação, o cobre livre causa oxidação, tendo como consequência degeneração hepatocelular e morte celular com inflamação hepática crônica.[4] Raramente, os indivíduos com altas concentrações de cobre hepático podem sofrer uma crise necroinflamatória aguda liberando cobre e causando anemia hemolítica.[5] O diagnóstico é realizado pela biópsia hepática, analisando quantitativamente o cobre, ou através de uma coloração específica chamada rodanina[6] (Quadro 1 e Figura 1). Raças como Bedlington Terrier, Dálmata, Labrador Retriever, Doberman Pinscher e West Highland White Terrier são mais predispostas à condição.[3]

Não foram desenvolvidos critérios específicos para o diagnóstico de hepatite imunomediada em cães. A característica da HC idiopática inclui a presença de infiltrados linfocíticos no fígado e resposta à imunossupressão. Um diagnóstico clínico presuntivo de HC imunomediada em cães requer a eliminação de outras etiologias.[3]

QUADRO 1

Diagnóstico da hepatite secundária ao acúmulo de cobre
Evidência histológica de hepatite crônica associada ao acúmulo de cobre hepático mais frequentemente localizado em áreas centrolobulares.
Concentração de cobre em parênquima superiores a 1.000 µg/g de fígado
Coloração histoquímica mostrando acúmulo de cobre em hepatócitos nas áreas centrolobulares.

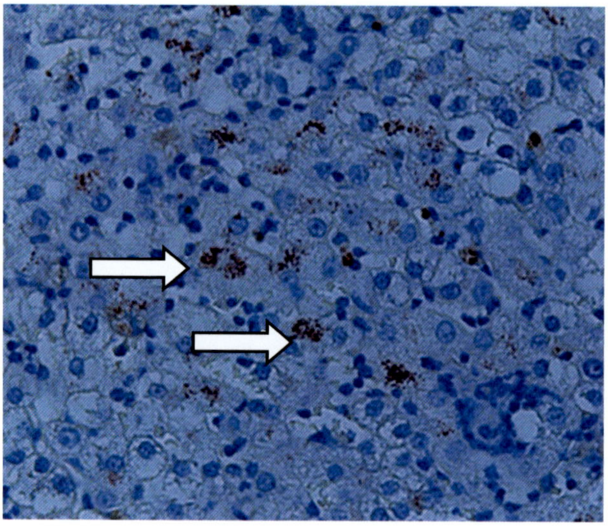

FIGURA 1 Coloração histoquímica rodamina em histopatológico de fígado 40 ×.

Fonte: imagem cedida pela médica-veterinária Carolina Gonçalves Pires do CVAP – Centro Veterinário de Anatomia Patológica.

SHUNT PORTOSSISTÊMICO

Os desvios portossistêmicos são vasos anômalos que fazem o desvio do sangue do sistema portal diretamente para a circulação venosa sistêmica, sem passar pelo fígado. São divididos em congênitos e adquiridos. Os desvios adquiridos estão relacionados à hipertensão portal secundária ao processo de remodelação da arquitetura vascular secundário à fibrose. Os desvios congênitos não têm relação com a fibrose hepática e podem ser divididos em intra-hepáticos (mais comuns em raças grandes) e extra-hepáticos (mais comuns em raças pequenas) (Figura 2). Algumas raças predispostas são Yorkshire, Maltês, Schnauzer e Pug.[6,7]

A dosagem sérica de ácidos biliares (pré e pós-prandial) é o teste mais utilizado como triagem, embora outras doenças hepáticas possam causar aumento dos ácidos biliares. A ultrassonografia com Doppler pode ser utilizada para localização do *shunt* portossistêmico, mas a tomografia é o método mais assertivo para medição do tamanho do vaso e localização da anomalia vascular.[8]

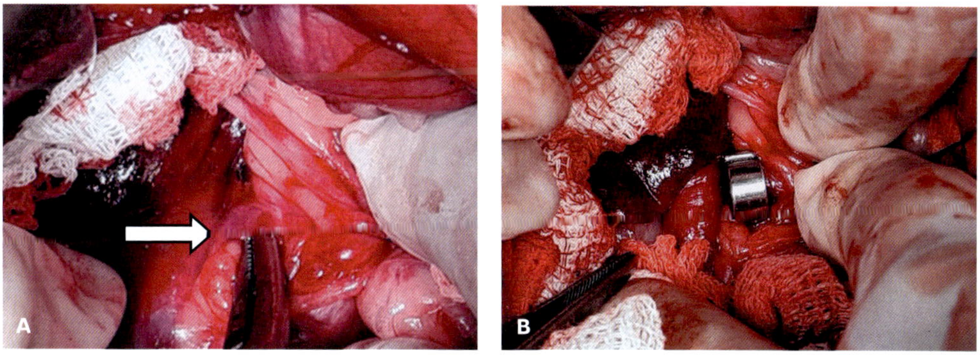

FIGURA 2 A: *shunt* portossistêmico extra-hepático; B: anel ameroide ao redor do *shunt* portossistêmico.

Fonte: imagem cedida pela médica-veterinária Karen Abrantes da Assunção.

DOENÇAS HEPATOBILIARES

Alterações biliares como cálculos, concreções, lama biliar grave ou mucocele geralmente não causam manifestações clínicas, exceto quando evoluem para inflamação, obstrução e rupturas. Nesses casos, o processo inflamatório intenso pode predispor às alterações de coagulação. Muitas dessas doenças são comuns a pacientes com endocrinopatias como o hipercortisolismo e tendem à hipercoagulação. Existe evidência de tromboembolismo pulmonar (TEP) e trombose da veia esplênica em pacientes com mucocele biliar.[9] Micro e macrotrombos podem promover a progressão da doença, complicar o manejo cirúrgico ou ambos. Assim, é necessária uma investigação mais aprofundada sobre o estado de coagulação nesses cães para que decisões mais adequadas sobre o tratamento de tromboprofilaxia no perioperatório possam ser tomadas.[10]

O complexo colangite-colangio-hepatite em felinos se divide em neutrofílica (aguda e crônica), linfocítica, linfocítica portal e parasitária.[10,11] Já a lipidose hepática é a hepatopatia felina secundária ao acúmulo de gordura nos hepatócitos decorrente de um período de anorexia e perda de peso no gato obeso.[12]

TROMBOFILAXIA NA DOENÇA HEPÁTICA

A doença hepática nos cães pode estar preferencialmente associada à trombose de certos vasos, particularmente das veias porta e esplênica. Segundo Respess[13] e Hardie,[14] a doença hepática foi documentada em 29 de 140 (21%) cães com trombose portal ou da veia esplênica, mas não em cães com trombose pulmonar ou aórtica. No geral, a literatura veterinária apoia uma associação entre doença hepática e trombose, em particular o trombo em veia porta e trombose da veia esplênica, num subconjunto de cães com doenças hepáticas. A terapia antitrombótica deve ser considerada em cães com doença hepática após avaliação do risco e benefício em pacientes individuais, reconhecendo que distúrbios hemorrágicos podem estar presentes por disfunção hepática grave. A presença de outros fatores de risco para trombose também deve levar o médico-veterinário a considerar a terapia antitrombótica para cães com doença hepática.[15]

Um estudo de cães com *shunt* portossistêmico incluiu o tromboelastrograma (exame mais fidedigno que os tempos de coagulação) como uma ferramenta de avaliação global da coagulação.[16] Esse estudo mostrou que cães com *shunt* portossistêmico podem ser hipercoaguláveis apesar dos prolongamentos do tempo de coagulação. Os cães afetados também apresentaram atividades diminuídas dos anticoagulantes endógenos antitrombina e proteína C, condições que são fatores de risco para trombose. Cães com encefalopatia hepática podem ser mais propensos a serem hipercoaguláveis no tromboelastograma e apresentam concentrações mais elevadas de fibrinogênio.[17]

No geral, há algumas sugestões na literatura de que o *shunt* portossistêmico aumenta o risco de trombose, particularmente após cirurgia. Esses pacientes podem apresentar risco de sangramento por disfunção hepática; portanto, a terapia antitrombótica deve ser considerada somente após a tromboelastometria e/ou uma avaliação do risco e benefício individual de cada paciente. Nesse sentido, a administração rotineira de medicamentos antitrombóticos para cães com *shunt* portossistêmico não é recomendada. Os felinos com *shunt* devem ser avaliados individualmente e, caso haja indícios de risco trombótico, ou quando outros fatores de risco trombogênicos estiverem presentes, ou quando a tromboelastometria demonstra um padrão de hipercoagulabilidade, a terapia antitrombótica pode ser utilizada.[15]

A avaliação do risco de trombose é importante no atendimento de cães e gatos com doença hepática. As condições que podem induzir quadro de hipercoagulabilidade e trombose nas hepatopatias estão listadas no Quadro 2.

QUADRO 2

Anormalidades de coagulação em cães e gatos com doença hepatobiliar que podem predispor à trombose
Aumento da atividade do fator de von Willebrand
Aumento do fator VIII
Diminuição da atividade de proteína C
Diminuição da atividade antitrombina
Hiperfibrinogenemia
Hipertensão portal/desvios portossistêmicos adquiridos

Fonte: modificado de Webster et al., 2016.[18]

Em humanos, há evidências de que a trombose microvascular clinicamente oculta ocorre na doença hepática crônica e contribui para a formação de microtrombos na vasculatura hepática, levando à isquemia tecidual. Isso ativa células estreladas hepáticas e fibroblastos que produzem grandes quantidades de matriz extracelular.[19] Estudos sugerem que a terapia anticoagulante pode ser benéfica para retardar a progressão da fibrose hepática. Pequenos ensaios clínicos em pacientes humanos com hepatopatia crônica/cirrose mostraram redução da fibrose e melhora da sobrevida em pacientes tratados com heparina de baixo peso molecular[20] (Quadro 3). Embora os dados existentes não apoiem o uso rotineiro de anticoagulantes como terapia antifibrótica, está se tornando evidente que a atividade da cascata de coagulação tem uma influência profunda na fibrogênese do tecido e no avanço da fibrose hepática.[21] O Quadro 3 sugere alguns fármacos utilizados na anticoagulação de pacientes hepatopatas, com doença biliar ou *shunt*.

QUADRO 3

Sugestão para tromboprofilaxia em cães

Medicação	Dose
Clopidogrel	2 mg/kg VO a cada 24 h*
Heparina não fracionada	150-200 U/kg a cada 6-8 h SC
Dalteparina	150 U/kg a cada 8 h SC
Enoxaparina	0,8 mg/kg a cada 8 h SC**
Rivaroxabana	0,5 mg/kg a cada 12 h ou 1 mg/kg 24 h VO

*Não utilizar em casos de trombocitopenia importante (< 50×10^9/L); **Caso o paciente seja nefropata, considere o uso de heparina não fracionada no lugar da enoxaparina.

SC: subcutâneo; VO: via oral.

Fonte: modificado de Webster et al., 2016,[18] Blais et al., 2019,[22] Sharp et al., 2019.[23]

Como demonstrado, as hepatopatias são alterações que podem causar distúrbios de coagulação importantes, já que o fígado é um órgão que participa ativamente da formação dos fatores de coagulação.

REFERÊNCIAS

1. Cogliati, B; Silva, RD, Ushikoshi, WS. Doenças hepáticas caninas. In: Jericó M, Andrade Neto JP, Kogika MM, editores. Tratado de medicina interna de cães e gatos. 2. ed. São Paulo: Roca; 2023.
2. McGavin MD, Zachary JF. Pathologic basis of veterinary disease. 4. ed. St Louis: Mosby-Elsevier; 2007.
3. Webster CRL, Center SA, Cullen JM, Penninck DG, Richter KP, Twedt DC, et al. ACVIM consensus statement on the diagnosis and treatment of chronic hepatitis in dogs. J Vet Intern Med. 2019;33(3):1173-200.
4. Nagasaka H, Inoue I, Inui A, Komatsu H, Sogo T, Murayama K, et al. Relationship between oxidative stress and antioxidant systems in the liver of patients with Wilson disease: hepatic manifestation in Wilson disease as a consequence of augmented oxidative stress. Pediatr Res. 2006;60(4):472-7.
5. Noaker LJ, Washabau RJ, Detrisac CJ, Heldmann E, Hendrick MJ. Copper associated acute hepatic failure in a dog. J Am Vet Med Assoc. 1999;214(10):1502-6.
6. Thornburg LP. A perspective on copper and liver disease in the dog. J Vet Diagn Invest. 2000;12(2):101-10.
7. Tobias KM, Rohrbach BW. Association of breed with the diagnosis of congenital portosystemic shunts in dogs: 2,400 cases (1980-2002). J Am Vet Med Assoc. 2003;223(11):1636-9.
8. Winkler JT, Bohling MW, Tilson DM, Wright JC, Ballagas AJ. Portossystemic shunts: diagnosis, prognosis, and treatment of 64 cases (1993- 2001). J Am Anim Hosp Assoc. 2003;39(2):169-85.
9. Jaffey JA, Pavlick M, Webster CR, Moore GE, McDaniel KA, Blois SL, et al. Effect of clinical signs, endocrinopathies, timing of surgery, hyperlipidemia, and hyperbilirubinemia on outcome in dogs with gallbladder mucocele. Vet J. 2019;251:105350.
10. Pavlick M, DeLaforcade A, Penninck DG, Webster CRL. Evaluation of coagulation parameters in dogs with gallbladder mucoceles. J Vet Intern Med. 2021;35(4):1763-72.
11. Center SA, Randolph JF, Warner KL, Flanders JA, Harvey HJ. Clinical features, concurrent disorders, and survival time in cats with suppurative cholangitis-cholangiohepatitis syndrome. J Am Vet Med Assoc. 2022;260(2):212-27.
12. Webb CB. Hepatic lipidosis: clinical review drawn from collective effort. Journalof Feline Med Surg. 2018;20(3): 217-27.
13. Respess M, O'Toole TE, Taeymans O, Rogers CL, Johnston A, Webster CRL. Portal vein thrombosis in 33 dogs: 1998-2011. J Vet Int Med. 2012;26(2):230-7.
14. Hardie EM, Vaden SL, Spaulding K, Malarkey DE. Splenic infarction in 16 dogs: a retrospective study. J Vet Int Med. 1995;9(3):141-8.
15. deLaforcade A, Bacek L, Blais MC, Goggs R, Lynch A, Rozanski E. Consensus on the Rational Use of Antithrombotics in Veterinary Critical Care (CURATIVE): Domain 1-Defining populations at risk. Journal of Veterinary Emergency and Critical Care. 2019;29(1):37-48.
16. Kelley D, Lester C, DeLaforcade A, Webster CRL. Thromboelastographic evaluation of dogs with congenital portosystemic shunts. J Vet Int Med. 2013;27(5):1262-7.

17. Roy RG, Post GS, Waters DJ. Portal vein thrombosis as a complication of portosystemic shunt ligation in two dogs. J Am Anim Hosp Assoc. 1992;28(1):53-8.
18. Webster CRL. Hemostatic disorders associated with hepatobiliary disease. Vet Clin Small Animal. 2017;47(3): 601-15.
19. Kopec AK, Joshi N, Luyendyk JP. Role of hemostatic factors in hepatic injury and disease: animal models de-liver. J Thromb Haemost. 2016;14(7):1337-49.
20. Intagliata NM, Northup PG. Anticoagulant therapy in patients with cirrhosis. Semin Thromb Hemost. 2015;41(05):514-9.
21. Hugenholtz GC, Northrup PG, Porte RJ, et al. Is there a rational for treatment of chronic liver disease with anti-thrombotic therapy? Blood Rev. 2015;29:127-36.
22. Blais MC, Bianco D, Goggs R, Lynch AM, Palmer L, Ralph A, Sharp CR. Consensus on the Rational Use of Antithrombotics in Veterinary Critical Care (CURATIVE): domain 3-Defining antithrombotic protocols. J Vet Emerg Crit Care. 2019;29(1):60-74.
23. Sharp CR, Goggs R, Blais MC, Brainard BM, Chan DL, deLaforcade AM, et al. Clinical application of the American College of Veterinary Emergency and Critical Care (ACVECC) Consensus on the Rational Use of Antithrombotics in Veterinary Critical Care (CURATIVE) guidelines to small animal cases. J Vet Emerg Crit Care (San Antonio). 2019;29(2):121-31.

31
Tromboprofilaxia na cirurgia e unidade de terapia intensiva

Ana Carolina Ruiz e Márcia Kahvegian

INTRODUÇÃO

A tromboprofilaxia em cães e gatos em condições graves é essencial para prevenir eventos tromboembólicos, como tromboembolismo venoso (TEV), tromboembolismo pulmonar (TEP) e coagulação intravascular disseminada (CID). Esses eventos são comuns em pacientes que sofreram trauma, passaram por cirurgias extensas ou estão internados em unidades de terapia intensiva (UTI). Em tais cenários, o uso de fármacos injetáveis, como a heparina não fracionada (HNF) e a heparina de baixo peso molecular (HBPM), pode ser necessário pela gravidade das condições desses pacientes.[1,2]

POPULAÇÃO DE RISCO

A triagem dos pacientes hospitalizados para risco trombótico deve ser realizada para determinar o regime antitrombótico mais apropriado. A estratificação de risco deve ser baseada em múltiplos fatores, incluindo a condição clínica subjacente, o grau de imobilidade, o estado inflamatório sistêmico e a presença de dispositivos invasivos, como cateteres venosos centrais.[2,3] Em pacientes politraumatizados, que passaram por cirurgias de grande porte ou internados em UTI, o risco de trombose é particularmente alto pela combinação de estase venosa, inflamação sistêmica e lesão endotelial — a tríade de Virchow. Nesses casos, a utilização de fármacos anticoagulantes injetáveis é preferível por sua rápida ação e reversibilidade.[3]

TROMBOPROFILAXIA NA UTI

A tríade de Virchow — que envolve estase venosa, lesão endotelial e hipercoagulabilidade — é observada na maioria dos cães e gatos em estado grave, como aqueles que estão internados em UTI. A ativação da cascata de coagulação, pela via intrínseca ou extrínseca, pode levar à formação de trombos venosos.[4] Nos casos mais graves, como em pacientes politraumatizados ou sépticos, pode ocorrer CID, levando a complicações hemorrágicas graves.[1]

Imobilidade prolongada, inflamação sistêmica e uso de dispositivos invasivos aumentam o risco trombótico de pacientes internados.[1] Além disso, pacientes com história prévia de tromboembolismo, sob ventilação mecânica, com câncer ou história de cirurgia recente e sepse, apresentam maior risco trombótico na UTI.[5] Nessas condições, a tromboprofilaxia é uma parte essencial do manejo terapêutico para prevenir eventos tromboembólicos venosos, como o tromboembolismo pulmonar (TEP).

O risco para tromboembolismo deve ser acessado individualmente, levando em consideração a doença de base (Quadro 1) e/ou aquela que motivou a hospitalização, as doenças concomitantes e o estado inflamatório do paciente. Considerando o risco de trombose nessas condições, deve-se ponderar o risco de hemorragia antes do início da anticoagulação.

QUADRO 1

Doenças e condições prevalentes em pacientes hospitalizados e risco para trombose

Doença/condição	Risco de trombose
AHIM	Alto
NPP	Alto
Cardiomiopatia e/ou ICC em felinos	Alto
ICC em cães	Moderado a alto se associado a outros fatores de risco para trombose
Trauma recente	Moderado-alto
Redução de mobilidade	Moderado-alto
Pacientes com marca-passo transvenoso	Alto
Pacientes em ventilação mecânica/imobilização	Alto
Sepse	Alto se associado a 1 ou mais fatores de risco
Pancreatite	Moderado a alto se associado a outro fator de risco (p. ex., sepse)
Pancreatite necrotizante	Alto
Cateter central implantado	Moderado a alto se associado a doença e/ou fator de risco
Neoplasia	Moderado a alto principalmente em neoplasias que induzem estados de hipercoagulabilidade
Pós-operatório	Alto risco em cirurgias que envolvem grandes vasos (p. ex., onde foram efetuadas venotomia e venorrafia) ou com fatores de risco para hipercoagulabilidade (adrenalectomia em pacientes com hiperadrenocorticismo ou com invasão de veia cava) Alto risco em cirurgias ortopédicas como prótese de quadril
Hiperfibrinogenemia	Moderado-alto
Trombose prévia	Alto
Doenças sistêmicas associadas a quadros hiperinflamatórios	Alto

AHIM: anemia hemolítica imunomediada; ICC: insuficiência cardíaca congestiva; NPP: nefropatia perdedora de proteína.
Fonte: modificado de deLaforcade et al. 2019[6] e 2022[7]; adaptado de Falanga et al., 2013,[8] Vilar-Saavedra et al. 2011,[9] Fontes et al., 2023.[10]

TROMBOPROFILAXIA EM CIRURGIAS

Tanto no trauma quanto na cirurgia pode ocorrer um quadro de hipercoagulação no sentido de alcançar rapidamente a hemostasia e conter o sangramento. Mas a coagulação excessiva, caracterizada por lesão endotelial, geração excessiva de trombina, hiperfibrinogenemia, hiperatividade plaquetária, comprometimento das vias anticoagulantes e redução da fibrinólise, pode induzir o fenótipo de hipercoagulabilidade, gerando complicações trombóticas.[11] Pacientes cirúrgicos têm maior risco de desenvolver tromboembolismo venoso no período pós-operatório, por lesão vascular direta (pode desencadear um estado de hipercoagulabilidade sistêmica), imobilidade prolongada e ativação da coagulação causada pelo trauma cirúrgico. Além disso, a manipulação tecidual durante a cirurgia pode promover a liberação de substâncias pró-coagulantes, exacerbando o risco de formação de trombos.[12] Em cirurgias abdominais, a lesão de grandes vasos e a compressão de estruturas vasculares durante o procedimento aumentam significativamente o risco de TEV. Nessa situação, trombose tanto venosa quanto arterial e até mesmo microtrombose podem acontecer em pacientes que passaram por cirurgia, mas a localização da deposição do trombo depende da turbulência do fluxo sanguíneo, do estado de hipercoagulabilidade e do local da lesão vascular.[13]

Cães com massas esplênicas apresentam perfis hemostáticos variáveis, fazendo que não exista uma recomendação única de tromboprofilaxia, principalmente quando se trata do hemangiossarcoma, tumor altamente relacionado à CID.[14] A esplenectomia é comumente realizada em cães com massas esplênicas na presença ou ausência de hemoperitônio espontâneo. Em um estudo, foi demonstrada mortalidade de 24% em esplenectomia associada a hemorragia e disfunção hemostática, e trombose pós-operatória suspeita em 32 dos cães que morreram no pós-operatório.[1] A trombose portal pós-esplenectomia pode acontecer por fluxo sanguíneo portal alterado após a ligadura dos vasos esplênicos e distúrbios hemostáticos intrínsecos.[16] Alguns fatores estão relacionados à trombose do sistema portal e ao tromboembolismo pulmonar após esplenectomia. Dentre eles, baço muito aumentado (o qual favorece a estase de fluxo de sangue regional), manipulação e ligação da veia esplênica (dano endotelial e estase de fluxo na parte remanescente que pode se estender até a porta) e trombocitose (baço como reservatório de plaquetas). Por fim, a função de filtração perdida na esplenectomia faz que células anormais permaneçam na circulação.[17] Phipps et al.[18] observaram variáveis de tromboelastografia (TEG) sugestivas de hipercoagulabilidade em cães pós-esplenectomia, associada ao aumento do número de plaquetas em até 2 semanas após o procedimento. Por outro lado, cães com hemoperitônio secundário a massas esplênicas apresentam evidências pré-operatórias de hipocoagulabilidade e hiperfibrinólise na TEG.[19] As cirurgias relacionadas a neoplasias ressecáveis parecem afetar a coagulação, causando tendência à hipercoagulabilidade (carcinomas e sarcomas), a qual foi revertida, na maioria dos casos, em 2 semanas.[20]

A tromboprofilaxia pós-operatória é um componente essencial no manejo de pacientes submetidos a cirurgias de grande porte, como procedimentos ortopédicos, abdominais e torácicos. A profilaxia trombótica em cirurgias de grande porte é justificada pelo impacto significativo das complicações tromboembólicas, como o TEP. O objetivo é prevenir essas complicações, que podem comprometer a recuperação do paciente e aumentar a mortalidade. Pode ser efetuada com a utilização de medicamentos injetáveis, como HNF ou enoxaparina ou rivaroxabana.[2] Claramente, o paciente não deve apresentar qualquer sinal de sangramento antes do início da terapia. Para mais informações, consulte os Capítulos 14 a 17 e 19: Trombose e tratamento do tromboembolismo, Antiplaquetários, Anticoagulantes — heparinas, Anticoagulantes inibidores orais diretos e Efeitos adversos e manejo do sangramento relacionados à terapia antitrombótica.

DIAGNÓSTICO

Os ensaios de coagulação viscoelásticos podem avaliar de forma abrangente e precisa o estado de coagulação, portanto recomenda-se que os testes viscoelásticos sejam utilizados para avaliar a função de coagulação de pacientes com trauma grave, em pós-operatório de cirurgias (principalmente as de alta complexidade) e pacientes graves internados, para definição do fenótipo e orientação da terapia de reposição ou antitrombótica. Contagem plaquetária e dímero-D também são ferramentas importantes nesse cenário.

Na ausência do teste viscoelástico, é importante incluir testes de rotina de coagulação, como tempo de protrombina (TP), tempo de tromboplastina parcial ativada (TTPa), fibrinogênio, dímero-D e plaquetas, na tentativa de definir o fenótipo momentâneo do paciente. No entanto, ainda não foram relatados critérios diagnósticos para o fenótipo hipercoagulável com base em testes de coagulação de rotina, o que reflete a insensibilidade dos índices de coagulação convencionais à hipercoagulabilidade.[21] Apesar disso, a hiperfibrinogenemia e a trombocitose podem contribuir para a hipercoagulabilidade pós-traumática.[22,23]

Sem a capacidade de prever com precisão a trombose, a capacidade de individualizar a terapia pós-operatória para cães em cirurgias (não apenas nas esplenectomias, mas também em qualquer outra cirurgia), no trauma e na UTI, a instituição ou não da terapia antitrombótica permanecerá um desafio. Nesse sentido, a terapia nesse paciente deve ser baseada no teste viscoelástico e nos outros fatores de risco para trombose.

AGENTES ANTITROMBÓTICOS: MECANISMOS, DOSES E PROTOCOLOS

Os principais agentes antitrombóticos utilizados em cães e gatos hospitalizados são os fármacos injetáveis, como a HNF e a HBPM. O uso de antiagregante plaquetário, como o clopidogrel, é indicado em casos específicos de risco de tromboembolismo arterial. O objetivo do tratamento é limitar a geração de trombina e coágulos ricos em fibrina, minimizando o risco de trombose.[1,2]

Heparina não fracionada

A HNF atua como inibidor indireto da trombina e do fator Xa, por meio da ativação da antitrombina III. A dose recomendada em cães é de 150 a 200 UI/kg subcutâneos (SC) a cada 8 a 12 horas[24] e 50 a 200 U/kg SC a cada 8 horas para gatos.[1] A principal vantagem da HNF é sua reversibilidade rápida com protamina, tornando-a uma escolha ideal em pacientes com risco de sangramento ou que possam necessitar de cirurgia emergencial.[25]

Enoxaparina

A enoxaparina, uma HBPM, é preferível em relação à HNF pelo menor risco de sangramento e maior estabilidade farmacológica. Ela inibe o fator Xa com menor efeito nos demais fatores, além de potencializar a antitrombina.[26] A dose recomendada é de 0,8 a 1 mg/kg SC a cada 8 a 12 horas para cães e de 0,75 a 1 mg/kg SC a cada 8 a 12 horas para gatos.[27] Ajustes de dose são necessários em pacientes com insuficiência renal.[28]

Clopidogrel

O clopidogrel é uma exceção ao uso de medicamentos injetáveis, sendo um agente antiplaquetário oral utilizado para prevenir trombose arterial. É recomendado em situações em que o risco de trombose arterial é alto, como em pacientes com doenças cardíacas ou após cirurgias envolvendo artérias, como nas trombectomias. A dose de clopidogrel é de 1 a 3 mg/kg via oral (VO) 1 vez ao dia (SID) para cães, podendo ser realizada dose de ataque de 4 a 10 mg/kg, e 18,75 mg/gato VO SID para gatos, com dose de ataque de 37,5 mg/gato.[29]

Contraindicações e efeitos adversos

Os agentes antitrombóticos, como HNF e HBPM, podem causar efeitos adversos que exigem monitoramento contínuo, principalmente sangramento e hematomas. A trombocitopenia induzida por heparina (TIH) é uma complicação importante, porém pouco relatada em cães e gatos.[30] Além disso, a enoxaparina pode se acumular em pacientes com insuficiência renal, aumentando o risco de hemorragia.[28] O uso de clopidogrel deve ser monitorado em pacientes com risco elevado de sangramento.[2] Para mais informações, consulte o Capítulo 19 — Efeitos adversos e manejo do sangramento relacionados à terapia antitrombótica.

DURAÇÃO DA TROMBOPROFILAXIA

A duração da tromboprofilaxia em pacientes de UTI deve ser ajustada conforme o risco clínico de cada paciente. Pacientes com imobilidade prolongada e condições inflamatórias sistêmicas devem continuar recebendo tromboprofilaxia até que o risco de trombose seja considerado mínimo.[2,4] A duração da tromboprofilaxia em pacientes cirúrgicos deve ser adaptada de acordo com o risco de TEV e o tempo de imobilidade. Em cirurgias de grande porte, a profilaxia deve ser mantida até que o paciente recupere a mobilidade e o risco de eventos tromboembólicos seja reduzido.[2] Bruno et al.[20] observaram, em cirurgias tumorais (carcinoma, sarcoma, feocromocitoma), uma tendência à hipercoagulabilidade 24 horas após a cirurgia e uma reversão dessa tendência 2 semanas após o procedimento.

Em alguns casos, especialmente em pacientes de alto risco (cirúrgicos ou internados), a tromboprofilaxia pode ser estendida até a alta hospitalar ou por um período mais prolongado efetuado no domicílio.

MONITORAMENTO CONTÍNUO

Pacientes na UTI requerem monitoramento constante dos parâmetros de coagulação, especialmente aqueles com disfunção renal ou hepática, ou com coagulopatias preexistentes. Os testes viscoelásticos devem ser utilizados tanto para decisão sobre a terapia antitrombótica quanto para a monitoração. A avaliação frequente dos níveis de plaquetas é necessária para detectar TIH, especialmente em pacientes que estão recebendo HNF por períodos prolongados. Em pacientes instáveis, a enoxaparina é preferida por seu perfil de segurança e menor necessidade de ajustes.[30]

CONCLUSÃO

A tromboprofilaxia desempenha um papel vital no manejo de cães e gatos em estado grave, especialmente em situações de trauma, cirurgias de grande porte e internações em UTI. O risco elevado de TEV, CID e TEP nesses pacientes exige uma abordagem terapêutica cuidadosa, com escolha de agentes antitrombóticos apropriados e monitoramento contínuo. Fármacos injetáveis, como a HNF e a enoxaparina, permanecem como pilares no controle da trombose, proporcionando ação rápida e eficaz em momentos críticos.

O manejo adequado do tempo de profilaxia, a avaliação constante das comorbidades e o ajuste das doses de acordo com a condição clínica dos pacientes são essenciais para reduzir complicações hemorrágicas e tromboembólicas. Com um protocolo bem delineado, é possível minimizar riscos e otimizar os resultados clínicos, garantindo uma recuperação mais segura e eficaz para pacientes politraumatizados, cirúrgicos e internados na UTI.

REFERÊNCIAS

1. Pfaff A, deLaforcade AM, Rozanski EA. The use of antithrombotics in critical illness. Vet Clin North Am Small Anim Pract. 2020;50(6):1351-70.
2. Helms J, Iba T, Connors JM, Gando S, Levi M, Meziani F, et al. How to manage coagulopathies in critically ill patients. Intensive Care Med. 2023;49(3):273-90.
3. Moore EE, Moore HB, Kornblith LZ, Neal MD, Hoffman M, Mutch NJ, et al. Trauma-induced coagulopathy. Nat Rev Dis Primers. 2021;7(1):30.
4. Fernando SM, Tran A, Cheng W, Sadeghirad B, Arabi YM, Cook DJ, et al. VTE prophylaxis in critically ill adults: a systematic review and network meta-analysis. Chest. 2022;161(2):418-28.
5. Viarasilpa T, Panyavachiraporn N, Marashi SM, Van Harn M, Kowalski RG, Mayer SA. Prediction of symptomatic venous thromboembolism in critically ill patients: the ICU-Venous Thromboembolism Score. Crit Care Med. 2020;48(6):e470-9.
6. deLaforcade A, Bacek L, Blais MC, Goggs R, Lynch A, Rozanski E. Consensus on the Rational Use of Antithrombotics in Veterinary Critical Care (CURATIVE): Domain 1-Defining populations at risk. J Vet Emerg Crit Care (San Antonio). 2019;29(1):37-48.
7. deLaforcade A, Bacek L, Blais MC, Boyd C, Brainard BM, Chan DL, et al. 2022 Update of the Consensus on the Rational Use of Antithrombotics and Thrombolytics in Veterinary Critical Care (CURATIVE) Domain 1-Defining populations at risk. J Vet Emerg Crit Care (San Antonio). 2022;32(3):289-314.
8. Falanga A, Marchetti M, Vignoli A. Coagulation and cancer: biological and clinical aspects. J Thromb Haemost. 2013;11(2):223-33.
9. Vilar-Saavedra P, Hosoya K. Thromboelastographic profile for a dog with hypocoagulable and hyperfibrinolytic phase of disseminated intravascular coagulopathy. J Small Anim Pract. 2011;52(12):656-9.
10. Fontes GS, Wavreille VA, Lapsley JM, Cooper ES, Guillaumin J, Selmic LE. Thromboelastographic results and hypercoagulability in dogs with surgically treated hepatocellular adenoma and carcinoma: a Veterinary Society of Surgical Oncology prospective study. Vet Comp Oncol. 2023;21(4):616-22.

11. Petros S. Trauma-induced coagulopathy. Hamostaseologie. 2019;39(1):20-7.
12. Bartlett MA, Mauck KF, Stephenson CR, Ganesh R, Daniels PR. Perioperative venous thromboembolism prophylaxis. Mayo Clin Proc. 2020;95(12):2775-98.
13. Dahl OE, Harenberg J, Wexels F, Preissner KT. Arterial and venous thrombosis following trauma and major orthopedic surgery: molecular mechanisms and strategies for intervention. Semin Thromb Hemost. 2015;41(2):141-5.
14. Hammond TN, Pesillo-Crosby SA. Prevalence of hemangiosarcoma in anemic dogs with a splenic mass and hemoperitoneum requiring a transfusion: 71 cases (2003-2005). J Am Vet Med Assoc. 2008;232(4):553-8.
15. Wendelburg KM, O'Toole TE, McCobb E, Price LL, Lyons JA, Berg J. Risk factors for perioperative death in dogs undergoing splenectomy for splenic masses: 539 cases (2001-2012). J Am Vet Med Assoc. 2014;245(12):1382-90.
16. Stamou KM, Toutouzas KG, Kekis PB, Nakos S, Gafou A, Manouras A, et al. Prospective study of the incidence and risk factors of postsplenectomy thrombosis of the portal, mesenteric, and splenic veins. Arch Surg. 2006;141(7):663-9.
17. Crary SE, Buchanan GR. Vascular complications after splenectomy for hematologic disorders. Blood. 2009;114(14):2861-8.
18. Phipps WE, de Laforcade AM, Barton BA, Berg J. Postoperative thrombocytosis and thromboelastographic evidence of hypercoagulability in dogs undergoing splenectomy for splenic masses. J Am Vet Med Assoc. 2020;256(1):85-92.
19. Fletcher DJ, Rozanski EA, Brainard BM, de Laforcade AM, Brooks MB. Assessment of the relationships among coagulopathy, hyperfibrinolysis, plasma lactate, and protein C in dogs with spontaneous hemoperitoneum. J Vet Emerg Crit Care (San Antonio). 2016;26(1):41-51.
20. Bruno B, Maurella C, Gianella P, Mengozzi G, Ferraris E, Borrelli A. Evaluation of haemostasis in dogs affected by resectable malignancy. Animals (Basel). 2022;13(1):164.
21. Sumislawski JJ, Christie SA, Kornblith LZ, Stettler GR, Nunns GR, Moore HB, et al. Discrepancies between conventional and viscoelastic assays in identifying trauma-induced coagulopathy. Am J Surg. 2019;217(6):1037-41.
22. Harr JN, Moore EE, Chin TL, Ghasabyan A, Gonzalez E, Wohlauer MV, et al. Postinjury hyperfibrinogenemia compromises efficacy of heparin-based venous thromboembolism prophylaxis. Shock. 2014;41(1):33-9.
23. Valade N, Decailliot F, Rébufat Y, Heurtematte Y, Duvaldestin P, Stéphan F. Thrombocytosis after trauma: incidence, aetiology, and clinical significance. Br J Anaesth. 2005;94(1):18-23.
24. Goggs R, Bacek L, Bianco D, Koenigshof A, Li RHL. Consensus on the Rational Use of Antithrombotics in Veterinary Critical Care (CURATIVE): Domain 2-Defining rational therapeutic usage. J Vet Emerg Crit Care (San Antonio). 2019;29(1):49-59.
25. Milling TJ, Refaai MA, Sengupta N. Anticoagulant reversal in gastrointestinal bleeding: review of treatment guidelines. Dig Dis Sci. 2021;66(11):3698-714.
26. Hirsh J, Warkentin TE, Shaughnessy SG, Anand SS, Halperin JL, Raschke R, et al. Heparin and low-molecular-weight heparin: mechanisms of action, pharmacokinetics, dosing, monitoring, efficacy, and safety. Chest. 2001;119(1 Suppl):64S-94S.
27. Mischke R, Schönig J, Döderlein E, Wolken S, Böhm C, Kietzmann M. Enoxaparin: pharmacokinetics and treatment schedule for cats. Vet J. 2014;200(3):375-81.
28. Samama MM, Cohen AT, Darmon JY, Desjardins L, Eldor A, Janbon C, et al. A comparison of enoxaparin with placebo for the prevention of venous thromboembolism in acutely ill medical patients. Prophylaxis in Medical Patients with Enoxaparin Study Group. N Engl J Med. 1999;341(11):793-800.
29. Smith SA. Antithrombotic therapy. Top Companion Anim Med. 2012;27(2):88-94.
30. Hirsh J, Bauer KA, Donati MB, Gould M, Samama MM, Weitz JI. Parenteral anticoagulants: American College of Chest Physicians Evidence-Based Clinical Practice Guidelines (8th Edition). Chest. 2008;133(6 Suppl):141S-159S.

32

Tromboprofilaxia no paciente ventilado

Aline Magalhães Ambrósio, Danielly Roberta Penedo Rodrigues e Renata Ramos Rodrigues

INTRODUÇÃO

Os pacientes em unidades de terapia intensiva (UTI) correm um risco aumentado de tromboembolismo venoso (TEV) em comparação aos pacientes clínicos por fatores de risco únicos, como imobilização prolongada, presença de linhas e dispositivos invasivos, medicamentos vasoconstritores e trombofilia adquirida. O TEV em doentes graves é associado ao aumento da duração da ventilação mecânica (VM) e do tempo de internação tanto na UTI quanto no hospital. Essa condição gera uma tendência ao aumento da mortalidade, constituindo grande preocupação para a saúde humana, assim como na medicina veterinária.

Associado a esses fatores, a VM, como indicação em doença pulmonar primária ou secundária a outros quadros orgânicos, representa mais um intensificador no desenvolvimento de trombos a pacientes gravemente enfermos.

Este capítulo discute a VM, seu impacto na hemostasia e os cuidados para minimizá-los, com base nas abordagens de artigos demonstrados em humanos, diante da escassez literária na veterinária.

VENTILAÇÃO MECÂNICA

O objetivo da VM é otimizar a troca gasosa, limitar o estresse metabólico e descansar os músculos fatigados de um paciente gravemente doente.[1] Nem sempre a indicação de VM se dá por alteração primária pulmonar, podendo ser secundária a outros quadros sistêmicos, como sepse, politrauma e pancreatites.[2]

No entanto, a implementação da VM não é somente benéfica, pois ela resulta em um equilíbrio delicado entre fornecer suporte respiratório adequado ao paciente e a possibilidade de ocasionar lesões pulmonares. Os danos possivelmente induzidos pela VM associados àqueles promovidos pelas comorbidades de origem podem ser associados a alterações da hemostasia, causando ou intensificando-as.[3]

ALTERAÇÕES HEMOSTÁTICAS NO PACIENTE VENTILADO

Fatores de risco

A predisposição aos distúrbios de coagulação pode ser multifatorial, com causas, por exemplo, genéticas (mutação em componentes responsáveis pela coagulação) e adquiridas (doenças, repouso no leito, idade, câncer, imobilização, obesidade, gestação, acidente vascular cerebral, longas viagens e condições inflamatórias sistêmicas). O risco de TEV é maior em pacientes na terapia intensiva por fatores como sepse, presença de cateter venoso central, uso de vasopressores, VM, insuficiência respiratória, renal ou cardíaca e necessidade de transfusão de concentrado de hemácias.[4]

A própria VM pode predispor a lesões pulmonares induzidas pelo ventilador (LPIV), constituindo um ambiente pulmonar altamente inflamatório. Dentre elas, pode-se listar a hiperdistensão pulmonar por utilização de altos volumes correntes pulmonares (volutrauma), a alta pressão de ventilação (barotrauma) e a ventilação sem pressão positiva ao final da expiração (PEEP), a qual cursa com abertura e fechamento cíclico alveolar (atelectrauma)[5] (Figura 1).

Pacientes humanos ventilados com alto volume corrente (V_T), igual ou maior que 12 mL/kg, e sem administração de PEEP, demonstraram aumento na coagulação broncoalveolar com aumento no complexo trombina-antitrombina (TATc — marcador de geração de trombina), fator tecidual (FT) e fator VII após procedimentos de 5 horas. Porém, pacientes com V_T baixo (6 mL/kg) e PEEP 10 cmH_2O demonstraram aumento somente do FT. O valor do V_T não demonstrou significância quando em procedimentos de curto período, mas, tratando-se de pacientes na UTI, esse período ultrapassa o prescrito no estudo[3] (Figura 1).

Além disso, interações secundárias à VM resultam em infiltrado inflamatório pulmonar, desenvolvimento de membrana hialina, aumento da permeabilidade endotelial e edema pulmonar.[6] Além das alterações promovidas pela VM em si, as comorbidades sistêmicas do equilíbrio hemostático podem ocorrer em eventos pulmonares não primários, que levam à síndrome do desconforto respiratório agudo (SDRA), como quadros sépticos, politraumas e pancreatites, com etiologias distintas.[2]

Contribui ainda para as alterações pulmonares a ativação plaquetária, que, além da ação na hemostasia, também acaba mediando a resposta inflamatória e imune, amplificando-a, principalmente em sítio pulmonar. Os efeitos imunomediados das plaquetas são importantes para a resposta do hospedeiro, mas, ao mesmo tempo, a ativação exacerbada pode piorar a lesão pulmonar aguda, em decorrência do recrutamento de neutrófilos e da liberação de mediadores pró-inflamatórios[7] (Figura 1).

Portanto, não é somente a VM em si que leva a alterações pró-coagulantes, mas também as alterações inflamatórias preexistentes que tornaram a VM necessária.

Alterações hemostáticas

Os níveis plasmáticos elevados de citocinas pró-inflamatórias (interleucinas-1β, 6 e fator de necrose tumoral alfa — TNF-α), além de polimorfismos em seus genes reguladores, podem induzir a hipercoagulabilidade. As citocinas produzidas pelos quadros sistêmicos

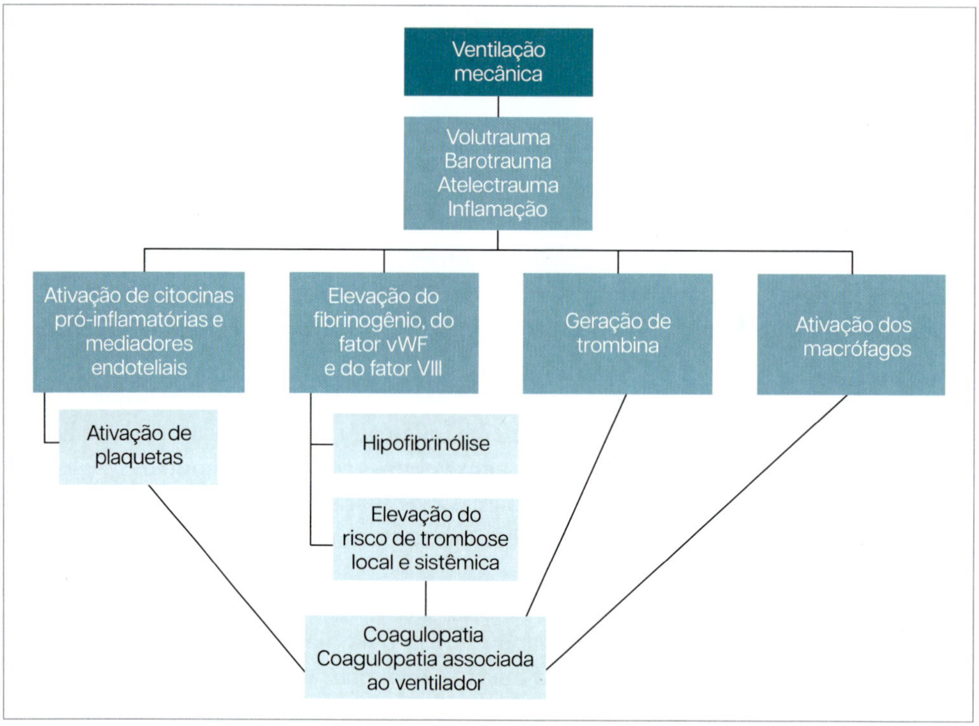

FIGURA 1 Hipótese de como a coagulopatia associada ao ventilador poderia ser iniciada por VM inadequada.

Fonte: elaborada por Aline Magalhães Ambrósio.

ou pulmonares associadas àquelas induzidas por lesões da VM têm um importante papel na relação entre a inflamação e as alterações pró-coagulantes alveolares e fibrinólise.[6,8,9]

A IL-6 tem papel central na ativação da coagulação; o TNF-α também desempenha um papel na ativação e subsequente depressão da atividade fibrinolítica, assim como os mediadores reativos de oxigênio (ROI, do inglês *reactive oxygen intermediates*) liberados em quadros endotoxêmicos. Macrófagos alveolares são fontes de citocinas pró-inflamatórias e podem expressar o FT[6,8] (Figura 2).

Os níveis de FT, mediador essencial na via de coagulação extrínseca, também estão aumentados nos pacientes com SDRA e podem ter importante papel nesse estado pró-coagulante. Associado a isso, o processo fibrinolítico está reduzido por concentrações elevadas do principal inibidor do ativador de plasminogênio (PAI-1), que não permite a clivagem de plasminogênio em plasmina, impedindo a dissolução do coágulo[2,6] (Figura 2).

A presença de processos inflamatórios como a sepse ativa a via extrínseca da coagulação, mas o paciente sadio apresenta mecanismos regulatórios que impedem que a coagulação seja generalizada, como antitrombina III (AT III), proteína C e inibidor do fator tecidual (TFPI, do inglês *tissue factor pathway inhibitor*). O FT é altamente trombogênico e, em condições fisiopatológicas, macrófagos alveolares, neutrófilos e células endoteliais podem expressá-lo, levando à coagulopatia.[6,8] O PAI-1 pode estar diminuído em certos momentos em pacientes inflamados, aumentando a chance da formação de trombos.[10]

Independentemente da origem, o quadro inflamatório leva à deposição intravascular e intra-alveolar de fibrina. Este é um achado comum em pacientes com SDRA, uma vez que essa condição amplifica a resposta inflamatória, pois aumenta a permeabilidade endotelial, atrai e ativa citocinas pró-inflamatórias que modulam as respostas imunorregulatórias do pulmão[2,6] (Figura 2).

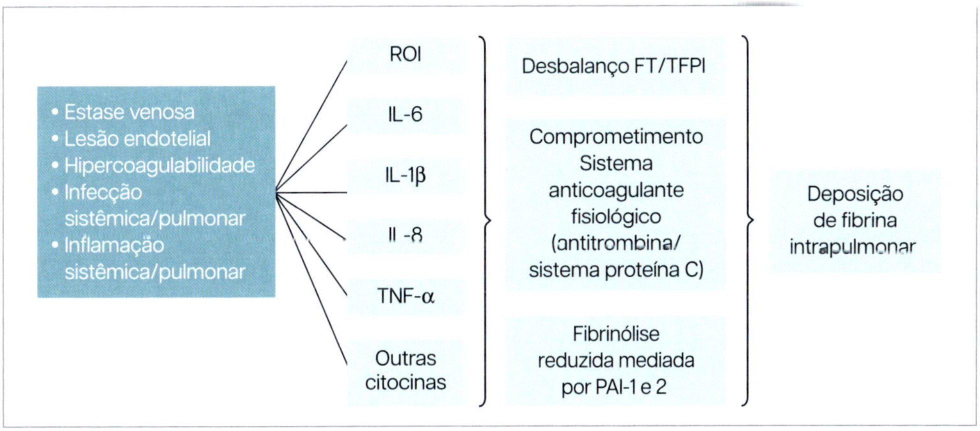

FIGURA 2 Representação esquemática das vias patogenéticas que desempenham um papel na deposição de fibrina intrapulmonar. IL: interleucina; PAI: inibidor do ativador do plasminogênio; ROI: mediadores reativos de oxigênio; TFPI: inibidor da via do fator tecidual; TNF: fator de necrose tumoral.
Fonte: modificado de Levi et al., 2003,[6] Abraham, 2000.[8]

Em algumas situações, esse acúmulo pode ser benéfico ao vedar locais lesionados com comprometimento da barreira epitelial alveolar, mas, de maneira exacerbada e desregulada, pode ser prejudicial. O surfactante pode incorporar na polimerização de fibrina, com consequente perda da atividade superficial e instabilidade alveolar, favorecendo o colapso e aumento do *shunt* pulmonar, desempenhando um papel importante na lesão inflamatória aguda e generalizada da doença pulmonar.[2]

Assim, tanto a deposição de fibrina quanto o aumento da expressão do FT são situações comuns em pacientes com lesão pulmonar primária e secundária decorrente do quadro inflamatório e, consequentemente, pró-coagulante[2] (Figura 2).

Todas essas alterações colocam o paciente em VM sob um estado de hipercoagulabilidade. Este é um dos pilares da tríade de Virchow, conceito que define três condições que podem, isoladamente ou associadas, auxiliar na determinação do risco de um paciente desenvolver formação de trombos, sendo elas: estase venosa, lesão endotelial e estado de hipercoagulabilidade[11] (Figura 2).

TROMBOPROFILAXIA NO PACIENTE VENTILADO

Trombose no paciente ventilado

A diferenciação dos tipos de trombose venosa e arterial é de suma importância para sua profilaxia. Tromboses venosas são derivadas de baixo cisalhamento e seu trombo é rico em fibrina, não sendo tão dependente da atividade plaquetária. Já trombos arteriais são formados em situações de alto cisalhamento, sendo ricos em plaquetas. Porém, na hemostasia *in vivo*, as plaquetas têm papel essencial e a associação de antiplaquetários pode ser benéfica mesmo em situações de trombose venosa.[11]

Nos pacientes ventilados, o trombo venoso com depósito de fibrina é mais comumente observado; contudo, os felinos com cardiomiopatia hipertrófica e trombo arterial associado, que necessitam de VM, podem participar de ambas as situações. Portanto, a associação de anticoagulantes e antiplaquetários é interessante em pacientes com alto risco de TEV e para cães e gatos quando se trata de trombose arterial, desde que sejam superiores à ocorrência de sangramento.[11]

Terapia profilática

Antiagregantes plaquetários

O ácido acetilsalicílico (AAS) e o clopidogrel são os antiagregantes plaquetários comumente utilizados, sendo este último mais indicado. A dose do clopidogrel recomendada é de 1,1 a 4 mg/kg a cada 24 horas por via oral (VO) para cães e 18,75 mg/gato a cada 24 horas VO para felinos[12] (Tabela 1).

Apesar disso, seu uso no paciente em VM acaba sendo limitado por terem apresentação oral, e a VM exige que o paciente se mantenha sob coma induzido. Desde que não haja comprometimento da função gastrintestinal, o paciente intubado pode receber nutrição enteral e, consequentemente, medicamentos, através de sondas. Porém, se houver contraindicação ou emprego de vasopressores, o fornecimento enteral deve ser interrompido, assim como a administração de fármacos por essa via.[13,14]

O abciximabe e o ticagrelor também atuam impedindo a agregação das plaquetas ativadas, com a vantagem de serem fornecidos aos pacientes por via intravenosa. Apesar disso, ainda há poucos estudos em pacientes veterinários com o uso desses medicamentos, além de seu alto custo, que dificulta o emprego na área. O abciximabe acaba sendo mais indicado que o ticagrelor para cães e gatos por apresentar mais estudos, mas ambos ainda têm baixa comprovação de segurança.[11]

Anticoagulantes

Considerando que a maior incidência de tromboembolismo no paciente em VM seja de origem venosa, o uso isolado de classes de anticoagulantes é justificável. Se houver quadro de trombocitose ou a equipe julgar importante a associação das classes de atuação na terapia, os antiplaquetários devem ser administrados o mais precocemente possível.[4,11]

Entre os anticoagulantes recomendados estão as heparinas e a rivaroxabana. Apesar de o emprego desta última parecer mais favorável,[11] ela conta com o fator complicador da via de administração por ser comercializada em comprimidos, dificultando o uso na VM. A indicação de uso para a profilaxia acaba centrada, portanto, no uso das heparinas.

Em estudo comparando ambas as heparinas, a heparina de baixo peso molecular (HBPM) não demonstrou maior eficácia na prevenção de TEV em pacientes críticos em comparação à heparina não fracionada (HFN).[15] Já em pacientes com doença renal e hepática grave, o uso da HFN é preferível. A HBPM demonstra maior segurança quando se trata de eventos hemorrágicos e novos eventos trombóticos.[12,15]

A dose de HFN para cães é de 150 a 300 U/kg por via subcutânea (SC) a cada 6 a 8 horas, a depender das comorbidade adjuntas. Já para gatos, a dose recomendada é de 250 U/kg SC, a cada 6 horas,[12] podendo ser necessárias doses mais altas no tromboembolismo arterial e doses profiláticas menores em outras condições (Tabela 1).

Em se tratando de HBPM, a dalteparina pode ser administrada em cães na dose 100 a 175 U/kg SC a cada 8 horas, e 75 U/kg via C a cada 6 horas em gatos. Já a enoxaparina é recomendada na dose de 0,8 mg/kg SC a cada 6 horas em cães e de 0,75 a 1 mg/kg a cada 6 a 12 horas em gatos.[12]

TABELA 1 Fármacos comumente utilizados para tromboprofilaxia do paciente ventilado

Classe	Fármaco	Dose	Observações
Antiagregante plaquetário	Clopidogrel	Cães: 1,1-4 mg/kg SID VO	Avaliar possibilidade de administração por via oral
		Gatos: 18,75 mg/gato SID VO	
Anticoagulantes – HBPM	Dalteparina	Cães: 100-175 U/kg TID SC	
		Gatos: 75 U/kg QID SC	
	Enoxaparina	Cães: 0,8 mg/kg QID SC	
		Gatos: 0,75-1 mg/kg BID/QID SC	
Anticoagulantes	HNF	Cães: 150-300 U/kg TID/QID SC	Preferível em doentes renais
		Gatos: 250 U/kg QID SC	

BID: 2 vezes ao dia; HBPM: heparina de baixo peso molecular; HNF: heparina não fracionada; kg: quilogramas; mg: miligramas; QID: a cada 6 horas; SC: subcutâneo; SID: a cada 24 horas; TID: a cada 8 horas; U: unidades; VO: via oral.

Em humanos, o uso de heparina por via inalatória parece ter um papel benéfico na redução do tempo de VM e de permanência na UTI sem agravo de eventos deletérios associados ao seu uso. A dose e a frequência ainda são discutidas em relação aos diversos mecanismos inflamatórios e hemostáticos presentes no paciente sob VM;[16] contudo, em animais não há estudos que comprovem sua eficácia.

As diretrizes de prática clínica recomendam a profilaxia de TEV com HNF ou HBPM para todos os pacientes graves sem contraindicação. Porém, pesquisa recente identificou pacientes com maior risco de falha na tromboprofilaxia e forneceu informações sobre os mecanismos fisiopatológicos. A obesidade e o uso de vasopressores são dois fatores de risco consistentemente identificados em estudos observacionais; dados clínicos adicionais apoiam a diminuição da absorção do anticoagulante administrado por via subcutânea como o provável mecanismo responsável pela falha da terapia nessas populações de pacientes. Vários estudos investigaram novas estratégias de tromboprofilaxia para contornar as limitações farmacocinéticas em pacientes obesos ou com vasopressores, como aumento da dose fixa, administração subcutânea com base no peso ou infusão intravenosa contínua de uma dose profilática do anticoagulante; no entanto, os resultados ainda não demonstraram superioridade em comparação ao padrão de atendimento atual.[17]

Vale ressaltar que, caso o paciente possua fatores protrombóticos, mas também apresente trombocitopenia importante (plaquetas ≤ 50.000), não há indicação de tromboprofilaxia farmacológica e pode-se tentar a tromboprofilaxia mecânica com compressão pneumática. Essa terapêutica é desafiadora na veterinária pela ausência de trabalhos e equipamentos que demonstrem a técnica adequada.[18]

PONTOS IMPORTANTES

- A VM pode ser associada a uma condição protrombótica, principalmente em quadros pulmonares primários e secundários às condições inflamatórias. Ela se soma a uma série de outros fatores de risco, como imobilidade e presença de dispositivos invasivos.
- Sugere-se a tromboprofilaxia em pacientes na VM sem contraindicações absolutas para o procedimento.
- Em decorrência da prevalência de trombos venosos, a tromboprofilaxia pode ser efetuada primariamente com HBPM (preferencialmente) ou HNF (em casos de doença renal). Em casos de trombos arteriais, o antiplaquetário deve ser adicionado.

Para informações adicionais, consulte os Capítulos 15, 16, 17 e 19 – Antiplaquetários, Anticoagulantes – heparinas, Anticoagulantes inibidores orais diretos e Efeitos adversos e manejo do sangramento relacionados à terapia antitrombótica.

REFERÊNCIAS

1. Hopper K, Powell LL. Basics of mechanical ventilation for dogs and cats. Vet Clin North Am Small Anim Pract. 2013;43(4):955-69.
2. Günther A, Mosavi P, Heinemann S, Ruppert C, Muth H, Markart P, et al. Alveolar fibrin formation caused by enhanced procoagulant and depressed fibrinolytic capacities in severe pneumonia comparison with the acute respiratory distress syndrome. Am J Respir Crit Care Med. 2000;161:454-62.
3. Choi G, Wolthuis EK, Bresser P, Levi M, Van Der Poll T, Dzoljic M, et al. Mechanical ventilation with lower tidal volumes and positive end-expiratory pressure prevents alveolar coagulation in patients without lung injury. Anesthesiology. 2006;105:689-95.
4. Ejaz A, Ahmed MM, Tasleem A, Khan Niazi MR, Ahsraf MF, Ahmad I, et al. Thromboprophylaxis in intensive care unit patients: a literature review. Cureus. 2018.
5. Güldner A, Kiss T, Serpa Neto A, Hemmes SNT, Canet J, Spieth PM, et al. Intraoperative protective mechanical ventilation for prevention of postoperative pulmonary complications. Anesthesiology. 2015;123(3):692-713.
6. Levi M, Schultz MJ, Rijneveld AW, Van Der Poll T. Bronchoalveolar coagulation and fibrinolysis in endotoxemia and pneumonia. Crit Care Med. 2003;31(4 Suppl.).
7. Gross AK, Dunn SP, Feola DJ, Martin CA, Charnigo R, Li Z, et al. Clopidogrel treatment and the incidence and severity of community acquired pneumonia in a cohort study and meta-analysis of antiplatelet therapy in pneumonia and critical illness. J Thromb Thrombolysis. 2013;35(2):147-54.
8. Abraham E. Coagulation abnormalities in acute lung injury and sepsis. Perspective Am J Respir Cell Mol Biol. 2000;22:401-4.
9. Schultz MJ, Millo J, Levi M, Hack CE, Weverling GJ, Garrard CS, et al. Local activation of coagulation and inhibition of fibrinolysis in the lung during ventilator associated pneumonia. Thorax. 2004;2(59):130-5.
10. Novotny WF, Brown SG, Miletich JP, Rader DJ, Broze GJ. Plasma antigen levels of the lipoprotein-associated coagulation inhibitor in patient samples. Blood. 1991;78(2):387-93.
11. Goggs R, Bacek L, Bianco D, Koenigshof A, Li RHL. Consensus on the Rational Use of Antithrombotics in Veterinary Critical Care (CURATIVE): Domain 2-Defining rational therapeutic usage. Journal of Veterinary Emergency and Critical Care. 2019;29(1):49-59.

12. Blais MC, Bianco D, Goggs R, Lynch AM, Palmer L, Ralph A, et al. Consensus on the Rational Use of Antithrombotics in Veterinary Critical Care (CURATIVE): Domain 3-Defining antithrombotic protocols. Journal of Veterinary Emergency and Critical Care. 2019;29(1):60-74.
13. Greensmith TD, Chan DL. Audit of the provision of nutritional support to mechanically ventilated dogs and cats. J Vet Emerg Crit Care. 2021;31(3):387-95.
14. McClave SA, Taylor BE, Martindale RG, Warren MM, Johnson DR, Braunschweig C, et al. Guidelines for the Provision and Assessment of Nutrition Support Therapy in the Adult Critically Ill Patient: Society of Critical Care Medicine (SCCM) and American Society for Parenteral and Enteral Nutrition (A.S.P.E.N.). JPEN J Parenter Enteral Nutr. 2016;40(2):159-211.
15. Cook D, Meade M, Guyatt G, Walter S, Heels-Ansdell D, Warkentin TE, et al. Dalteparin versus unfractionated heparin in critically ill patients. N Engl J Med. 2011;364(14):1305-14.
16. Zhang Y, Li Q, Sun C, Gu Y, Qi Z, Li J. The effect of nebulized heparin on clinical outcomes in mechanically ventilated patients: a meta-analysis and review of the literature. J Int Med Res. 2023;51(10).
17. Lewis TC, Cortes J, Altshuler D, Papadopoulos J. Venous thromboembolism prophylaxis: a narrative review with a focus on the high-risk critically ill patient. J Intensive Care Med. 2019;34(11-12): 877-88.
18. Schünemann HJ, Cushman M, Burnett AE, Kahn SR, Beyer-Westendorf J, Spencer FA, et al. American Society of Hematology 2018 guidelines for management of venous thromboembolism: prophylaxis for hospitalized and nonhospitalized medical patients. Blood Adv. 2018;2(22):3198-225.

33

Tromboembolismo pulmonar

Márcia Kahvegian e Ana Carolina Ruiz

INTRODUÇÃO

O tromboembolismo pulmonar (TEP) é uma doença potencialmente fatal caracterizada pela obstrução de uma artéria pulmonar ou de seus ramos por um trombo, podendo ser grave a ponto de induzir sobrecarga de pressão do ventrículo direito (VD), choque cardiogênico e morte.[1] O termo tromboembolismo pulmonar engloba tanto a formação do trombo local (trombose pulmonar primária) como a translocação de um trombo formado em qualquer lugar do sistema vascular (embolismo pulmonar). Êmbolo pulmonar consiste em qualquer tecido, agregado de células, bactéria, gordura, parasita, corpo estranho ou coágulo de sangue, alocado no pulmão.[2] A trombose pulmonar e o êmbolo pulmonar são difíceis de se diferenciar na prática, o que leva os autores a considerarem ambos como TEP.

O TEP ocorre como uma complicação de uma doença ou várias doenças concomitantes.[3] Na medicina veterinária, por exemplo, anemia hemolítica imunomediada (AHIM), neoplasia, sepse e amiloidose são causas de TEP.[3,4] A maioria dessas doenças predispõe o paciente ao tromboembolismo em decorrência de hipercoagulabilidade, estase sanguínea e lesão endotelial, condição conhecida como tríade de Virchow.[5] A incidência do TEP em cães relatada varia de 0,9 a 0,29%, e em gatos é uma condição raramente relatada, com prevalência de 0,06%.[6,7] A incidência em cães possivelmente é subestimada, uma vez que ocorre a lise do trombo (em 50% dos casos) em até 3 horas do óbito do paciente,[8] em decorrência da alta atividade do ativador do plasminogênio secretado pelo endotélio pulmonar em cães.[9]

Em humanos, o TEP também é potencialmente letal, e nessa espécie os êmbolos geralmente surgem da trombose venosa profunda (TVP) dos membros inferiores. A TVP ainda não foi descrita em cães, embora possam desenvolver trombose venosa em outras partes do corpo, como veias cava, esplênica ou porta.[2] O Quadro 1 cita os fatores de risco para TEP.

O TEP resulta em hipoxemia arterial decorrente de alteração na relação ventilação-perfusão do pulmão. Ocorre redução do fluxo de sangue e surfactante no pulmão e constrição de vias aéreas, condições que podem gerar atelectasia.[10] A hipoxemia induz o mecanismo compensatório de vasoconstrição pulmonar hipoxêmica, mediado por serotonina e tromboxano A2, que, associado à obstrução anatômica, pode gerar aumento importante da resistência

QUADRO 1

Fatores de risco para TEP em cães e gatos
Anemia hemolítica imunomediada
Nefropatia perdedora de proteína
Enteropatia perdedora de proteína
Câncer
Sepse
Cardiomiopatia em felinos
Pancreatite
Doenças imunomediadas
Hipercortisolismo
Administração exógena de corticosteroides
Doenças vasculares (dirofilariose)
Imobilização prolongada
Cirurgia recente
Pós-operatório simples de pacientes com fatores de risco para trombose
Pós-operatório de cirurgias complexas de pacientes com ou sem fatores de risco para trombose
Cirurgias envolvendo arteriotomia ou venotomia
Cirurgia de artroplastia total de quadril
Marca-passo transvenoso
Utilização de agentes estimulantes de eritropoiese
Hipertrigliceridemia
Lipidose hepática (felinos)
Peritonite infecciosa felina

vascular pulmonar e hipertensão pulmonar (HP).[11] A HP aumenta o trabalho do VD, resultando em aumento da pós-carga e dilatação e disfunção do ventrículo. Dependendo do acometimento da vasculatura pulmonar, o paciente pode ter sinais de insuficiência cardíaca congestiva (ICC) direita, como ascite, pulso jugular e efusão pleural. Em decorrência do hipofluxo na artéria pulmonar e da interdependência ventricular, o débito cardíaco diminui, gerando redução da pressão arterial, letargia, aumento do tempo de preenchimento capilar (TPC), hiperlactatemia e outros sinais de hipoperfusão. Nessa condição, conhecida como TEP maciço, podem ocorrer taquicardia, hipotensão, choque e morte súbita.[12]

DIAGNÓSTICO

Os sinais clínicos são variáveis e inespecíficos, representando um desafio no diagnóstico na TEP. Os sintomas mais comuns incluem dispneia, taquipneia, desconforto respiratório, ansiedade, tosse, cianose, hemoptise e síncope.[1] O TEP deve ser suspeitado em pacientes com dispneia de início súbito, sem doença cardiopulmonar, e principalmente naqueles com fatores de risco para o desenvolvimento de trombose.[2] A análise de gases arteriais pode revelar hipoxemia, hipocapnia e aumento do gradiente alveoloarterial de oxigênio.[3] A hipoxemia e a instabilidade hemodinâmica (hipotensão) diante do TEP indicam uma condição maciça e estão relacionadas a choque cardiogênico e morte.[1] O Quadro 2 mostra os achados ecocardiográficos e clínicos no TEP maciço e submaciço.

Uma variedade de anormalidades clinicopatológicas e radiográficas é observada, mas não há achados patognomônicos para TEP. Testes convencionais como tempo de protrombina (TP) e tempo de tromboplastina parcial ativada (TTPa) normalmente estão dentro do

QUADRO 2

Achados ecocardiográficos e clínicos no tromboembolismo pulmonar maciço e submaciço	
TEP maciço (caraterizado por hipotensão)	**TEP submaciço (caraterizado por normotensão)**
Aumento da resistência vascular pulmonar Aumento de pressão da artéria pulmonar Aumento da pós-carga do VD Dilatação do VD com interdependência interventricular Diminuição da pré-carga de VE, DC e PA Diminuição da perfusão coronariana do VD Isquemia e falência do VD	Aumento da resistência vascular pulmonar Aumento de pressão da artéria pulmonar Aumento da pós-carga do VD Dilatação do VD

DC: débito cardíaco; PA: pressão arterial; TEP: tromboembolismo pulmonar; VD: ventrículo direito; VE: ventrículo esquerdo.
Fonte: Martinez Licha et al., 2020.[13]

intervalo de referência em pacientes com TEP.[3] A antitrombina pode ter um valor preditivo quando sua atividade estiver reduzida.[14] Os produtos de degradação da fibrina não aumentam em pacientes com doença tromboembólica, com ou sem coagulação intravascular disseminada (CID), diferentemente do dímero-D. Os dímeros-D são oligômeros lábeis e aumentam 30 minutos após a embolização, permanecendo aumentados no cão por 24 horas. Cães com TEP induzido experimentalmente apresentaram concentração plasmática acima de 2.000 ng/mL 1 e 2 horas após a embolização.[15] Concentrações acima de 500 ng/mL de dímero-D apresentam sensibilidade de 100% e especificidade de 70% para predizer doença tromboembólica.[16] Outro estudo mostrou que dímero-D de 250 ng/mL tem 80% de sensibilidade e 30% especificidade para predizer TEP, mas dímero-D abaixo de 103 ng/mL apresenta 100% de sensibilidade para descartar a doença.[17] Entretanto, dímeros-D não aumentam apenas em doenças tromboembólicas: suas concentrações também podem ser altas em doenças hepáticas, renais, cardíacas e em neoplasias. Quando comparados a cães saudáveis, os dímeros-D foram significativamente mais altos, no TEP e na doença tromboembólica e hepática.[16,18] Uma concentração de dímero-D negativa pode excluir tromboembolismo em um caso suspeito, mas o TEP ainda pode ocorrer em animais com dímero-D normal.[17,19]

Os testes viscoelásticos podem demonstrar padrões de hipercoagulabilidade que ajudam a estratificar os pacientes com fatores de risco e aumentar a suspeita de TEP,[2] mas, isoladamente, não identificam cães com a doença.[20] Cães com AHIM e suspeita de TEP, quando apresentam padrões de hipocoagulabilidade na tromboelastografia (TEG), têm menor probabilidade de sobrevida quando comparados àqueles com traçados hipercoaguláveis.[21]

A angiografia por tomografia pulmonar é considerada o padrão-ouro para o diagnóstico de TEP em humanos, sendo viável também na medicina veterinária.[20,22] Esse exame foi capaz de demonstrar infarto pulmonar em TEP em um modelo canino,[15] além de trombo em região cervical em uma cadela, fazendo com que seja indicado para o diagnóstico definitivo.[18]

A radiografia pode revelar um padrão inespecífico, alveolar ou intersticial-alveolar, mas pode auxiliar na determinação de diagnósticos alternativos (p. ex., pneumotórax, pneumonia). Em relato de caso de TEP em um paciente Cocker, as radiografias torácicas revelaram aumento da silhueta cardíaca, aumento do tronco da artéria pulmonar e padrões pulmonares intersticiais e alveolares nos lobos cranial direito, médio e esquerdo.[18] Em felinos com TEP, o principal achado na radiografia foi a efusão pleural.[7]

O ecocardiograma é indicado para avaliar a possibilidade de hipertensão pulmonar e sinais de sobrecarga ventricular direita, além de analisar diagnósticos diferenciais de instabilidade hemodinâmica, como disfunção valvar, tamponamento pericárdico ou endocardite. Sugere-se o exame em pacientes com quadros agudos de dispneia e/ou colapso cardiovascular, principalmente em casos de suspeita de TEP maciço.[1] Em um relato de caso de TEP em uma cadela Cocker de 12 anos com histórico de dispneia e anorexia, o ecocardiograma demonstrou dilatação grave do VD, hipocinesia da parede livre do VD, achatamento do septo interventricular ao final da sístole, alta velocidade de regurgitação tricúspide e hipertensão pulmonar importante. Não foi detectado trombo.[18]

Outra ferramenta diagnóstica a ser utilizada é a ultrassonografia pulmonar e global. Em dois relatos de caso, foi demonstrado o sinal de cunha (*wedge sign*), associado a linhas B no pulmão, além de outros achados como dilatação grave do VD, veia cava caudal aumentada e derrame peritoneal.[23]

O diagnóstico do TEP se inicia com uma forte suspeita clínica da doença, como em animais com fatores de risco e/ou doenças para formação de trombos e quadros agudos de dispneia. O objetivo é reconhecer rapidamente o paciente grave com CID (fase de hipercoagulabilidade) ou doença tromboembólica que se beneficiaria da anticoagulação precoce, na tentativa de reduzir a morbidade e mortalidade associadas a complicações graves.[2] A Figura 1 apresenta um algoritmo para o diagnóstico de TEP.

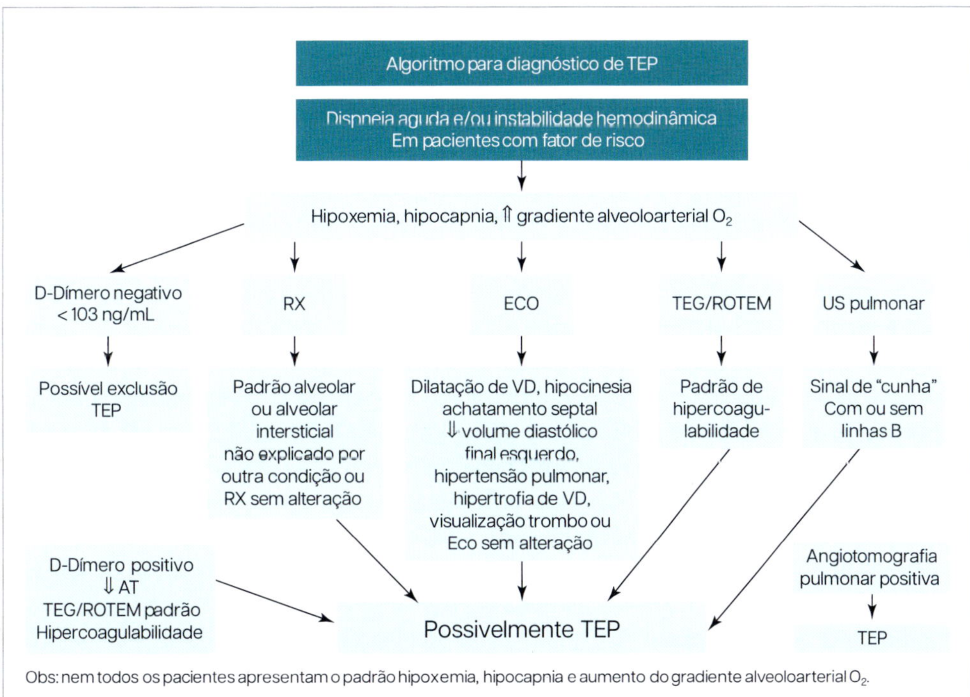

FIGURA 1 Algoritmo para diagnóstico de tromboembolismo pulmonar.

AT: antitrombina; Eco: ecocardiograma; ROTEM: tromboelastometria rotacional; TEG: tromboelastografia; TEP: tromboembolismo pulmonar; US: ultrassonografia; VD: ventrículo direito.
Fonte: modificada de Nelson, 2005,[19] Goggs et al., 2009,[2] Konstantinides et al., 2014.[1]

ANTICOAGULAÇÃO

Diante do diagnóstico de TEP ou forte suspeita, o médico-veterinário deve iniciar a anticoagulação e o antiplaquetário, com o objetivo de limitar o crescimento do trombo e prevenir a recorrência, além da terapia de suporte (suporte cardiovascular e respiratório). É fundamental realizar identificação e tratamento da causa predisponente do trombo. Em humanos, indica-se a anticoagulação por pelo menos 3 meses, condição não mandatória na medicina veterinária. A anticoagulação deve ser iniciada com heparina não fracionada (HNF) ou heparina de baixo peso molecular (HBPM) ou fondaparinux nos primeiros 5 a 10 dias. A rivaroxabana pode ser administrada no lugar da heparina e para continuação do tratamento domiciliar. Na medicina, a HBPM seguida de varfarina tem sido substituída por rivaroxabana ou apixabana (principalmente se o paciente não apresenta sangramento gastrintestinal ou geniturinário), iniciadas com uma dose alta e redução gradual após 7 dias.[24] Em alguns casos, a anticoagulação prolongada ou mesmo por tempo indefinido pode ser necessária para prevenção secundária, após a análise do risco individual de recorrência do TEP *versus* risco de sangramento do paciente.[1]

A HBPM é preferível à HNF para anticoagulação inicial na TEP, em decorrência do menor risco de induzir sangramento.[25] Já a HNF pode ser usada em pacientes com insuficiência renal.[26] A HBPM não necessita de monitoração rotineira,[27] mas deve ser evitada em pacientes com insuficiência renal grave, uma vez que sua principal via de eliminação são os rins e existe o risco de acúmulo e indução de sangramento. Para mais informações, consulte o Capítulo 16 — Anticoagulantes — heparinas.

Na medicina, os anticoagulantes orais, como varfarina ou rivaroxabana, são iniciados o mais rapidamente possível.[1] Em decorrência do estreito índice terapêutico da varfarina, outros anticoagulantes orais, como rivaroxabana, têm sido utilizados como alternativa e com efeitos similares aos da HBPM (enoxaparina) e varfarina. Rivaroxabana e apixabana, assim como a dabigatrana (inibidor direto da trombina), mostraram-se similares quando comparadas à varfarina em estudos no homem.[28]

O tratamento na medicina é baseado em três fases. A primeira fase vai da admissão até 7 dias, a segunda, de 1 semana a 3 meses, e a última fase, a partir de 3 meses,[28] não sendo mandatório seguir esse esquema na medicina veterinária. Na primeira fase, a anticoagulação pode ser feita com HBPM ou HNF, esta última até mesmo em infusão contínua, dependendo da gravidade do caso. Tanto HNF quanto dalteparina em infusão contínua são restritas a pacientes com instabilidade hemodinâmica ou descompensação hemodinâmica eminente. O clopidogrel pode ser associado como antiplaquetário ou até mesmo em combinação com o ácido acetilsalicílico (AAS). Na segunda fase, com o paciente já estável, um inibidor direto de FXa via oral pode ser iniciado, com a suspensão da heparina e manutenção do antiplaquetário. Na última fase, tenta-se manter a menor dose ou frequência de administração e o mínimo de fármaco possível. Claramente a escolha de fármacos, doses e associações depende se a(s) doença(s) e/ou condição(es) causadora(s) do trombo está(ão) ou não em resolução. A duração da terapia deve ser determinada pela análise do risco de recorrência do tromboembolismo e da possibilidade de sangramento.

Em um relato de caso de cão com TEP, foi utilizada a associação de dalteparina (200 U/kg/dia) em infusão contínua, clopidogrel (1,25 mg/kg/BID) e AAS (0,5 mg/kg/BID).[18]

Em outro relato de uma cadela Labrador com TEP, piotórax e dispneia aguda, Ngwenyama et al.[29] administraram HNF na dose de 270 U/kg TID (tentativa de atingir 1,5 vez o TTPa basal) após a confirmação de TEP por angiotomografia. Yang et al.[30] relataram estabilidade de sinais clínicos e redução do tamanho do trombo após a utilização de rivaroxabana (0,67-1,1 mg/kg SID) e clopidogrel (2-2,5 mg/kg SID) em dois cães com TEP. Ainda foi utilizado AAS em um dos cães (2,7 mg/kg SID). O Quadro 3 cita sugestões de terapia antitrombótica para pacientes com TEP.

QUADRO 3

Sugestões de terapia antitrombótica para pacientes com tromboembolismo pulmonar

Fármaco	Terapia aguda (fase 1)	Manutenção (fases 2 e 3)	Monitoração
HNF*	Cães 150-300 U/kg QID SC ou *bolus* 50-100 U/kg + IC 18-37,5 U/kg/h IV Gatos 50-300 U/kg TID/QID SC ou *bolus* 50-100 U/kg + IC 12-25 U/kg/h IV	Cães 150-200 U/kg QID SC Gatos 50-200 U/kg TID/QID SC	Alvo 1,5-2,5 × TTPa
Enoxaparina	Cães: 1 mg/kg TID/QID SC Gatos: 0,75-1,0 mg/kg BID-QID SC	Cães: 0,8-1 mg/kg TID/QID SC Gatos: 0,75-1,0 mg/kg BID SC	Apenas possível com atividade anti-FXa
Dalteparina	Cães: 100-150 U/kg TID SC ou IC: 8,3 U/kg/h Gatos: 75-150 U/kg QID	Cães: 100-150 U/kg TID SC Gatos: 75-150 U/kg QID	Apenas possível com atividade anti-FXa
Rivaroxabana	Cães: 1 mg/kg/dia SID/BID VO Gatos: 0,5 (BID) – 1 (SID) mg/kg/dia VO	Cães: 0,5-1 mg/kg/dia SID/BID VO Gatos: 0,5 (SID/BID) – 1 (SID) mg/kg/dia VO	Mensurar o TP 3 horas depois
Clopidogrel	Cães: 3 mg/kg SID VO Gatos: 37,5 mg/kg/1º dia VO	Cães: 1,1-3 mg/kg SID VO Gatos: 18,75 mg/kg SID VO	Não se aplica
AAS	Cães: 0,5 mg/kg BID Gatos: 5 mg/gato total a cada 72 h	Cães: 0,5 mg/kg SID ou BID Gatos: 5 mg/gato total a cada 72 h	Não se aplica

*HNF: necessário desmame depois de 5 dias de terapia.
AAS: ácido acetilsalicílico; BID: 2 vezes ao dia; IC: infusão contínua; IV: intravenoso; QID: 4 vezes ao dia; SC: subcutâneo; SID: 1 vez ao dia; TID: 3 vezes ao dia; TTPa: tempo de tromboplastina parcial ativada; VO: via oral.
Para mais informações, consulte os Capítulos 15-18 – Antiplaquetários, Anticoagulantes – heparinas, Anticoagulantes inibidores orais diretos, Descontinuação temporária e permanente da terapia antitrombótica.
Fonte: modificado de Goggs et al., 2009,[2] Morita et al., 2019,[18] Ngwenyama et al., 2014,[29] Sharp et al., 2019.[31]

Em humanos, os pacientes com TEP ainda podem receber terapias avançadas para reperfusão da artéria pulmonar, incluindo trombólise sistêmica (principalmente em TEP maciço), trombólise dirigida por cateter e embolectomia pulmonar cirúrgica.[13]

REFERÊNCIAS

1. Konstantinides SV. 2014 ESC Guidelines on the diagnosis and management of acute pulmonary embolism. Eur Heart J. 2014;35(45):3145-6.
2. Goggs R, Benigni L, Fuentes VL, Chan DL. Pulmonary thromboembolism. J Vet Emerg Crit Care (San Antonio). 2009;19(1):30-52.
3. Johnson LR, Lappin MR, Baker DC. Pulmonary thromboembolism in 29 dogs: 1985-1995. J Vet Intern Med. 1999;13(4):338-45.
4. Scott-Moncrieff JC, Treadwell NG, McCullough SM, Brooks MB. Hemostatic abnormalities in dogs with primary immune-mediated hemolytic anemia. J Am Anim Hosp Assoc. 2001;37(3):220-7.
5. Dalen JE. Pulmonary embolism: what have we learned since Virchow? Natural history, pathophysiology, and diagnosis. Chest. 2002;122(4):1440-56.
6. Norris CR, Griffey SM, Samii VF. Pulmonary thromboembolism in cats: 29 cases (1987-1997). J Am Vet Med Assoc. 1999;215(11):1650-4.
7. Schermerhorn T, Pembleton-Corbett JR, Kornreich B. Pulmonary thromboembolism in cats. J Vet Intern Med. 2004;18(4):533-5.
8. Moser KM, Guisan M, Bartimmo EE, Longo AM, Harsanyi PG, Chiorazzi N. In vivo and post mortem dissolution rates of pulmonary emboli and venous thrombi in the dog. Circulation. 1973;48(1):170-8.
9. Lang IM, Marsh JJ, Konopka RG, Olman MA, Binder BR, Moser KM, et al. Factors contributing to increased vascular fibrinolytic activity in mongrel dogs. Circulation. 1993;87(6):1990-2000.
10. Levy SE, Simmons DH. Mechanism of arterial hypoxemia following pulmonary thromboembolism in dogs. J Appl Physiol. 1975;39(1):41-6.
11. Smulders YM. Pathophysiology and treatment of haemodynamic instability in acute pulmonary embolism: the pivotal role of pulmonary vasoconstriction. Cardiovasc Res. 2000;48(1):23-33.
12. Cohen AT, Agnelli G, Anderson FA, Arcelus JI, Bergqvist D, Brecht JG, et al. Venous thromboembolism (VTE) in Europe. The number of VTE events and associated morbidity and mortality. Thromb Haemost. 2007;98(4):756-64.
13. Martinez Licha CR, McCurdy CM, Maldonado SM, Lee LS. Current management of acute pulmonary embolism. Ann Thorac Cardiovasc Surg. 2020;26(2):65-71.
14. Green RA. Pathophysiology of antithrombin III deficiency. Vet Clin North Am Small Anim Pract. 1988;18(1):95-104.
15. Ben SQ, Ni SS, Shen HH, Shi YX, Huang SB, Xu JH, Huang JF. The dynamic changes of LDH isoenzyme 3 and D-dimer following pulmonary thromboembolism in canine. Thromb Res. 2007;120(4):575-83.
16. Nelson OL, Andreasen C. The utility of plasma D-dimer to identify thromboembolic disease in dogs. J Vet Intern Med. 2003;17(6):830-4.
17. Epstein SE, Hopper K, Mellema MS, Johnson LR. Diagnostic utility of D-dimer concentrations in dogs with pulmonary embolism. J Vet Intern Med. 2013;27(6):1646-9.
18. Morita T, Nakamura K, Osuga T, Hanazono K, Morishita K, Takiguchi M. Change in right ventricular function in an American cocker spaniel with acute pulmonary thromboembolism. J Vet Med Sci. 2019;81(9):1259-65.
19. Nelson OL. Use of the D-dimer assay for diagnosing thromboembolic disease in the dog. J Am Anim Hosp Assoc. 2005;41(3):145-9.
20. Marschner CB, Kristensen AT, Rozanski EA, McEvoy FJ, Kühnel L, Taeymans O, et al. Diagnosis of canine pulmonary thromboembolism by computed tomography and mathematical modelling using haemostatic and inflammatory variables. Vet J. 2017;229:6-12.
21. Goggs R, Wiinberg B, Kjelgaard-Hansen M, Chan DL. Serial assessment of the coagulation status of dogs with immune-mediated haemolytic anaemia using thromboelastography. Vet J. 2012;191(3):347-53.
22. Goggs R, Chan DL, Benigni L, Hirst C, Kellett-Gregory L, Fuentes VL. Comparison of computed tomography pulmonary angiography and point-of-care tests for pulmonary thromboembolism diagnosis in dogs. J Small Anim Pract. 2014;55(4):190-7.
23. Lisciandro GR, Puchot ML, Gambino JM, Lisciandro SC. The wedge sign: A possible lung ultrasound sign for pulmonary thromboembolism. J Vet Emerg Crit Care (San Antonio). 2022;32(5):663-9.
24. Howard L. Acute pulmonary embolism. Clin Med (Lond). 2019;19(3):243-7.
25. Cossette B, Pelletier ME, Carrier N, Turgeon M, Leclair C, Charron P, et al. Evaluation of bleeding risk in patients exposed to therapeutic unfractionated or low-molecular-weight heparin: a cohort study in the context of a quality improvement initiative. Ann Pharmacother. 2010;44(6):994-1002.
26. Raschke RA, Gollihare B, Peirce JC. The effectiveness of implementing the weight-based heparin nomogram as a practice guideline. Arch Intern Med. 1996;156(15):1645-9.
27. Samama MM, Poller L. Contemporary laboratory monitoring of low molecular weight heparins. Clin Lab Med. 1995;15(1):119-23.

28. Duffett L, Castellucci LA, Forgie MA. Pulmonary embolism: update on management and controversies. BMJ. 2020;370:m2177.
29. Ngwenyama TR, Herring JM, O'Brien M, Hartman SK, Galloway KA, O'Brien RT. Contrast-enhanced multidetector computed tomography to diagnose pulmonary thromboembolism in an awake dog with pyothorax. J Vet Emerg Crit Care (San Antonio). 2014;24(6):731-8.
30. Yang VK, Cunningham SM, Rush JE, deLaforcade A. The use of rivaroxaban for the treatment of thrombotic complications in four dogs. J Vet Emerg Crit Care (San Antonio). 2016;26(5):729-36.
31. Sharp CR, Goggs R, Blais MC, Brainard BM, Chan DL, deLaforcade AM, et al. Clinical application of the American College of Veterinary Emergency and Critical Care (ACVECC) Consensus on the Rational Use of Antithrombotics in Veterinary Critical Care (CURATIVE) guidelines to small animal cases. J Vet Emerg Crit Care (San Antonio). 2019;29(2):121-31.

34

Trombólise

Ana Carolina Ruiz e Rodrigo Augusto da Cunha Furlan

INTRODUÇÃO

A trombose, definida pela formação de coágulos que obstruem vasos sanguíneos, pode causar isquemia tecidual e síndrome da disfunção de múltiplos órgãos (SDMO). Em cães e gatos, a trombose está frequentemente associada a doenças cardíacas, inflamatórias, neoplásicas e autoimunes, como a anemia hemolítica imunomediada (AHIM) e a cardiomiopatia hipertrófica (CMH) em felinos, hipercortisolismo e enteropatia perdedora de proteína.[1] Além disso, pacientes hospitalizados e com comorbidades associadas que favorecem a hipercoagulabilidade apresentam risco elevado de trombose.[2] A trombólise farmacológica, que é a dissolução de trombos por fármacos que ativam o plasminogênio em plasmina, pode ser usada em algumas situações na medicina veterinária, mas exige cautela pelo risco de complicações hemorrágicas, especialmente em pacientes com comorbidades.[2]

DEFINIÇÃO E MECANISMOS DA TROMBÓLISE

A trombólise envolve a degradação de trombos por agentes que ativam o sistema fibrinolítico, promovendo a conversão de plasminogênio em plasmina, a enzima que degrada a fibrina.[3] Esse processo pode ser realizado de forma sistêmica (por via intravenosa) ou localizada, diretamente no trombo (através de cateterismo), sendo esse o método mais seguro.[4] A eficácia é maior quando realizada precocemente, antes de ocorrerem danos permanentes ao tecido isquêmico.[5]

Os agentes trombolíticos podem ter ação em torno de 12 a 24 horas após sua aplicação e alguns dos mais utilizados na medicina veterinária são:

- **Alteplase (t-PA):** converte plasminogênio em plasmina. Dose: 0,5-1 mg/kg intravenosa (IV) contínua por 90 minutos, dose usada sistemicamente ou direcionada por cateter.[3]
- **Estreptoquinase:** ativador bacteriano do plasminogênio. Dose: 90.000 UI/kg IV contínua.[6]
- **Uroquinase:** ativador direto do plasminogênio. Dose: 4.400 UI/kg/h IV.[3]

Além dos trombolíticos, o manejo inclui anticoagulantes e antiagregantes plaquetários para prevenir novos trombos, nas seguintes doses:

- **Heparina de baixo peso molecular:** 100-150 UI/kg subcutânea (SC) 3 vezes ao dia (TID) ou 4 vezes ao dia (QID).[3]
- **Rivaroxabana:** 0,5-1 mg/kg VO 1 vez ao dia (SID).[4]
- **Apixabana:** 0,5 mg/kg VO 2 vezes ao dia (BID).[7]
- **Enoxaparina:** 0,8-1 mg/kg SC TID ou QID.[2]
- **Clopidogrel:** cães: 10 mg/kg SID (ataque); 2-4 mg/kg SID (manutenção). Gatos: 37,5 mg/gato SID (ataque); 18,75 mg/gato SID (manutenção) VO.[4]

DIAGNÓSTICO

Exames laboratoriais

Os exames laboratoriais têm limitações no diagnóstico da trombose, mas ajudam no monitoramento da SDMO. O dímero-D, produto de degradação da fibrina, pode estar elevado na trombose ativa, mas sua especificidade é limitada.[6] Testes como tempo de protrombina (TP), tempo de tromboplastina parcial ativada (TTPa) e fibrinogênio auxiliam na avaliação da coagulação, e o TP e o TTPa avaliam principalmente quadros de hipocoagulabilidade,[3] diferentemente da tromboelastometria (ROTEM), que avalia a coagulação global, podendo identificar quadros de hipercoagulabilidade que, associados a fatores de risco, podem apontar risco de trombose para o paciente.[2]

Exames de imagem

A tomografia computadorizada (TC) é o método padrão-ouro para diagnóstico de tromboembolismo. A angiografia por TC (angio-TC) é o exame mais indicado para tromboembolismo pulmonar (TEP).[2] A ultrassonografia com Doppler pode ser utilizada como alternativa, ponderando risco e benefício.

INDICAÇÕES DE TROMBÓLISE

A trombólise é indicada em emergências como TEP e tromboembolismo arterial felino, que resultam em oclusões vasculares graves e risco de falência de órgãos.[8] O TEP é uma condição comum em cães, frequentemente associada a doenças como síndrome da coagulação intravascular disseminada (CID) e doenças neoplásicas. Em gatos, o tromboembolismo arterial, particularmente em pacientes com cardiomiopatia hipertrófica (CMH), pode ocluir as artérias ilíacas, resultando em isquemia dos membros posteriores, mas outros vasos também podem estar envolvidos. Nesses casos, a trombólise é uma das opções terapêuticas para tentar restabelecer o fluxo sanguíneo.[6]

O tempo de realização da trombólise é um fator crucial para o sucesso do tratamento. Idealmente, a trombólise deve ser iniciada dentro de 6 a 12 horas após o início dos sintomas, pois o tecido afetado começa a sofrer danos irreversíveis após esse período. Com o passar do tempo, a fibrina que compõe os trombos começa a se organizar em estruturas mais densas e resistentes à degradação pela plasmina. A eficácia da trombólise diminui significativamente se iniciada após 12 horas, e o risco de complicações hemorrágicas aumenta substancialmente.[3] Além disso, atrasos na intervenção estão associados à síndrome de reperfusão, uma condição que ocorre quando o fluxo sanguíneo é restaurado após um período prolongado de isquemia, levando a lesões adicionais nos tecidos, liberação de radicais livres e até morte celular.[3]

Para gatos com tromboembolismo arterial, a trombólise precoce pode prevenir a progressão da necrose e melhorar a taxa de recuperação dos membros afetados. No entanto, mesmo com intervenção imediata, as taxas de mortalidade permanecem altas, pois muitos gatos desenvolvem complicações graves, como insuficiência renal aguda e síndrome de reperfusão.[9] O tempo adequado para a trombólise é fundamental para aumentar as chances de sobrevivência e recuperação funcional, e o prognóstico geralmente se torna ruim se o tratamento for instituído além das primeiras 12 horas após o início dos sintomas.[8]

A trombólise é indicada principalmente quando há tromboembolismo arterial agudo com oclusão de grandes vasos, e a decisão deve considerar os riscos potenciais, como o desenvolvimento de hemorragias graves ou reações adversas à terapia trombolítica.[10] Nos casos em que a trombólise não pode ser realizada precocemente ou quando há risco elevado de complicações, a cirurgia pode ser uma alternativa, especialmente em casos de oclusões arteriais em que a sobrevivência do tecido isquêmico é uma prioridade.[3]

FARMACOCINÉTICA E EFEITOS ADVERSOS

Os agentes trombolíticos variam em suas propriedades farmacocinéticas. A alteplase, com meia-vida curta, permite controle preciso durante a trombólise sistêmica, mas o risco de hemorragia é elevado.[6] A estreptoquinase, com meia-vida mais longa, está associada a maior risco de reações alérgicas.[10] A uroquinase é preferida para trombólise localizada, em virtude do perfil de segurança.[3]

TÉCNICAS DE TROMBÓLISE

Trombólise sistêmica

Envolve a administração intravenosa de agentes trombolíticos, indicada para tromboses extensas, como na CID e no TEP, quando confirmado.[5] Embora eficaz, está associada a um risco significativo de hemorragias, como gastrintestinal e intracraniana.[4]

O uso de ativador de plasminogênio tecidual (tPA) para trombólise sistêmica tem mostrado resultados promissores no tratamento de trombose em cães, com diversas condições associadas, como TEP, trombos intracardíacos e trombos nas veias grandes, como a cava e a femoral. Estudos clínicos indicam que a administração de tPA pode melhorar significativamente a condição dos pacientes, com uma taxa de sobrevivência que alcança 78,6% em cães. A dose média utilizada foi de 1 mg/kg, administrada ao longo de 24 horas após a suspeita do trombo. Embora a eficácia também tenha sido observada em gatos, a taxa de melhora clínica foi menor e a sobrevivência até a alta foi de aproximadamente 40%. Isso sugere que a trombólise sistêmica com tPA pode ser uma ferramenta eficaz, especialmente em cães, embora mais pesquisas sejam necessárias para confirmar sua eficácia e segurança em gatos.[11]

Trombólise local

Guiada por ultrassonografia ou fluoroscopia, a trombólise local é preferida em pacientes com risco elevado de complicações sistêmicas. A infusão direta de agentes trombolíticos, através de um cateter estéril posicionado no local por um veterinário experiente, minimiza o risco de hemorragia sistêmica.[10] Em um estudo publicado em 2017, foi investigado o uso de alteplase administrada diretamente na vesícula urinária para dissolver coágulos em um cão. Durante o tratamento, TP e TTPa foram monitorados e mantidos dentro dos limites normais, indicando que a trombólise local não afetou significativamente a coagulação sistêmica. Esse achado sugere que a trombólise local pode ser uma alternativa segura à trombólise sistêmica, especialmente em pacientes com risco aumentado de complicações hemorrágicas.[12]

As principais complicações pós-operatórias observadas em sete cães submetidos a trombólise, colocação de *stent* na aorta caudal e trifurcação aórtica para tratamento de trombose incluíram dor nos membros posteriores, pigmentúria, edema com equimose e anemia.[13]

MONITORAMENTO PÓS-TROMBÓLISE

Deve-se monitorar continuamente parâmetros de coagulação, como TP, TTPa, fibrinogênio e contagem de plaquetas, o que é fundamental após a trombólise. A anticoagulação profilática com HBPM ou rivaroxabana pode prevenir a recorrência de trombos. Até o momento não existe literatura que aponte o momento ideal para repetir a ultrassonografia ou a tomografia após trombólise, mas os autores sugerem repetir o exame 12 horas após a trombólise.

PROGNÓSTICO E COMPLICAÇÕES

O prognóstico depende da localização do trombo, da rapidez no tratamento e da presença de comorbidades. Complicações hemorrágicas ocorrem em até 10% dos pacientes tratados com trombólise sistêmica.[14] Em gatos com tromboembolismo arterial, a mortalidade permanece alta pelo risco de necrose dos membros e síndrome de reperfusão.[8] A trombólise local pode ser eficaz nesses casos, mas a recuperação total é rara, e a reincidência de trombos é comum.[6]

CONCLUSÃO

A trombólise é uma intervenção terapêutica crucial no manejo de emergências trombóticas. Seu sucesso depende da escolha correta dos agentes trombolíticos, do monitoramento cuidadoso e da prevenção de complicações hemorrágicas.

REFERÊNCIAS

1. Brainard BM, Thomason JD. Advances in the understanding of thrombosis in small animals. Vet Clin North Am Small Anim Pract. 2020;50(6):1301-15.
2. Burton AG, Jandrey KE. Use of thromboelastography in clinical practice. Vet Clin North Am Small Anim Pract. 2020;50(6):1397-409.
3. Sharp CR, Blais MC, Boyd CJ, Brainard BM, Chan DL, deLaforcade A, et al. 2022 Update of the Consensus on the Rational Use of Antithrombotics and Thrombolytics in Veterinary Critical Care (CURATIVE) Domain 6-Defining rational use of thrombolytics. J Vet Emerg Crit Care. 2022;32(4):446-70.
4. Hanson K, et al. Anticoagulation therapy in small animals. J Small Anim Pract. 2022;63(2):122-8.
5. Hoffman M. A cell-based model of coagulation and the role of factor VIIa. Blood Coagul Fibrinolysis. 2019;30:1-10.
6. Stein S, et al. Feline aortic thromboembolism: prognostic indicators and treatment. J Feline Med Surg. 2020;22(3):245-52.
7. Lynch AM, Ruterbories LK, Zhu Y, Fialkiewicz F, Papich MG, Brooks MB, et al. Comparison of the pharmacokinetics and pharmacodynamics of apixaban and rivaroxaban in dogs. J Vet Int Med. 2024;38(6):3242-54.
8. Kelley T. Use of thrombolytics in veterinary medicine. J Vet Emerg Crit Care. 2019;29(4):387-94.
9. Kittleson, M. D. Arterial thromboembolism in dogs and cats. In: Merck Veterinary Manual. Rahway, NJ: Merck & Co.; 2024.
10. 10. Jandrey KE, et al. Pathophysiology of coagulopathies in critically ill small animals. J Vet Emerg Crit Care. 2020;30(3):317-26.
11. Guillaumin J, Gibson RM, Goy-Thollot I, Bonagura JD. Clinical use of tissue plasminogen activator for systemic thrombolysis in dogs and cats. J Vet Emerg Crit Care, 2022;32(2):151-8.
12. Hooi KS, Lemetayer JD. The use of intravesicular alteplase for thrombolysis in a dog with urinary bladder thrombi. J Vet Emerg Crit Care. 2017;27(5):590-5.
13. Gavin KA, Weisse C, Berent AC. Stenting of the caudal aorta and aortic trifurcation for the treatment of thrombosis in 7 dogs. J Vet Int Med. 2019;33(6):2317-24.
14. Thomason JD, Brainard BM. Advances in the understanding of thrombosis in small animals. Vet Clin North Am Small Anim Pract. 2020;50(6):1301-15.

35

Prevenção de processos civis e éticos relacionados à transfusão

Renata Santos Arruda

INTRODUÇÃO

Nas complexas situações das emergências médico-veterinárias, a competência técnica é apenas o início de uma jornada desafiadora para os profissionais da área. O domínio das habilidades e do conhecimento clínico é, sem dúvida, essencial, mas não suficiente para proteger o veterinário de possíveis ações legais. Nos últimos anos, observamos um aumento nas demandas jurídicas contra veterinários, impulsionado por várias razões. Atualmente, os animais são considerados membros da família. Esse novo papel intensifica as expectativas dos tutores em relação aos cuidados veterinários. Além disso, os clientes estão cada vez mais informados e conscientes de seus direitos, tornando-se também mais exigentes quanto aos serviços prestados. Soma-se, ainda, a facilidade de acesso ao Judiciário, permitindo que insatisfações e disputas sejam rapidamente formalizadas, contribuindo para um cenário em que processos são mais frequentes. No universo profissional, as consequências do desconhecimento podem ser devastadoras, envolvendo não apenas a esfera ética, mas também implicações cíveis e penais.[1]

Sendo assim, a atuação em situações de emergência exige uma preparação abrangente que vai além da diligência técnica: é crucial que o médico-veterinário compreenda os aspectos jurídicos relacionados à sua atividade, especialmente em casos graves de pacientes que requerem transfusões de sangue. Essas intervenções, embora muitas vezes salvadoras, envolvem riscos que podem originar disputas judiciais se não forem realizadas com perícia e em conformidade com as normativas legais e éticas.

Por isso, é fundamental que o médico-veterinário tenha uma compreensão sólida tanto da prática clínica quanto dos direitos e deveres que regem sua atuação. Este capítulo busca fornecer uma visão breve sobre a prevenção jurídica nos procedimentos terapêuticos de transfusões de sangue, abordando os cuidados necessários para minimizar os riscos de responsabilização e garantir um atendimento seguro e legalmente embasado. Dessa forma, o profissional poderá não apenas salvar vidas, mas também se resguardar de interpretações de erro diante de maus resultados em que, embora empenhados todos os esforços, não tenha sido possível evitar o dano ao paciente.

DA OBRIGAÇÃO DE ATENDER

Sem a pretensão de trazer debate técnico veterinário em nossa abordagem jurídica, é relevante sinalizarmos a importância da correta diferenciação dos conceitos de urgência e emergência. Para Carvalho e Torreão,[2] urgência é a ocorrência imprevista de agravo à saúde com ou sem risco potencial à vida, cujo portador necessita de assistência médica imediata. Já emergência é a constatação médica de condições de agravo à saúde que impliquem risco iminente à vida ou sofrimento intenso, exigindo, portanto, tratamento médico imediato.

O conhecimento sobre conceitos de urgência/emergência é fundamental para a compreensão a respeito da extensão dos direitos do médico-veterinário, principalmente no que tange à possibilidade de escolher livremente seus clientes ou pacientes na rotina. Embora alguns desconheçam, o médico-veterinário tem como prerrogativa poder escolher seus clientes, conforme dispõe o art. 7º, V, da Resolução n. 1138/2016 do Conselho Federal de Medicina Veterinária (CFMV).[3]

Ainda que o médico-veterinário tenha o direito de escolher a quem prestar seus serviços em condições normais, essa liberdade é restrita em certas situações, principalmente as que envolvam emergências ou perigo iminente à vida do animal ou do ser humano. Diante desses quadros, o atendimento é obrigatório.

Em decorrência da imprevisibilidade dos casos de emergência, destaca-se a necessidade de preparação dos médicos-veterinários para fins de minimizar as chances de configuração de negativa de assistência nesse cenário e até de demora no atendimento. Com isso, evita-se eventual responsabilização, seja na esfera ética, por violação do artigo supracitado, seja na esfera cível, por eventual dano ao paciente. Assim, é extremamente importante que, diante de qualquer suspeita de se tratar de quadro emergencial, seja realizada a avaliação do paciente, imprescindivelmente por médico-veterinário capacitado, com o devido registro em prontuário, principalmente no que tange à classificação da urgência ou emergência, se necessário.

DO REGISTRO EM PRONTUÁRIO

É realmente impossível tratar de prevenção jurídica para medicina veterinária sem mencionar o tema prontuário. Embora possa parecer que o objetivo do preenchimento do mais importante documento da atividade do médico-veterinário seja evitar ser processado e/ou condenado, esse não deve ser o foco do profissional.

O médico-veterinário deve ter o hábito de anotar em prontuário o desenvolvimento do caso, inclusive relacionado à transfusão, porque o objetivo desse registro é assistir o paciente, sendo certo que o exercício profissional passa, necessariamente, pelo preenchimento desse documento. Um profissional pode conjecturar, talvez, que exista alguma justificativa válida para o não preenchimento do prontuário. No entanto, é crucial esclarecer e enfatizar que essa suposição é um equívoco. A obrigatoriedade do registro em prontuário é incontornável e absoluta, em quaisquer abordagens, mesmo em situações emergenciais.

O prontuário tem sua definição estabelecida pela Resolução n. 1321/2020 do CFMV,[4] e todo médico-veterinário deve saber que prontuário é o grande acervo de registro de toda a assistência prestada ao paciente. Além disso, o profissional que se omite na elaboração do prontuário incorre em infração ética, conforme estipulado pelo Código de Ética, no seu art. 8º, IX. Caso falhe na elaboração do prontuário, é altamente provável que ele seja exposto a uma violação ética adicional, sem prejuízo de responsabilização na esfera cível, decorrente da ausência de fornecimento do documento quando solicitado pelo cliente, conforme previsto no artigo citado do Código de Ética.[5]

Imperioso considerar que, após a realização do atendimento emergencial, incluindo a transfusão de sangue, o prontuário deve ser meticulosamente preenchido pelo profissional responsável. Esse documento deve detalhar todos os procedimentos realizados e as decisões clínicas tomadas, garantindo a precisão e a integridade das informações registradas. O prontuário é um direito do cliente/paciente, exercendo diversas funções na atividade, como: meio de comunicação,[6] documentação, continuidade do atendimento, dados estatísticos e cobrança, bem como tem importante papel nos casos de questionamentos judiciais e éticos, servindo como instrumento de defesa legal. Diante de eventual questionamento sobre a diligência da conduta do médico-veterinário, caberá a demonstração de sua correta prestação de serviço, principalmente por meio da apresentação dos registros em prontuário.

A Resolução n. 1321/2020 do CFMV,[4] em seu art. 9º, traz informações sobre o conteúdo mínimo do prontuário, mas cada atividade médico-veterinária carecerá de registros próprios e específicos, sendo diferente, talvez, a abordagem em prontuário de um médico-veterinário atuante nas áreas de hematologia, clínica médica, anestesiologia e medicina intensiva. O preenchimento do prontuário de forma adequada traduz a qualidade técnica do trabalho do profissional, sendo necessário detalhar as peculiaridades do tratamento, procedimento ou exame.

Novamente, sem prejuízo do que preconiza o art. 9º da Resolução n. 1321/2020 do CFMV,[4] bem como longe de esgotar todas as possibilidades de preenchimento correto do prontuário nas transfusões de sangue ou de invadir a competência técnica sobre o tema, é possível, todavia, pontuar alguns registros relevantes que merecem atenção do médico-veterinário e da equipe para o procedimento. São exemplos: identificação do veterinário, identificação do tutor e do paciente (com detalhes), anamnese e exame físico, registro de idade e peso do paciente, informações sobre eventuais exames realizados que corroborem a tomada de decisão pela transfusão sanguínea. Outros fatores também se mostram fundamentais, como: identificação e especificação do hemocomponente utilizado, origem e testes realizados, detalhamento do material a ser transfundido, com especificação de volume total, taxa de infusão e tempo de procedimento, horário de realização, monitorização do paciente durante todo o procedimento, informações sobre eventuais intercorrências, registro sobre as condições do paciente pré e pós-procedimento, cartas de encaminhamento e termos de consentimento livre e esclarecido.

Algumas vezes, o questionamento do cliente sobre o tema transfusão não é a respeito da falha de execução do procedimento em si, seja pelo não alcance do resultado esperado, seja pela relação com o óbito do paciente. Diferentemente, muitas indagações são a respeito da indicação do procedimento, no que tange à sua pertinência, bem como sobre o tempo, ou seja, imputam-se atrasos na solicitação/realização da transfusão ou até suposta negligência em não identificar sua necessidade para o animal.

A verificação de culpa para responsabilização do profissional na esfera cível não é tarefa simples e depende da realidade de cada caso concreto, pensando em cenários diversos na medicina veterinária brasileira. É bom lembrar que determinadas cidades no país não possuem locais que disponibilizem bolsas de sangue ou, se existem na região mais próxima, não estão disponíveis com celeridade, situações que podem afetar a assistência ao paciente.

Por todo o exposto, é fundamental que médico-veterinário e equipe responsáveis pela condução da assistência médico-veterinária do paciente tenham o inegociável compromisso de descrever em prontuário todos os cuidados dispensados ao animal, incluindo todo detalhamento pré, trans e pós-transfusão de sangue, evitando demandas judiciais e condenações nesse sentido.

CONSENTIMENTO DO CLIENTE PARA TRANSFUSÃO DE SANGUE EM EMERGÊNCIAS

Talvez a parte mais desafiadora deste capítulo seja trazer conteúdo esclarecedor a respeito da complexidade do dever de informação em emergências. Para uma compreensão eficaz e didática, é fundamental iniciar a exploração do presente tema pela base legal e ética que o rege. A apresentação da legislação pertinente não apenas esclarece os preceitos formais, mas também estabelece um aviso sólido sobre o quanto o conhecimento subsequente pode ser construído e contextualizado.

Portanto, ao abordar questões legais e éticas específicas, especialmente em campos profissionais regulamentados, trazer à tona a legislação relevante inicialmente ajuda a formatar o entendimento das regras que direcionam a prática, facilitando assim a absorção e a aplicação das informações por parte dos profissionais.

Assim, de acordo com o Código de Ética do médico-veterinário, em seu art. 9º, VII, e a Resolução n. 1321/2020 do CFMV, art. 10, § 3º, I, há presença de uma exceção adicional no âmbito da assistência veterinária e da prática profissional. De forma geral, o princípio que orienta o exercício da medicina veterinária é o da transparência informativa, caracterizado primordialmente pelo dever de informar. Isto deve englobar as obrigações dos profissionais de esclarecimento dos tutores dos animais sobre diagnósticos, procedimentos, riscos e possíveis resultados dos tratamentos propostos, garantindo que todas as decisões sejam tomadas com base em um entendimento claro e consensual, considerando suas respectivas implicações.

É importante que todo médico-veterinário tenha em mente que a informação ao cliente, além de ser uma obrigação ética, também é um dever legal, assim como dispõe o Código Civil,[7] em seu art. 422, e o Código de Defesa do Consumidor, em seus arts. 6º, III, e 14.[8]

A informação é um direito do cliente e dever do profissional. Usando como base o que está postulado na medicina para humanos, existem dois pilares do Código de Ética Médica: direito à informação e autonomia do paciente.[5] Na prática da medicina veterinária, a autoridade para tomar decisões não recai sobre o paciente (no caso, o animal), mas sim sobre seu responsável. É imperativo que se garanta ao tutor plena autonomia para fazer escolhas informadas a respeito do tratamento e dos cuidados a serem prestados.

Para efetivar essa autonomia, é essencial que todas as informações pertinentes sejam fornecidas ao cliente de maneira antecipada, clara, precisa e destacada. Essas informações devem incluir uma descrição completa do estado de saúde do animal, as opções de tratamento disponíveis, e uma análise detalhada dos riscos e potenciais benefícios associados a cada alternativa proposta. Essa abordagem garante que o tutor esteja ciente, informado e capacitado para tomar decisões que reflitam tanto os melhores interesses do animal quanto suas próprias convicções e conveniências.

Importa dizer que toda interação entre o profissional veterinário e o tutor deve ser meticulosamente personalizada, considerando as características individuais de cada tutor. A comunicação deve ser conduzida em linguagem acessível, abstendo-se do uso de jargões técnicos, para garantir que o tutor compreenda integralmente todas as informações fornecidas.

Esse processo de consentimento visa garantir que o tutor esteja plenamente capacitado para tomar decisões informadas sobre o cuidado e tratamento de seu animal, respeitando suas necessidades e limitações. Luciano Correia Brandão,[9] nesse sentido, sustenta que "(...) o consentimento do paciente é verdadeiro corolário de um processo de informação adequado".

Em se tratando de medicina veterinária, portanto, com base nas informações detalhadamente expostas pelo profissional, o responsável pelo animal estará capacitado para conceder seu consentimento de forma livre e esclarecida para a realização do procedimento, exame ou tratamento recomendado, garantindo a observação de sua autonomia e a preservação da relação de confiança estabelecida entre as partes.

Quando o médico-veterinário falha no cumprimento de seu dever legal e ético de fornecer informações adequadas, há um favorecimento para o resultado do que se denomina vício no consentimento. Isso ocorre em razão das deficiências na comunicação entre profissional e cliente, pois há supressão de informações relevantes e necessárias.

É bom frisar que esse descumprimento não só compromete a autonomia do responsável pelo paciente, que é consumidor dos serviços veterinários, mas também pode ter implicações significativas para o profissional e para a empresa. A inadequação da transferência de informações essenciais pode levar a decisões erradas, potencialmente resultando em tratamentos não ideais ou até prejudiciais, que podem agravar o estado de saúde do animal e diminuir a confiança na prática veterinária. Além disso, tal omissão expõe o profissional a riscos de litígios, reclamações éticas e possíveis sanções disciplinares, sublinhando a importância de uma comunicação clara, completa e transparente em todos os aspectos do atendimento veterinário.

Dessa forma, ressalta-se: caso a falha no dever de informação tenha gerado dano ao cliente ou paciente, o profissional e/ou a empresa ficam sujeitos à responsabilização na esfera cível, independentemente da ocorrência de erro médico-veterinário.

Em face das condições mais complexas em cada atendimento, a relação médico-veterinário-cliente é diferente de outras formas de assistência.[10] O Código de Ética e a Resolução n. 1321/2020 do CFMV, supracitados, trazem a prerrogativa da atuação profissional, em casos de iminente risco de morte ou incapacidade permanente do paciente, sem o prévio consentimento ou autorização do cliente.

O objetivo subjacente da norma parece ser garantir o suporte vital mínimo necessário ao paciente, pois a rapidez aplicada em assistências de caráter emergencial muitas vezes torna impraticável a observância de processos burocráticos internos. Procedimentos como assinatura de contratos de prestação de serviços e termos de consentimento, que normalmente são pré-requisitos para o atendimento, podem ser incompatíveis com a celeridade e gravidade desses casos. Dessa forma, é importante garantir que tais burocracias não se tornem obstáculos aos adequados e imediatos cuidados essenciais ao paciente, buscando um equilíbrio entre a urgência do atendimento e a manutenção do mínimo informativo ao cliente.

No que se refere à transfusão de sangue, importa dizer que, se o procedimento estiver inserido em cenário não emergencial, a apresentação do termo de consentimento livre e esclarecido de realização de procedimento terapêutico (transfusão de sangue) é obrigatória, conforme preconiza a Resolução n. 1321/2020 do CFMV.

Destaca-se, com isso, a importância da apresentação de documento que traduza a qualidade informacional trocada, devendo ser evitados documentos padrões, genéricos, entregues de forma não individualizada a cada cliente, em que não se especificam peculiaridades sobre o procedimento e paciente, bem como sem nenhuma majoração de riscos. Tais documentos são tendentes à invalidação jurídica, não eximindo o profissional da responsabilização, na esfera cível, por falha no dever de informação. A obrigação de entrega do referido documento de forma antecipada é mitigada apenas, como já mencionado, nos procedimentos de emergência.

Assim, sendo caso configurado de emergência, o profissional deve observar o correto preenchimento do prontuário, capaz, posteriormente, de fundamentar a celeridade de sua conduta e a não observação da coleta do consentimento do tutor. No mais, frisa-se: é recomendável que o profissional busque, sempre que possível e sem prejuízo da agilidade do atendimento em emergências, estabelecer comunicação com o cliente, levando informação e esclarecimento e, havendo tempo hábil, coletar a formalização do consentimento do responsável pelo paciente, por intermédio da assinatura dos respectivos termos de consentimento livre e esclarecido.

DA RECUSA DO CLIENTE À TRANSFUSÃO DE SANGUE

Ninguém desconhece que os clientes na medicina veterinária recusam, com relativa frequência, a realização de determinados procedimentos, tratamentos e exames. Em relação ao procedimento de transfusão de sangue, não é diferente: muitas vezes a recusa acontece, por medo, desconfiança, questões religiosas e, principalmente, por razões financeiras.

Baseando-se no princípio de que o tutor tem autonomia, garantindo-lhe assim o direito de decisão, haverá momentos em que o responsável pelo paciente optará por não autorizar a execução do procedimento. Contudo, a recusa do cliente já apresenta uma complexidade específica em situações de atendimentos não emergenciais. Quando confrontados com casos de risco iminente de morte ou de incapacidade permanente do paciente, os desafios e complicações enfrentados podem ser ainda mais acentuados.

Esse contexto exige uma abordagem meticulosa e criteriosa por parte dos profissionais de saúde, dadas a severidade e a urgência em que tais situações ocorrem. Assim, nos casos em que o cliente manifesta, antecipadamente, sua recusa em realizar a transfusão de sangue em emergência, o profissional deve considerar cuidadosamente a legalidade e a ética dessa recusa, assegurando que todas as decisões respeitem tanto os direitos do paciente quanto as normativas profissionais. Isso porque o direito de recusar do cliente não é absoluto. O cliente, embora muitos desconheçam, não pode determinar qual o protocolo do paciente, o que é papel do médico-veterinário, autoridade do serviço e detentor do conhecimento técnico.

Finalmente, quando houver tempo suficiente, é essencial que seja fornecida ao cliente a documentação específica, detalhando as possíveis consequências de sua recusa ao procedimento recomendado. Essa documentação pode incluir a elaboração de um Termo de Responsabilidade (Termo de Recusa de Tratamento de Transfusão) ou, conforme a situação, um Termo de Retirada sem Alta. Este último é relevante em situações nas quais o cliente decide não iniciar o tratamento em internação ou opta por não manter o paciente sob cuidados hospitalares. A assinatura desses termos pelo cliente é crucial para formalizar sua decisão consciente e proteger tanto a empresa quanto os profissionais envolvidos em quaisquer responsabilidades futuras associadas a essa escolha. Esse procedimento garante que todas as partes estejam cientes das implicações e dos resultados potenciais dessa decisão, mantendo a transparência e a integridade do processo.

CONCLUSÃO

Os desafios enfrentados pelos médicos-veterinários em situações de urgência e emergência transcendem a esfera técnica, estendendo-se às complexas repercussões jurídicas e éticas de suas ações. É imperativo que os profissionais se familiarizem prontamente com seus deveres e direitos legais e éticos, garantindo a segurança e a eficácia de sua atuação. Em situações emergenciais, em que a preservação da vida do animal é prioritária, os procedimentos não devem ser obstruídos por trâmites burocráticos.

O prontuário, como documento obrigatório em todas as assistências, deve ser meticulosamente preenchido, independentemente da urgência do caso. O procedimento de transfusão, em razão de suas peculiaridades, deve ser descrito com o máximo de zelo e detalhes, evitando questionamentos e interpretações equivocadas por parte de terceiros.

Como abordado, além do domínio técnico, o médico-veterinário deve estar atento aos riscos jurídicos associados à prática, especialmente no que diz respeito ao dever de informação, preservando a relação de confiança e transparência com o cliente.

Em suma, o conhecimento não se finda neste capítulo: o profissional deve buscar o aperfeiçoamento de sua atividade, estudando e se orientando sobre os aspectos legais e éticos pertinentes ao atendimento emergencial, mais precisamente sobre a transfusão de sangue, galgando o exercício profissional que abarque tanto a competência técnica quanto sua responsabilidade civil e ética na rotina.

REFERÊNCIAS

1. Neto KM, Nogaroli R. Debates contemporâneos em direito médico e da saúde. São Paulo: Revista dos Tribunais; 2020. p.202-3.
2. Carvalho PRA, Torreão LA. Aspectos éticos e legais na emergência. J Pediatr. 1999;75(2).
3. Conselho Federal de Medicina Veterinária [Internet]. Resolução CFMV n. 1138/2016 [citado 26 set. 2025]. Disponível em: https://manual.cfmv.gov.br/arquivos/resolucao/1138.pdf.
4. Conselho Federal de Medicina Veterinária [Internet]. Resolução 1321/2020 [citado 26 set. 2025]. Disponível em: https://manual.cfmv.gov.br/arquivos/resolucao/1321.pdf.
5. Dantas E, Coltri M. Comentários ao Código de Ética Médica. 3. ed. Salvador: JusPodivm; 2020. p.167.
6. Teixeira J. Prontuário do paciente: aspectos jurídicos. São Paulo: Ed. Ab; 2008. p.7.
7. Brasil. Presidência da República [Internet]. Código Civil. Lei n. 10.406, de 10 de janeiro de 2002 [citado 26 set. 2025]. Disponível em: http://www.planalto.gov.br/ccivil_03/leis/2002/L10406.htm.
8. Brasil. Código de Defesa do Consumidor [Internet]. Lei n. 8.078, de 11 de setembro de 1990 [citado 26 set. 2025]. Disponível em: http://www.planalto.gov.br/ccivil_03/leis/l8078.htm.
9. Brandão LCB. A responsabilidade civil do médico pela falha no dever de informação. Rio de Janeiro: GZ; 2022. p.33.
10. França GV. Direito médico. 14. ed. Rio de Janeiro: Forense; 2017. p.246.

Índice remissivo

C

D

R

S

T

R

S

T

U

V

W

X

Y